浙江省普通高校"十三五"新形态教材
全国卫生职业教育"十三五"规划教材
高等院校数字化融媒体特色教材

Basic Immunology and Pathogenic Biology

免疫学基础与病原生物学

柯海萍 / 主编

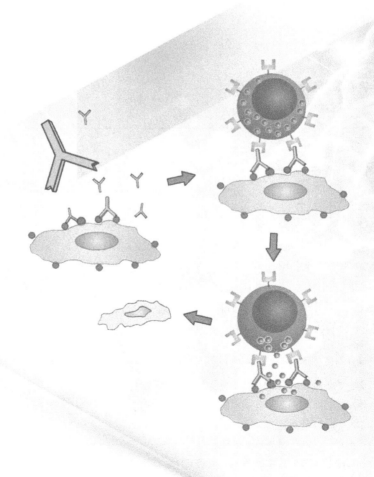

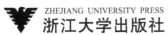

ZHEJIANG UNIVERSITY PRESS
浙江大学出版社

图书在版编目(CIP)数据

免疫学基础与病原生物学 / 柯海萍主编. —杭州：
浙江大学出版社,2020.11(2024.2 重印)
ISBN 978-7-308-20821-5

Ⅰ.①免…　Ⅱ.①柯…　Ⅲ.①医药学—免疫学—高等
职业教育—教材②病原微生物—高等职业教育—教材
Ⅳ.①R392②R37

中国版本图书馆 CIP 数据核字(2020)第 233251 号

免疫学基础与病原生物学

柯海萍　主编

策　　划	马海城	
责任编辑	阮海潮(1020497465@qq.com)	
责任校对	王元新	
封面设计	春天书装	
出版发行	浙江大学出版社	
	(杭州市天目山路 148 号　邮政编码 310007)	
	(网址：http://www.zjupress.com)	
排　　版	杭州星云光电图文制作有限公司	
印　　刷	广东虎彩云印刷有限公司绍兴分公司	
开　　本	787mm×1092mm　1/16	
印　　张	13.5	
字　　数	337 千	
版 印 次	2020 年 11 月第 1 版　2024 年 2 月第 2 次印刷	
书　　号	ISBN 978-7-308-20821-5	
定　　价	49.00 元	

免疫学基础与病原生物学

编委会名单

主　编　柯海萍

副主编　陈新江

编　者　（按姓氏笔画为序）

卢　金　宁波卫生职业技术学院

冯伟云　宁波市第二人民医院

杨芬红　宁波卫生职业技术学院

张士化　宁波卫生职业技术学院

张玲莉　宁波卫生职业技术学院

陈　菁　宁波卫生职业技术学院

陈新江　宁波卫生职业技术学院

金玉梅　宁波市妇女儿童医院

柯海萍　宁波卫生职业技术学院

前　言

　　"免疫学基础与病原生物学"是护理、助产及相关医学专业的基础课程。编写组一直重视教学改革和教学研究,以岗位需求和职业能力培养为导向,结合职业考试及可持续发展的要求不断优化教学内容、调整教学重点。

　　本书以习近平新时代中国特色社会主义思想和党的二十大精神为指导,落实立德树人根本任务,以培养高素质应用型专业人才为宗旨。

　　为适应"互联网＋教育"背景下信息化的教育创新,由浙江省高等教育学会教材建设委员会组织,我们编写了具有融媒体特点的新形态教材。教材特点主要体现在以下几个方面:

　　1.教材结构包括"免疫学基础"和"病原生物学"两部分,内容编排体现细菌、病毒和寄生虫等内容的整合性以及免疫与感染性疾病的整体性。

　　2.取消原来独立的"实践项目"篇,分别整合到相应的理论部分。教材的内容安排体现"理实一体",与课堂"理实一体"的教学模式相适应,更符合循序渐进的认知规律。

　　3.基于课程重点与难点设计制作微视频,以二维码的方式嵌入纸质教材的相应位置,同时还嵌入教学课件、案例等数字资源,每章后附有复习思考题,增加了学习的指导性和便捷性,便于学生在课前和课后不受时间、地点的限制完成自主学习,完成相应的检测。同时,微视频等资源的嵌入,为翻转类课堂设计提供了基础。教学参考时数为30～40课时。

　　编写组成员长期从事基础医学教学,坚持临床一线实践,教学经验和临床积累丰富,熟悉护理等相关专业所必需的知识体系和技能结构,同时在教材编写过程中较好地把握专业需求与职业教育特点。

　　限于学术水平和编写能力,教材中难免存在不足之处,恳请广大师生在使用过程中提出宝贵意见。

《免疫学基础与病原生物学》编写组

目 录

第二篇　病原生物学

绪　论

一、免疫学基础

(一)免疫学与免疫功能

免疫学起源于抗感染的研究。人们在与疾病作斗争的过程中发现,当机体所患的某种传染病痊愈后,就对该传染病有了不同程度的抵抗力,如患过天花并已康复的人不会再患天花。因此长期以来人们认为免疫(immune)就是机体对抗病原微生物感染的能力。随着免疫学理论和实验技术的发展,人们发现许多免疫现象与微生物感染无关,认识到机体还可以对除了病原微生物以外的"非己"物质加以识别和排斥,从而明确,现代免疫的概念是指机体识别和排除抗原性异物以维护自身生理平衡与稳定的功能。

免疫功能主要表现在三个方面:①免疫防御,是指免疫系统在正常情况下抵御病原生物和外来抗原入侵的能力,但免疫防御能力过高会引起超敏反应,过低或缺失会引起免疫缺陷病;②免疫自稳,是指免疫系统对自身成分的耐受,对体内损伤和衰老的细胞进行清除,维持机体生理平衡的能力,免疫自稳异常可引起自身免疫病;③免疫监视,是指免疫系统具有识别、清除体内突变细胞和病毒感染细胞的作用,免疫监视异常可导致肿瘤的发生或病毒持续性感染(表 0-1)。

表 0-1　免疫的功能

功能	生理性表现	病理性表现
免疫防御	防御病原生物和外来抗原的侵害	超敏反应、免疫缺陷
免疫自稳	维持自身耐受、清除衰老或损伤的细胞	自身免疫病
免疫监视	清除突变细胞或病毒感染细胞	肿瘤、病毒持续性感染

(二)免疫应答类型

机体免疫系统执行免疫功能的过程称为免疫应答(immune response)。根据免疫应答发生的时期、作用机制及特点的不同,可将免疫应答分为固有性免疫应答和适应性免疫应答。

固有性免疫应答,又称先天性免疫应答或非特异性免疫应答,是机体在种系发育进化过程中逐渐建立起来的一系列天然防御功能。其特点是生来就有,且能遗传给后代;作用无特异性,无明显的个体差异;作用迅速,但较弱;无记忆性。

适应性免疫应答,又称获得性免疫应答或特异性免疫应答,是机体接受抗原(病原微生物等)刺激后产生的,只对相应抗原起作用,使之从体内清除的防御功能。其特点是:后天获得、不能遗传;作用有特异性,个体特有;作用强,但产生需要一定时间;有记忆性。

二、病原生物学

病原生物学包括病原微生物学与人体寄生虫学两大部分。

（一）病原微生物学

微生物（microorganism）是一群存在于自然界中的个体微小、结构简单、肉眼看不到、必须借助显微镜放大数百倍甚至数万倍才能看到的微小生物的总称。微生物的种类繁多，广泛存在于自然界，其中绝大多数微生物对人和动植物是有益的；只有少数会使人类、动植物发生疾病，称为病原微生物；还有一些在特定条件下可导致疾病的微生物，属于条件致病性微生物。病原微生物学是研究病原微生物的生物学特征、致病性与免疫性、微生物学检查和特异性防治等内容的一门学科。微生物按其结构的不同分为三大类。

1.非细胞型微生物

非细胞型微生物是最小的一类微生物，能通过滤菌器，无典型的细胞结构，需要在活细胞内生长增殖，如病毒、亚病毒等。

2.原核细胞型微生物

原核细胞型微生物的细胞核无核膜与核仁，缺乏完整的细胞器，主要以二分裂法繁殖。这类微生物种类较多，包括：①细菌，单细胞型，具有细胞壁和原始的核质，对抗生素敏感；②支原体，缺乏细胞壁，具有高度多态性，可通过滤菌器，并能在无生命培养基上生长；③衣原体，严格细胞内寄生、有独特的发育周期（原体和始体），能通过滤菌器；④立克次体，介于细菌和病毒之间，有明显的多形态性，专性细胞内寄生；⑤螺旋体，介于细菌和原虫之间，有细菌壁和核质，菌体借助轴丝而运动；⑥放线菌，无典型细胞核，含胞壁酸，呈分支状生长。

3.真核细胞型微生物

真核细胞型微生物的细胞核分化程度高，有核膜、核仁和染色体，细胞质内具有完整的细胞器，如真菌等。

（二）人体寄生虫学

寄生虫（parasite）是指营寄生生活的多细胞无脊椎动物和单细胞原生生物，其中寄居于人体并对机体造成损害的称为人体寄生虫，主要包括医学原虫、医学蠕虫和医学节肢动物。人体寄生虫学是研究人体寄生虫的形态、生活史、致病性、实验诊断、流行及防治的一门学科。

（三）微生物的分布与人类的关系

【相关链接】 **粪便移植治疗顽疾**

据美国媒体报道，2012 年美国巴尔的摩市 20 个月大的男婴杰西·威廉斯因肠道感染"艰难梭菌"而病入膏肓。医生通过先进的"粪便移植"手术，将母亲的粪便从威廉斯的鼻孔移植入其肠道中，利用健康粪便中的有益菌群"以毒攻毒"，最终竟令他在短短 2d 内奇迹般康复。在拉斯维加斯举行的美国胃肠病学会年度科学会议上首次公布这一消息后，立即引起轰动。"艰难梭菌"为厌氧菌，是人和动物肠道正常菌群。临床如长期使用某些抗生素（氨苄青霉素、头孢霉素、红霉素、氯林可霉素等）容易引起菌群失调，使耐药的"艰难梭菌"被药物选择后大量繁殖而致病，导致抗生素相关性腹泻、伪膜性肠炎。

在自然环境中广泛生存着各种微生物，人自母体出生 1～2h 后即可从其体内分离出细菌。胎儿在出生过程中，经过产道时，皮肤就开始沾染上了细菌；出生后开始呼吸、吞咽，外界的细菌也就随着进入上呼吸道和肠道。人的皮肤、口腔、鼻咽部、肠道、尿道、生殖道等处，都集居着多种细菌。我们通过"微生物的分布测定"实验来了解微生物在人体和周围环境中的分布情况。

实验内容与步骤如下：

1. 水中微生物检查

取普通琼脂平板一个，于平皿底部标上组名。用无菌操作方法采集自来水或河水。用无菌滴管吸取水样，加一滴于普通琼脂平板上，或用无菌接种环挑取二环于普通琼脂平板上。再用接种环以连续划线法将水样涂划开。置 37℃温箱培养 18～24h，观察细菌的生长情况。

0.1　微视频

2. 空气中微生物检查

若室内面积＜30m²，设内、中、外对角线 3 点，内点和外点距离墙壁 0.5～1.0m 处；若室内面积≥30m²，设东、南、西、北、中五点，东、南、西、北各点距离墙壁为 0.5～1.0m；采样高度为 1.2～1.5m。

取普通琼脂平板一个，于平皿底部标上组名、方位，将盖打开，暴露于室内各设点的空气中 5 或 10min，加盖。置 37℃温箱培养 18～24h，观察细菌的生长情况并计算细菌数。空气中细菌数可用如下奥氏公式计算：

0.2　微视频

空气中细菌数 $(CFU/m^3) = (100/A) \times (5/t) \times (1000/10) \times N = 50000 \times N/(A \times t)$

式中：A—平板面积 (cm^2)，t—暴露时间 (min)，N—平均菌落数（个）。

3. 物品上微生物检查

取普通琼脂平板一个，将底面划分成三等分，取生理盐水浸润的无菌棉签，以无菌操作法分别采桌面 100cm²、钱币、头发，然后在平板培养基表面相应部位轻轻涂抹。做好标记，置 37℃温箱培养 18～24h，观察细菌的生长情况。

0.3　微视频

4. 咽喉部微生物检查

咳碟法：取血平板一个，将盖打开，置于距口腔 10cm 处，用力咳嗽数次，然后盖好平皿盖，置 37℃温箱培养 18～24h，观察细菌的生长情况。

0.4　微视频

5. 手指微生物检查

受试学生五指并拢，取生理盐水浸润的无菌棉签在手指掌面从指根到指尖往返涂擦 2 次，一只手涂擦面积约 30cm²，涂擦过程中同时转动棉拭子，然后将棉拭子在平板培养基表面相应部位轻轻涂抹。做好标记，置 37℃温箱培养 18～24h，观察细菌的生长情况。

0.5　微视频

另外，附上各类环境空气、物体表面、医护人员手细菌菌落总数卫生标准（表 0-2）。

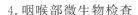

表 0-2　各类环境空气、物体表面、医护人员手细菌菌落总数卫生标准

环境类别	范　围	标准		
		空气 (CFU/m³)	物体表面 (CFU/cm²)	医务人员手 (CFU/cm²)
Ⅰ类	层流洁净手术室和层流洁净病房	≤10	≤5	≤5
Ⅱ类	普通手术室、产房、婴儿室、早产儿室、普通保护性隔离室、供应室洁净区、烧伤病房和重症监护病房	≤200	≤5	≤5
Ⅲ类	儿科病房、妇产科检查室、注射室、换药室、治疗室、供应室清洁区、急诊室、化验室、各类普通病房和房间	≤500	≤10	≤10
Ⅳ类	传染病科和病房	—	≤15	≤15

　　实验结果可以使我们真实地感受到水、空气、物品中存在微生物,我们的体表、咽喉、口腔都存在微生物。这种情况是在生物进化过程中形成的,一般是无害的。

　　在成人,凡与外界接触或相通的部位皆有微生物的存在,形成了人体的微生态环境。通常把这些经常寄居在人体各部位而对人体无害的微生物称为正常菌群(normal flora of bacteria)。正常菌群大部分是长期居留于人体的,又称为常住菌,也有少数微生物是暂时寄居的,称为过路菌。其生理作用包括:①拮抗作用。正常菌群,特别是占绝对优势的厌氧菌对外来的致病菌有明显的生物拮抗作用,阻止其在机体内定植,从而构成一道生物屏障。②免疫作用。机体的抗感染免疫力与其接受正常菌群抗原的刺激有密切关系。正常菌群作为一种抗原刺激,使宿主产生免疫,从而限制了它们本身的危害性。乳杆菌和双歧杆菌对胃肠道黏膜抗感染免疫作用的激活具有重要意义。③营养作用。正常菌群参与人体的物质代谢、营养转化与合成,除参与蛋白质、糖类、脂肪代谢及合成维生素(如维生素 B、生物素、叶酸、吡哆醇及维生素 K 等)外,还参与胆汁代谢、胆固醇代谢及激素转化等过程。④抗衰老与抑癌作用。肠道正常菌群中的双歧杆菌具有抗衰老作用,且双歧杆菌和乳杆菌有抑制肿瘤发生的作用,它们的抑癌作用机制可能与其能降解亚硝酸铵,并能激活巨噬细胞、提高其吞噬能力有关。

　　正常菌群在一定的条件下与人体的平衡关系被打破而引起疾病,称条件致病菌。常见的原因有:①菌群失调,如大剂量使用广谱抗生素或长期服用抗生素,使机体某个部位正常菌群中各菌种间的比例发生较大幅度变化,超出正常范围,由此导致一系列临床症状,称为菌群失调;②居住部位的改变,如正常菌群进入泌尿道、腹腔、血流等;③机体局部或全身免疫功能下降,如使用大量的皮质激素、抗肿瘤药物、放射治疗等,均使机体免疫力降低而导致条件致病。

【复习思考题】

一、名词解释

免疫　正常菌群

二、问答题

1.举例说明免疫的功能。

2.简述正常菌群的生理作用。

第一篇　免疫学基础

第一章　免疫系统

1.1　课件

学习要点

　　免疫器官的主要功能；T细胞、B细胞的亚群、表面标志及主要功能；NK细胞、单核-巨噬细胞等的主要功能。

【相关链接】　　　　　　　　　　胸　腺

　　胸腺位于胸骨柄后方，上纵隔前部，贴近心包上方，大血管的前面，有的人胸腺可向上突入颈根部。胸腺一般分为不对称的左、右两叶，两者借结缔组织相连，每叶多呈扁条状，质软。胸腺有明显的年龄变化，新生儿和幼儿的胸腺相对较大，重10～15g；性成熟后最大，重达25～40g，此后逐渐萎缩、退化，成人胸腺常被结缔组织所代替。

　　免疫系统（immune system）是机体产生免疫应答的物质结构基础。免疫系统由免疫器官、免疫细胞和免疫分子三部分组成（图1-1）。

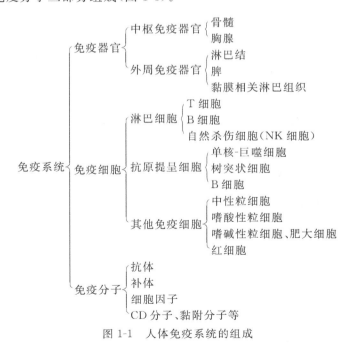

图1-1　人体免疫系统的组成

案例分析

　　患儿,女,7 个月。1 个月前受凉后出现咳嗽,近日加重,5d 前无明显诱因头面部、躯干出现许多鲜红色丘疹,皮疹很快波及全身,并形成水疱,病程进行性加重,于当地对症治疗无效,遂到某医院就诊。胸片示支气管肺炎,胸腺缺如;胸部 CT 示两肺粟粒状阴影,胸腺缺如;诊断为先天性胸腺发育不良(DiGeorge 综合征)。

　　讨论:胸腺在免疫器官中的地位和作用是什么?

第一节　免疫器官

一、中枢免疫器官

中枢免疫器官是免疫细胞发生、分化和成熟的场所,包括骨髓和胸腺。人类的 B 细胞在骨髓中发育成熟,T 细胞在胸腺中发育成熟。

(一)骨髓

骨髓(bone marrow)是人和其他哺乳动物的造血器官,也是各种免疫细胞的发源地。骨髓的多能干细胞经过增殖和分化成为髓样干细胞和淋巴样干细胞,前者是红细胞、粒细胞、血小板、单核细胞的前身,后者是淋巴细胞的前身。骨髓也是人类和其他哺乳动物 B 细胞分化成熟的场所,始祖 B 细胞在骨髓微环境和激素样物质作用下发育为成熟的 B 细胞。若骨髓功能缺陷,将严重损害机体的造血功能和免疫功能。

(二)胸腺

胸腺(thymus)是 T 细胞分化、成熟的器官。来自骨髓的始祖 T 细胞经血流进入胸腺,在胸腺素和胸腺微环境作用下,分化成熟为具有免疫活性的 T 细胞,成熟 T 细胞离开胸腺到外周免疫器官定居并产生免疫效应。胸腺发育不全或功能减退,均可导致机体的免疫功能尤其是细胞免疫功能障碍,易发生严重感染和肿瘤。

二、外周免疫器官

外周免疫器官是 T 细胞、B 细胞等成熟淋巴细胞定居和发生免疫应答的场所,包括淋巴结、脾和黏膜相关的淋巴组织。

(一)淋巴结

淋巴结(lymph nodes)的实质分为皮质区和髓质区。靠近被膜的皮质称浅皮质区,浅皮质区和淋巴小结生发中心以及髓质的髓索为 B 细胞定居的部位,称为非胸腺依赖区。浅皮质区的内侧为深皮质区(也称副皮质区),主要是 T 细胞定居的部位,又称胸腺依赖区。淋巴结的髓质包括髓索和髓窦,聚集有 B 细胞、巨噬细胞等。

淋巴结具有过滤淋巴液的作用,通过淋巴窦内吞噬细胞的吞噬作用、抗体和其他免疫分子的作用,杀伤清除进入淋巴液中的病原微生物及毒素;淋巴结中的免疫细胞接受抗原刺激后通过增殖分化,产生免疫应答;此外,淋巴结是进行淋巴细胞再循环的场所,有利于机体更好地捕捉抗原。

(二)脾

脾(spleen)是体内最大的免疫器官,由被膜和实质组成,实质分红髓和白髓。中央动脉周围的白髓是 T 细胞定居区。白髓的淋巴小结生发中心是 B 细胞定居的区域。红髓在白髓周围,分脾索和脾窦,脾索中含大量 B 细胞,脾窦含大量巨噬细胞和血细胞。脾除具有造血、储血和过滤作用外,也是淋巴细胞移居和进行免疫应答的场所。

(三)黏膜相关的淋巴组织

主要包括扁桃体、阑尾、肠集合淋巴结及消化道、呼吸道和泌尿生殖道黏膜下层弥散的淋巴组织,是机体免疫防御的第一道防线,在局部抗感染中起重要作用。

【相关链接】　　　　　　树突状细胞

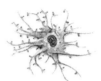

树突状细胞是由美国学者拉尔夫·斯坦曼于 1973 年发现的,是目前所知的功能最强的抗原提呈细胞,因其成熟时伸出许多树突样或伪足样突起而得名。2011 年 10 月初,被誉为"树突状细胞之父"的拉尔夫·斯坦曼与另外两位免疫细胞科学家一起,共同分享了 2011 年度诺贝尔生理学或医学奖。作为一名胰腺癌患者,68 岁的斯坦曼在获颁诺贝尔奖前几天不幸离开了人世。事实上,他在 4 年前就被诊断出患有这一疾病,而胰腺癌恶性程度很高,平均存活率仅有 6~8 个月,斯坦曼本人生前利用自己发现的免疫系统原理,通过一种"树突细胞疗法"延长了自己的生命。

第二节　免疫细胞

凡参与免疫应答或与免疫应答有关的细胞称为免疫细胞,包括造血干细胞、淋巴细胞、单核-巨噬细胞、肥大细胞和粒细胞等。淋巴细胞是体内唯一表达特异性抗原受体的一群免疫细胞,在介导获得性免疫应答中扮演着十分重要的角色,其中接受抗原刺激后能活化、增殖分化。产生特异性免疫应答的淋巴细胞称为抗原特异性淋巴细胞或免疫活性细胞,主要包括 T 淋巴细胞和 B 淋巴细胞。

一、T 淋巴细胞和 B 淋巴细胞

T 淋巴细胞起源于骨髓的多能干细胞,在胸腺及胸腺素微环境影响下分化成熟,故称胸腺依赖性淋巴细胞(thymus dependent lymphocyte),简称 T 细胞。成熟 T 细胞经血流分布到外周免疫器官的胸腺依赖区定居,并通过淋巴细胞再循环游走于全身,具有介导细胞免疫和调节体液免疫的作用。正常人外周血中 T 细胞数约占淋巴细胞总数的 70%~80%。

B 淋巴细胞也起源于骨髓的多能干细胞,哺乳类在骨髓中分化成熟,故称骨髓依赖性淋巴细胞(bone marrow dependent lymphocyte),简称 B 细胞。成熟 B 细胞随血流分布于外周免疫器官的非胸腺依赖区,主要功能是产生特异性抗体,执行体液免疫功能。外周血中 B 细胞约占淋巴细胞总数的 20%~30%。

(一)T 细胞

1. T 细胞的主要表面标志

(1)T 细胞抗原受体(T-cell antigen receptor,TCR):TCR 是指 T 细胞表面能特异性识别和结合抗原的结构,它是 T 细胞特有的表面标志。通常 TCR 与 CD3 分子以共价键结合形成 TCR-CD3 复合物,当与抗原提呈细胞表面的抗原肽 MHC I 类或 MHC II 类分子结合时,可启动 T 细胞活化,引起免疫应答。大多数成熟 T 细胞的 TCR 分子是由 α 和 β 两条肽链组成的异二聚体,少数 T 细胞的 TCR 是由 γ、δ 链组成的。两条肽链都由膜外区、跨膜区及胞质区组成。胞外区与 Ig 结构有些相似,折叠形成可变区(V 区)和恒定区(C 区),其中 V 区是与特异性抗原结合的部位。不同 T 细胞可变区与抗原结合的特异性是不同的,从而决定了免疫应答的特异性。

(2)绵羊红细胞受体:在人类 T 细胞表面有能与绵羊红细胞结合的受体,简称 E 受体(即 CD2 分子)。在体外一定实验条件下,T 细胞能与多个绵羊红细胞结合形成玫瑰花样的花环,该实验称为 E 花环形成试验,临床上曾用于检测人外周血中的 T 细胞数量,以辅助判断机体的细胞免疫功能。

(3)促有丝分裂原受体:促有丝分裂原是指能非特异性地激活淋巴细胞发生有丝分裂的物质。T 细胞表面有植物血凝素(PHA)、刀豆蛋白 A(ConA)及美洲商陆丝裂原(PWM)等促有丝分裂原的受体,受这些物质刺激后 T 细胞可以活化、增殖、分化为淋巴母细胞。据此,在体外进行淋巴细胞转化试验,可以反映 T 细胞的免疫功能。正常人 T 细胞转化率为 60%～80%。

(4)细胞因子受体:T 细胞表面有多种细胞因子受体,如 IL-1R、IL-2R、IL-4R、IL-6R 等。这些受体与相应细胞因子结合,可促进或诱导 T 细胞活化、增殖、分化与成熟。

(5)T 细胞表面抗原:所有 T 细胞都表达 MHC I 类分子,人 T 细胞被激活后还表达 MHC II 类分子。MHC 分子参与 T 细胞对抗原肽的识别与免疫应答过程。T 细胞还表达多种 CD 分子,如 CD2、CD3、CD4、CD8、CD28、CD45L 等,它们在 T 细胞特异性识别和激活以及与其他免疫细胞相互作用中分别发挥不同的生物学作用。

2. T 细胞亚群

T 细胞是一个极不均一的群体,根据其表面标志及功能特征,可以分为多个亚群。根据 T 细胞抗原受体不同,可将 T 细胞分为 TCRαβT 细胞和 TCRγδT 细胞两大类。TCRαβT 细胞占 T 细胞总数的 95% 左右,是主要参与免疫应答的 T 细胞。

按 CD 分子不同可将 TCRαβT 细胞分成两个亚群,即 CD4$^+$ T 细胞和 CD8$^+$ T 细胞。CD4$^+$ T 细胞的抗原表型为 CD2$^+$、CD3$^+$、CD4$^+$、CD8$^-$,CD8$^+$ T 细胞的抗原表型为 CD2$^+$、CD3$^+$、CD4$^-$、CD8$^+$。

(1)CD4$^+$ T 细胞:其识别的抗原是抗原肽 MHC II 类分子复合体,在识别抗原时受 MHC II 类分子限制,它们主要是辅助性 T 细胞(helper T cell,Th)。根据其产生的细胞因子种类不同,Th 细胞又可分为 Th1 细胞和 Th2 细胞。Th1 细胞主要分泌 IL-2、IFN-γ、TNF-β 等细胞因子,辅助 CD8$^+$ T 细胞活化,介导炎症反应,参与细胞免疫;此外,Th1 细胞还是迟发型超敏反应的效应细胞,故又称为迟发型超敏反应性 T 细胞(T$_{DTH}$);Th2 细胞主要通过分泌 IL-4、IL-5、IL-6、IL-10 等细胞因子诱导 B 细胞增殖分化和抗体生成,从而增强 B 细胞介导的体液免疫应答。

(2)CD8$^+$T细胞：其识别的抗原是抗原肽 MHC I 类分子复合体，在识别抗原时受 MHC I 类分子限制，主要包括两种 T 细胞，即细胞毒性 T 细胞(cytotoxic T cell,Tc 或 CTL)和抑制性 T 细胞(suppressor T cell,Ts)。Tc 细胞具有杀伤带有特异性抗原的靶细胞的作用，其功能与抗病毒、抗肿瘤免疫以及对移植物的排斥反应有关。Ts 细胞能抑制抗体的产生和其他 T 细胞的分化成熟，这种调节作用主要靠其分泌抑制性 T 细胞因子(TSF)来介导。

(二)B 细胞

1.B 细胞的主要表面标志

(1)B 细胞抗原受体(B-cell antigen receptor,BCR)：BCR 是镶嵌在 B 细胞膜上的免疫球蛋白，称为膜表面免疫球蛋白(surface membrane immunoglobulin,SmIg)，是 B 细胞的特征性标志。BCR 的功能是特异性识别不同的抗原分子，使 B 细胞活化并增殖分化为浆细胞，产生抗体发挥体液免疫功能。不同 B 细胞的 SmIg 与抗原结合的特异性是不同的，因而决定了免疫应答的特异性。

(2)IgG Fc 受体：B 细胞表面存在着 IgG Fc 段受体，能与免疫复合物中 IgG 的 Fc 段结合，有助于 B 细胞捕捉和结合抗原，促进 B 细胞活化、增殖、分化和抗体的产生。

(3)补体受体(CR)：大多数 B 细胞表面存在与补体 C3b 和 C3d 结合的受体，分别称为 CR1 和 CR2。B 细胞膜上的 CR1 与相应补体成分结合后，可促使 B 细胞活化；CR2 是 B 细胞活化辅助受体的一个组分，也是 EB 病毒受体，与 EB 病毒选择性感染 B 细胞有关。

(4)有丝分裂原受体：B 细胞表面有美洲商陆丝裂原(PWM)、细菌脂多糖(LPS)和葡萄球菌 A 蛋白(SPA)等有丝分裂原受体，与相应有丝分裂原作用后，可非特异性多克隆激活，发生有丝分裂。

(5)细胞因子受体：活化的 B 细胞表面可表达多种细胞因子受体，如 IL-1、IL-2、IL-4、IL-5、IL-6 以及 IFN-γ 等受体，与相应的配体结合对 B 细胞活化、增殖和分化具有重要调节作用。

(6)B 细胞表面抗原：B 细胞表达 MHC I 类分子和 MHC II 类分子，其中 MHC II 类分子可促进 B 细胞活化，还参与 B 细胞的抗原处理和提呈过程。B 细胞表面有多种 CD 分子，其中 CD19、CD20 是 B 细胞特有的标志；CD40 是 B 细胞表面的协同刺激分子受体，配体为 T 细胞表面的 CD40L，两者结合可促进 B 细胞活化；活化的 B 细胞还表达 CD80(B7)，与 T 细胞表面的 CD28 分子结合后产生协同刺激信号，诱导 T 细胞活化。

2.B 细胞亚群

根据 B 细胞膜表面是否表达 CD5 分子，可将 B 细胞分为 B1(CD5$^+$)和 B2(CD5$^-$)细胞。B2 细胞即为通常所指的 B 细胞，是执行体液免疫功能的主要细胞，并具有抗原提呈和免疫调节功能。

二、自然杀伤细胞

自然杀伤细胞(natural killer cell,NK)来源于骨髓的造血干细胞，约占外周血淋巴细胞总数的 5%～10%。其细胞表面不表达 TCR 或 BCR，CD56 是 NK 细胞表面特有的标志，其他表面标志主要有 IgG Fc 受体和 CD2 分子。

NK 细胞表面没有特异性抗原识别受体，杀伤靶细胞时不需要抗原预先致敏，也不受 MHC 限制，故称自然杀伤细胞。NK 细胞可直接与肿瘤细胞、病毒感染细胞等靶细胞接触，通过释放穿孔素等细胞毒因子破坏靶细胞;NK 细胞表面有 IgG Fc 受体,能定向杀伤与 IgG 结合的靶细胞,这种杀伤作用称为抗体依赖细胞介导的细胞毒作用(antibody dependent cell mediated cytotoxicity,ADCC)。NK 细胞在机体免疫监视和早期抗感染免疫过程中起重要作用。活化的 NK 细胞还可分泌 IL-1、IFN-γ、TNF 等因子,发挥免疫调节作用。此外,NK 细胞还参与移植排斥反应、自身免疫病和超敏反应的发生。

三、抗原提呈细胞

在免疫应答过程中,细胞摄取、加工、处理抗原,并将有效的抗原肽提呈给淋巴细胞的过程,称为抗原提呈。执行抗原提呈功能的细胞则称为抗原提呈细胞(antigen presenting cell,APC)。APC 分为专职和非专职两类。专职 APC 主要有单核-巨噬细胞、树突状细胞和活化的 B 细胞等;非专职 APC 有成纤维细胞、血管内皮细胞等。

(一)单核-巨噬细胞

单核-巨噬细胞指血液中的单核细胞(monocyte,MC)和组织中的巨噬细胞(macrophage,MΦ)。单核-巨噬细胞来源于髓系干细胞,其表面有多种受体,如 IgG Fc 受体、C3b 受体及某些细胞因子受体。MC 表面表达 MHC I 类和 MHC II 类分子,与抗原提呈有关。

单核-巨噬细胞不仅参与非特异性免疫防御,而且是特异性免疫应答中的一类关键细胞,广泛参与免疫应答和免疫调节。主要功能有:①吞噬和杀伤作用。单核-巨噬细胞能吞噬并杀灭病原微生物及衰老、损伤和癌变的细胞,并且这种作用通过 MΦ 表面受体而增强。②提呈抗原作用。单核-巨噬细胞是重要的抗原提呈细胞,可以向 T 细胞提呈抗原和提供协同刺激。③免疫调节作用。MΦ 能合成和分泌多种细胞因子,如 IL-1、IL-6、IL-12、IFN-γ、TNF-α、白三烯、补体成分等,发挥其重要的免疫调节功能。

(二)树突状细胞

树突状细胞(DC)是一大类重要的专职抗原提呈细胞,高度表达 MHC II 类分子,具有较强的激活 T 细胞的能力。DC 形状不规则,细胞浆有许多突起呈触须状,分布于全身的上皮组织和实质性器官,如表皮基底层和棘细胞间的朗格汉斯细胞。DC 的主要功能是将其在外周捕获的抗原带入淋巴器官中并提呈给 T 细胞。

四、其他免疫细胞

中性粒细胞、嗜酸性粒细胞、嗜碱性粒细胞、肥大细胞、红细胞和血小板等均可作为免疫细胞,直接或间接参与免疫应答。

【复习思考题】

一、单选题

1.中枢免疫器官与外周免疫器官的区别是　　　　　　　　　　　　　　　(　　)

A.中枢免疫器官是 T 细胞分化成熟的部位

B.外周免疫器官是 B 细胞分化成熟的场所

C.中枢免疫器官是免疫细胞分化成熟的部位,而外周免疫器官是免疫细胞分布、定居及发生免疫应答的场所

D.外周免疫器官是 T 细胞分化成熟的场所

    E. 中枢免疫器官是 B 细胞分化成熟的场所

2. 属于人类中枢免疫器官的是 （　　）

    A. 淋巴结和脾脏　　　　　　　　　　　B. 胸腺和骨髓

    C. 淋巴结和胸腺　　　　　　　　　　　D. 骨髓和黏膜相关淋巴组织

    E. 淋巴结和骨髓

3. 人类 T 淋巴细胞分化成熟的场所是 （　　）

    A. 骨髓　　　　B. 法氏囊　　　　C. 脾脏　　　　D. 胸腺　　　　E. 淋巴结

4. 人类 B 淋巴细胞分化成熟的场所是 （　　）

    A. 骨髓　　　　B. 腔上囊　　　　C. 脾脏　　　　D. 胸腺　　　　E. 淋巴结

5. 实验动物新生期切除胸腺后 （　　）

    A. 细胞免疫功能正常,体液免疫功能受损

    B. 细胞免疫功能受损,体液免疫功能正常

    C. 细胞免疫功能受损,体液免疫功能缺乏

    D. 细胞免疫功能正常,体液免疫功能正常

    E. 细胞免疫功能缺乏,体液免疫功能受损

6. 免疫系统的组成是 （　　）

    A. 中枢免疫器官和外周免疫器官

    B. 中枢免疫器官、免疫细胞和黏膜免疫系统

    C. T 淋巴细胞和 B 淋巴细胞

    D. 免疫器官、免疫细胞和免疫分子

    E. 胸腺和骨髓

7. 属于抗原提呈细胞的是 （　　）

    A. T 淋巴细胞　　　　　　B. LAK 细胞　　　　　　C. 浆细胞

    D. 巨噬细胞　　　　　　　E. NK 细胞

8. 能释放淋巴因子的细胞是 （　　）

    A. Th 细胞　　　　B. Ts 细胞　　　　C. Tc 细胞　　　　D. TDTH 细胞　　　　E. T 细胞

9. CD3 主要分布在 （　　）

    A. DC　　　　B. APC　　　　C. 胸腺细胞　　　　D. 浆细胞　　　　E. 成熟 T 细胞

10. 树突状细胞(DC)的主要功能是 （　　）

    A. 参与免疫记忆　　　　　　B. 参与免疫激活　　　　　　C. 抗原提呈

    D. 诱导免疫耐受　　　　　　E. 吞噬杀菌

二、名词解释

免疫活性细胞　　ADCC

三、问答题

1. 简述中枢免疫器官的组成及其主要作用。

2. 试述 T 细胞亚群及功能。

第二章 免疫物质

学习要点

　　构成抗原的条件、抗原的分类、医学上重要的抗原物质及临床意义；免疫球蛋白的基本结构和生物学活性；各类免疫球蛋白的主要特性及作用；人工制备抗体的方法；激活补体系统的途径及生物学功能；主要细胞因子的种类、生物学活性及细胞因子与疾病的关系；HLA 的高度多态性与医学的关系。

第一节 抗 原

2.1 课件

【相关链接】 **Rh 血型**

　　Rh 是恒河猴(Rhesus Macacus)外文名称的头两个字母。兰德斯坦纳等科学家在 1940 年做动物实验时发现，恒河猴和大多数人体内的红细胞上存在 Rh 血型的抗原物质。凡是人体血液红细胞上有 Rh 抗原（又称 D 抗原）的，称为 Rh 阳性。Rh 阳性血型在我国汉族人群中约占 99.7%，个别少数民族人群中约占 90%。在国外的一些民族中，Rh 阳性血型的人约占 85%，其中在欧美白种人中，Rh 阴性血型的人约占 15%。

一、概念与特性

　　抗原(antigen，Ag)是指能刺激机体的免疫系统产生特异性免疫应答，并能与相应的应答产物在体内外发生特异性结合的物质。抗原具有两种基本特性：①免疫原性，即能刺激机体免疫系统产生免疫应答的能力，包括产生抗体和（或）效应淋巴细胞；②免疫反应性，即能与相应免疫应答产物［抗体和（或）效应淋巴细胞］发生特异性结合的能力（图 2-1）。

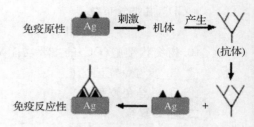

图 2-1　免疫原性与免疫反应性示意图

　　在某些情况下，抗原诱导机体对该抗原产生免疫耐受时，该抗原被称为耐受原(tolerogen)；刺激机体发生超敏反应时，称为变应原(allergen)。

二、构成抗原的条件

　　某种物质能否成为抗原及免疫原性强弱取决于多种因素，一方面取决于抗原物质本身的性质,另一方面取决于机体对该抗原物质的反应性和抗原物质进入机体的途径。

(一)异物性

异物性是指抗原与自身正常组织成分的差异程度,是构成抗原免疫原性的首要条件。通常认为,在胚胎期未与自身免疫活性细胞接触过的物质,均可视为异物。具备异物性的物质有三类。

1.异种物质

绝大多数抗原都是异种物质。病原微生物及其代谢产物、异种动物血清蛋白或组织细胞对人体来说均是良好的抗原性物质,可刺激机体产生免疫应答。通常抗原物质与宿主间的种系亲缘关系越远,其组织结构差异越大,免疫原性就越强。

2.同种异体物质

同一种属不同个体之间,由于遗传基因不同,其相同组织或细胞表面的化学组成或结构也有差异。因此,同种异体物质间也有免疫原性。例如,人类红细胞表面的 ABO 血型抗原和组织细胞表面存在的主要组织相容性抗原是医学上重要的同种异体物质。

3.改变和隐蔽的自身物质

自身组织成分通常对机体没有免疫原性,但在感染、外伤、电离辐射、药物和手术等因素作用下,可导致自身组织细胞结构的改变或某些隐蔽性的自身成分的释放,可被机体免疫系统视为"非己"物质,引起免疫系统对自身物质进行排斥而产生自身免疫性疾病。

(二)理化性状

1.分子的大小

抗原多为大分子物质,完全抗原的相对分子质量通常在 1×10^4 以上,小于 1×10^4 者免疫原性弱,低于 4×10^3 一般不具有免疫原性。但相对分子质量大小不是决定抗原物质免疫原性的唯一因素,免疫原性的强弱还与其分子结构的复杂性密切相关,如明胶的相对分子质量虽高达 1×10^5,但结构简单,缺乏芳香族氨基酸,故其免疫原性很弱。

2.化学组成结构

通常,抗原分子的结构越复杂其免疫原性就越强。天然蛋白质结构都较复杂,无论是单纯的蛋白质还是糖蛋白、核蛋白或脂蛋白,都是良好的抗原。当蛋白质分子中含有大量芳香族氨基酸尤其是酪氨酸时,其免疫原性更强;复杂的多糖也具有免疫原性;核酸及脂类的免疫原性均很弱,但若与蛋白质结合,其免疫原性则明显增强。

3.分子构象和物理状态

抗原分子中一些特殊化学基团的立体构象是决定抗原分子与免疫细胞表面的抗原受体结合,引起免疫应答的关键。若抗原分子的构象发生改变,就可导致其免疫原性改变或丧失。抗原的物理状态对免疫原性也有一定影响,通常聚合状态的蛋白质较其单体免疫原性强,颗粒性抗原较可溶性抗原免疫原性强。因此,对一些免疫原性弱的抗原,可采用聚合或吸附在某些大颗粒物质表面的方式,增强其免疫原性。

4.免疫方式

抗原物质可因进入机体的途径、剂量的不同以及是否应用佐剂而产生不同的效果。通常情况下,多数抗原需经非胃肠道途径进入机体才能产生良好的免疫效果,经口服用则易被消化、降解而失去免疫原性。但刺激肠黏膜相关淋巴组织产生分泌型 IgA 的抗原物质,则需经适当处理后口服才能产生良好的免疫效果。每种抗原均有其最适剂量,太高或太低均可诱导免疫耐受。若将抗原与佐剂同时注入机体,可增强抗原的免疫原性。

　　5.机体的应答能力

　　机体对某种物质的应答能力受其遗传基因(主要是 MHC)的控制。由于个体遗传因素的差异,因此对同一种抗原的应答能力也不同。此外,动物的年龄、性别和健康状态也会影响机体对抗原的应答能力。一般青壮年比幼年和老年的免疫应答强,如新生儿和婴儿对多糖类抗原不产生免疫应答,故易发生细菌感染。

三、抗原的特异性和交叉反应

(一)抗原的特异性

　　所谓特异性,是指物质之间的相互吻合性或专一性。抗原的特异性是指某种抗原只能激活相应的淋巴细胞产生只针对该抗原的特异性抗体和(或)效应淋巴细胞,并且只能与相应的应答产物发生特异性结合而反应的特性。抗原特异性是免疫应答中最重要的特征,也是免疫学诊断、防治的理论依据。抗原特异性既表现免疫原性,也表现免疫反应性。

　　抗原的特异性是由抗原分子表面的抗原决定簇决定的。抗原决定簇是指存在抗原分子表面的决定抗原特异性的特殊化学基团,又称表位(epitope),一般由 5～7 个氨基酸、单糖或核苷酸组成。一个抗原分子可具有一种或多种不同的抗原决定簇。抗原借其决定簇与相应的淋巴细胞表面的受体结合而激活淋巴细胞,引起免疫应答;抗原也依靠其决定簇与相应抗体或致敏淋巴细胞发生特异性结合而发挥免疫效应。

(二)交叉反应

　　天然抗原分子结构复杂,具有多种抗原决定簇。两种不同的抗原分子所具有的相同或相似的抗原决定簇称为共同抗原(common antigen)。同一生物种属间存在的共同抗原称为类属抗原;不同生物种属间存在的共同抗原称为异嗜性抗原。由共同抗原刺激机体产生的抗体可以和两种抗原(共同抗原)结合发生反应,此反应称为交叉反应(图 2-2)。

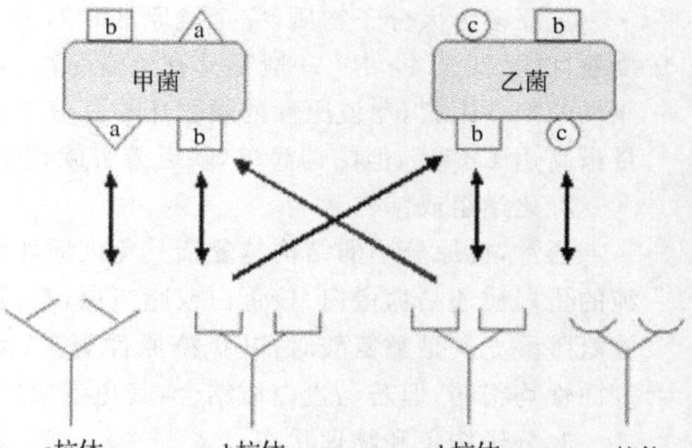

图 2-2　细菌共同抗原与交叉反应

四、抗原的种类及其医学意义

(一)完全抗原与半抗原

　　根据抗原的两种基本特性分类,分为完全抗原和半抗原。

　　1.完全抗原

　　免疫学中将同时具有免疫原性和免疫反应性的物质称为完全抗原,如各种微生物和异种蛋白质等。

　　2.半抗原

　　将只有免疫反应性而无免疫原性的物质称为半抗原或不完全抗原,如大多数多糖、类脂和某些药物等。半抗原是一些相对分子质量较小的物质,能与相应的抗体结合,但本身不能诱发免疫应答,只有与大分子蛋白载体结合后才能获得免疫原性,刺激机体产生半抗原特异性抗体或半抗原特异性的效应 T 细胞。

(二)胸腺依赖性抗原与胸腺非依赖性抗原

根据抗原刺激机体产生抗体时是否需要 Th 细胞的辅助而将抗原分成两类。

1.胸腺依赖性抗原

胸腺依赖性抗原(thymus dependent antigen,TD-Ag)需要在 T 细胞协助下才能刺激 B 细胞产生抗体。大多数天然抗原如病原微生物及其代谢产物、血细胞和血清蛋白质等均属于 TD-Ag。

2.胸腺非依赖性抗原

与 TD-Ag 不同,胸腺非依赖性抗原(thymus independent antigen,TI-Ag)刺激 B 细胞产生抗体时不依赖 T 细胞的协助。天然 TI-Ag 种类较少,主要有细菌脂多糖、肺炎链球菌荚膜多糖和聚合鞭毛素等。TD-Ag 与 TI-Ag 的特性比较见表 2-1。

表 2-1　TD-Ag 与 TI-Ag 的特性比较

项目	TD-Ag	TI-Ag
是否需要 T 细胞协助	需要	多数不需要
免疫应答类型	体液免疫、细胞免疫	体液免疫
抗体类型	IgG、IgM	IgM
免疫记忆	有	无
抗原类型	蛋白质	脂多糖

(三)内源性抗原和外源性抗原

根据抗原是否在抗原提呈细胞内合成进行分类。

1.外源性抗原

外源性抗原(exogenous antigen)是指抗原提呈细胞通过吞噬、吞饮等作用,从外界摄入的抗原,如吞噬的细胞、细菌等。外源性抗原与 MHC Ⅱ 类分子结合,诱导 $CD4^+$ T 细胞产生应答。

2.内源性抗原

内源性抗原(endogenous antigen)是指在抗原提呈细胞内新合成的抗原物质,如病毒感染细胞合成的病毒蛋白、肿瘤细胞内合成的肿瘤抗原等。内源性抗原与 MHC Ⅰ 类分子结合,诱导 $CD8^+$ T 细胞产生应答。

(四)医学上的重要抗原

根据抗原与机体的亲缘关系分类。

1.异种抗原

(1)病原微生物及其代谢产物:病原微生物如细菌、病毒、立克次体和螺旋体等均为良好的抗原。它们虽然结构简单,但其化学组成相当复杂,具有多种抗原成分,如某些细菌具有菌体抗原、荚膜抗原、鞭毛抗原及菌毛抗原等。

(2)细菌的外毒素和类毒素:某些细菌在生长代谢过程中,能产生一些毒性物质释放到菌体外,称为外毒素。外毒素多为蛋白质,有很强的抗原性,能刺激机体产生抗毒素。外毒素经 0.3%～0.4% 甲醛处理后,可失去毒性而仍然保留抗原性,称为类毒素。类毒素用于人工自动免疫,可预防由外毒素引起的疾病。常用的类毒素有白喉类毒素、破伤风类毒素等。

(3)动物免疫血清:临床上用于防治某些疾病的抗毒素,通常是用类毒素免疫动物后(一般是马)获得的。这种动物免疫血清对人体具有双重性:一方面它是抗体,可以中和细菌外毒素,具有防治疾病的作用;另一方面它又是异种蛋白,具有抗原性,可刺激机体产生相应的抗体,引起超敏反应。因此,使用动物免疫血清(如破伤风抗毒素)之前,必须进行皮肤过敏试验。

2.同种异型抗原

由于遗传基因的差异,在同一种属的不同个体之间存在着不同的抗原成分,这种抗原称为同种异型抗原。

(1)血型抗原:指存在于红细胞表面的同种异型抗原,如人类的 ABO 血型和 Rh 血型抗原等。若 ABO 血型不合的个体间相互输血,可引起严重输血反应;如母亲血型为 Rh 阴性,胎儿血型为 Rh 阳性,且为第二次妊娠则可引起流产或发生新生儿溶血症。

(2)组织相容性抗原:因首先在外周血白细胞表面发现,故又称人类白细胞抗原(human leukocyte antigen,HLA)。HLA 是最复杂的同种异型抗原,存在于白细胞、血小板和一切有核细胞表面。除同卵双生外,不同个体的 HLA 不全相同,因此进行器官移植时可引起排斥反应。

3.异嗜性抗原

异嗜性抗原是一类与种属特异性无关的存在于人、动物、植物和微生物之间的共同抗原。某些病原微生物与人体组织之间存在的异嗜性抗原是引起免疫性疾病的原因之一。如溶血性链球菌与人的肾小球基底膜及心肌组织有异嗜性抗原存在,因此感染该菌可引起急性肾小球肾炎或风湿性心肌炎;大肠埃希菌 O14 的细胞壁脂多糖与人的结肠黏膜有异嗜性抗原,可导致溃疡性结肠炎的发生。

4.自身抗原

(1)隐蔽的自身抗原:在正常情况下与血液循环和免疫系统相隔绝的自身组织成分称为隐蔽的自身抗原。若发生外伤、感染或手术不慎等,使其进入血液循环成为自身抗原,则引起自身免疫性疾病。如甲状腺球蛋白释放引起自身免疫性甲状腺炎(即桥本甲状腺炎);眼葡萄膜色素蛋白释放引起交感性眼炎,精子抗原释放引起男性免疫性不育等。

(2)修饰的自身抗原:在正常情况下,自身组织成分处于免疫耐受状态。若受到多种因素,如病原微生物感染、电离辐射或化学药物等的作用,使自身组织成分及分子结构发生改变,形成新的抗原决定簇或暴露出内部的决定簇,即可刺激机体产生免疫应答,严重时引起自身免疫疾病。如有的患者服用甲基多巴类药物后,可使红细胞抗原发生改变,从而引起自身溶血性贫血。

(五)肿瘤抗原

肿瘤抗原是细胞癌变过程中出现的新抗原及过度表达的抗原物质的总称,主要包括肿瘤特异性抗原和肿瘤相关抗原。

1.肿瘤特异性抗原

肿瘤特异性抗原(tumor specific antigen,TSA)是指仅存在于某种肿瘤细胞表面,而不存在于正常细胞表面的新抗原。此类抗原可被机体的免疫系统识别,产生免疫应答。目前应用单克隆抗体已在人类黑色素瘤、结肠癌和乳腺癌等肿瘤细胞表面检测到此类抗原。

2.肿瘤相关抗原

肿瘤相关抗原(tumor associated antigen,TAA)是指非肿瘤细胞所特有、正常细胞表面也存在的抗原,只是在细胞癌变过程中其含量明显增多。主要包括两类:①与肿瘤相关的病毒抗原,如鼻咽癌与 EB 病毒有关,宫颈癌与人类乳头瘤病毒有关,在患者血清中能检测到较高滴度的相关病毒抗体;②肿瘤胚胎性抗原,指在胚胎发育阶段产生的正常成分,出生后大多消失或含量极微,当细胞癌变时可重新大量生成,如原发性肝癌患者血清中出现高滴度的甲胎蛋白(alpha fetoprotein,AFP)。目前,AFP 检测已广泛应用于原发性肝癌的诊断和普查。

(六)其他抗原

除上述抗原外还有许多与医学有关的抗原,如植物花粉、药物等,可作为变应原引起超敏反应。此外,根据化学组成可分为蛋白抗原、多糖抗原、核蛋白抗原等;根据抗原获得方式把抗原分为天然抗原、人工抗原和基因工程抗原等。

五、非特异性免疫刺激剂

与抗原特异性激活 T 细胞和 B 细胞免疫应答不同,某些物质可非特异性激活 T 细胞和 B 细胞应答,这些物质称为免疫刺激剂(stimulator)。免疫刺激剂有佐剂、超抗原和丝裂原等。

(一)佐剂

佐剂是指预先或与抗原一起注入体内,可增强机体对抗原的应答或改变应答类型的非特异性免疫增强性物质。免疫佐剂一般有生物性佐剂、无机佐剂、人工合成佐剂和油剂等几类。生物性佐剂如卡介苗、短小棒状杆菌和细胞因子等;无机佐剂如氢氧化铝、明矾等;人工合成佐剂如双链多聚肌苷酸、胞苷酸等;油剂如弗氏完全佐剂。

免疫佐剂主要用于疾病的预防和治疗,如疫苗佐剂用于预防接种和制备免疫血清;如作为非特异性免疫增强剂,用于抗感染和抗肿瘤的辅助治疗。

(二)超抗原

超抗原(supper antigen,SAg)是一类主要由细菌和病毒的成分及其代谢产物组成的,只需极低浓度(1~10ng/ml)即可多克隆激活大量 T 细胞或 B 细胞,并诱导强烈免疫应答的物质。如金黄色葡萄球菌释放的毒性休克综合征毒素、肠毒素以及 A 族溶血性链球菌释放的致热外毒素等均可作为 SAg,激活大量 T 细胞释放 IL-2、TNF 等细胞因子,产生生物学效应,引起毒素性休克等严重临床症状。

第二节　免疫球蛋白

【相关链接】 ### 免疫学奠基人、德国细菌学家贝林

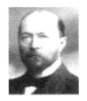

1854 年 3 月 15 日,德国医学家贝林出生于西普鲁士。贝林被誉为免疫学尤其是血清治疗法的创始人。贝林经过数百次试验,发现了一种有对抗破伤风毒素能力的抗毒素,被称为"抗毒素的被动免疫"。1891 年圣诞节夜晚,贝林首次运用白喉抗毒素治疗了一个儿童患者,使其死里逃生,立刻震动了欧洲医学界,从此抗毒素作为新的篇章载入医学史。

一、抗体与免疫球蛋白的概念

抗体(antibody,Ab)是 B 细胞识别抗原后增殖分化为浆细胞所产生的一类能与相应抗原特异性结合的、具有免疫功能的球蛋白。凡是具有抗体活性或化学结构与抗体相似的球蛋白统称为免疫球蛋白(immunoglobulin,Ig)。抗体具有免疫球蛋白的分子结构,但有些免疫球蛋白不具有和抗原结合的功能,如多发性骨髓瘤患者尿中的本周蛋白,为一种异常的免疫球蛋

白,无抗体活性。因此,抗体是生物学功能上的概念,而免疫球蛋白是化学结构上的概念。所有的抗体均属于免疫球蛋白,但免疫球蛋白并非都是抗体。

免疫球蛋白分为分泌型和膜型。前者主要存在于体液中,具有抗体活性;后者是 B 细胞膜上特异性结合抗原的受体结构。多数免疫球蛋白分布在循环血的血浆中,占血浆蛋白的 20%。在血浆球蛋白电泳图谱中的 γ 球蛋白又称丙种球蛋白,IgG 为其主要成分。

二、免疫球蛋白的结构

(一)免疫球蛋白的基本结构

Ig 的基本结构是由二硫键连接四条多肽链组成的单体结构(图 2-3)。其中两条相同的长链称为重链(heavy chain,H 链),每条重链约含 450～570 个氨基酸残基;两条相同的短链称为轻链(light chain,L 链),每条轻链约含 214 个氨基酸残基。

在 Ig 多肽链氨基端(N 端)轻链的 1/2 和重链的 1/4 或 1/5 区域内,氨基酸组成和排列顺序多变,称为可变区(variable region,V 区);羧基端(C端)轻链的 1/2 及重链的 3/4 或 4/5 区域内氨基酸的组成和排列较恒定,称为恒定区(constant region,C 区)。V 区可特异性结合抗原,重链和轻链的 V 区分别称为 VH 和 VL。V 区中某些位置的氨基酸残基变化更明显且变异性大,称为超变区或称互补决定区。超变区是与抗原决定簇发生特异性结合的关键部位。V 区中其他区域变化较小,称为骨架区,起着维持空间构象的作用。重链和轻链的 C 区分别称为 CH 和 CL。C 区不能结合抗原,但具有其他的生物学功能。

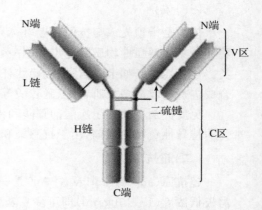

图 2-3　Ig 的基本结构

根据 Ig 重链的结构及抗原特异性的不同,将重链分为五类,分别以希腊字母 γ、α、μ、δ 及 ε 来表示,与之相应的 Ig 分别为 IgG、IgA、IgM、IgD 及 IgE 五类。根据轻链的结构及抗原特异性不同可将轻链分为两型,即 κ 型和 λ 型。一个 Ig 分子两条重链同类,两条轻链同型。

五类 Ig 中 IgG、IgD、IgE 及血清型 IgA 均为单体,分泌型 IgA 为双体,IgM 为五聚体。

(二)免疫球蛋白的其他结构

1.铰链区

铰链区(hinge region)是位于 Ig CH1 和 CH2 之间的区域,是重链间二硫键的连接部位。该区含有大量脯氨酸,富有弹性及展开性,转动自如,有利于 Ig 与不同距离的抗原决定簇更

好地结合,也易使补体结合位点暴露,为补体的活化创造条件。铰链区对木瓜蛋白酶及胃蛋白酶敏感,具有酶切位点。IgM 和 IgE 无铰链区。

2.连接链

连接链(joining chain,J 链)是连接两个或两个以上 Ig 单体的一条多肽链,由浆细胞合成。5 个单体 IgM 由一条 J链连接成五聚体,2 个单体 IgA 由 J 链连接成双聚体(图 2-4)。J 链以二硫键的形式共价结合到 Ig 的 H 链上,起稳定 Ig多聚体的作用。

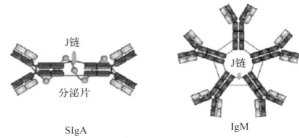

图 2-4　Ig 多聚体结构示意图

3.分泌片

分泌片(secretory piece,SP)是分泌型 IgA(secretory IgA,SIgA)分子上的一个辅助成分,是由黏膜上皮细胞合成和分泌的一种含糖的肽链。SIgA 分布在上皮黏膜表面,SP 的作用是保护 SIgA 不被分泌液中的蛋白酶降解破坏,同时介导 SIgA 从黏膜下通过黏膜等细胞到黏膜表面的转运。

(三)免疫球蛋白的功能区

Ig 分子的每条肽链可折叠成几个球形结构,其结构靠链内二硫键连接而稳定。每个球形结构大约由 110 个氨基酸残基组成,具有一定的生理功能,称为功能区。Ig 的轻链有两个功能区,即 VL 及 CL;IgG、IgA、IgD 的重链有 VH、CH1、CH2、CH3 四个功能区,IgM 和 IgE 的重链还有一个 CH4,共五个功能区。

Ig 各功能区的作用分别是:①VL、VH,为抗原结合部位;②VH、CH1,为遗传标记所在部位,决定同种异型 Ig 的抗原特异性;③IgG 的 CH2 和 IgM 的 CH3,具有补体 C1q结合位点,可通过传统途径激活补体;④CH3 或 CH4,能与组织细胞表面的 Fc 受体结合。

(四)免疫球蛋白的水解片段

在一定条件下,分别用木瓜蛋白酶和胃蛋白酶水解 IgG 形成水解片段(图 2-5)。通过对 Ig 水解片段的研究,有助于了解 Ig 的基本结构和功能特点。

用木瓜蛋白酶水解 IgG,可将其从重链铰链区二硫键的近 N 端切断,得到三个水解片段,即两个抗原结合片段(fragment antigen binding,Fab)和一个可结晶片段(fragment crystalizable,Fc)。每一 Fab段含有一条完整的轻链和部分的重链,能与一个抗原决定簇结合;Fc 段

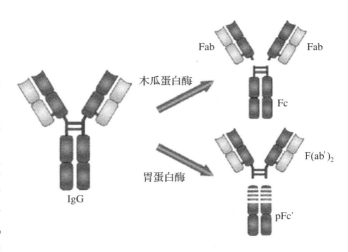

图 2-5　Ig 的酶解片段

含有两条重链的剩余部分,具有活化补体等其他生物学活性。

用胃蛋白酶水解 IgG 分子,可将其从重链铰链区二硫键的近羧基端切断,得到一个具有双价抗体活性的 $F(ab')_2$,其特性与功能和 Fab 相同;还有小分子多肽碎片称为 pFc′,无任何生物学活性。胃蛋白酶水解 IgG 具有较大的应用价值,可用于一些以 IgG 为主要成分的生物制品的精制。如白喉或破伤风抗毒素血清经胃蛋白酶处理后,可除去大部分 Fc 段,降低了免疫原性,给人注射可减少血清过敏反应的发生;人丙种球蛋白经胃蛋白酶处理后,可供静脉注射。

三、免疫球蛋白的生物学功能

(一)特异性结合抗原

Ig 通过其 V 区(尤其是 V 区中的高变区)与细菌、病毒、寄生虫、毒素、药物、其他异物等抗原发生特异性结合介导多种生物学功能:①中和毒素。抗毒素与外毒素的活性中心结合,能中和外毒素的毒性,使其失去毒害组织细胞的作用。②中和病毒。病毒抗体和病毒结合后阻止病毒吸附进入易感细胞。③阻止病原体吸附易感细胞。SIgA 与相应细菌、病毒等结合,可抑制病原体吸附于宿主细胞。此外,B 细胞表面的 mIg 是 B 细胞识别抗原的受体,能特异识别抗原分子,引起免疫应答;抗体与相应抗原在体外发生特异性结合可用于鉴定病原微生物或检测抗体。

(二)激活补体

当 IgG、IgM 抗体分子与抗原结合后,其构型改变,暴露补体 C1q 结合点,从而启动补体经典激活途径,使补体各成分依次活化,从而发挥补体各种生物学效应。

(三)与细胞表面 Fc 受体结合

不同 Ig 的 Fc 段能与多种细胞表面相应的 Fc 受体结合,产生不同的作用:①IgE 的 Fc 段与肥大细胞和嗜碱性粒细胞表面的 IgE Fc 受体结合,引起 I 型超敏反应;②IgG 的 Fc 段与吞噬细胞表面的 IgG Fc 受体结合后,可产生调理吞噬作用;③IgG 与带有相应抗原的靶细胞(如病毒感染细胞和肿瘤细胞)结合后,通过其 Fc 段与 NK 细胞表面的 IgG Fc 受体结合,而直接杀伤靶细胞,此即抗体依赖性细胞介导的细胞毒作用(antibody dependent cell mediated cytotoxicity,ADCC)。

(四)通过胎盘和黏膜

IgG 是唯一能从母体通过胎盘转移到胎儿体内的 Ig,这种母体特异性免疫力的获得,形成了婴儿的天然被动免疫。SIgA 可通过呼吸道、消化道和泌尿生殖道等黏膜上皮细胞向外分泌,分布于黏膜表面发挥局部抗感染作用。

(五)具有免疫原性

Ig 的本质为蛋白质,具有免疫原性,因此也能刺激机体产生免疫应答。

(六)与 SPA 结合

IgG Fc 段能与葡萄球菌 A 蛋白(staphylococcal protein A,SPA)非特异性结合,这一特性已被应用在免疫学诊断的协同凝集反应中。

【相关链接】
多发性骨髓瘤

多发性骨髓瘤(multiple myeloma)是浆细胞的恶性肿瘤。骨髓内肿瘤性浆细胞增生,常侵犯多处骨组织,引起多发性溶骨性病损。肿瘤性浆细胞可合成并分泌免疫球蛋白。由于肿瘤性浆细胞为单克隆性,故所产生的免疫球蛋白为均一的、类型相同的单克隆免疫球蛋白,具有相同的重链和轻链。浆细胞除合成完全的免疫球蛋白外,也可合成过多的轻链或重链。多发性骨髓瘤时血液内的这种单克隆 Ig 称为 M 蛋白或 M 成分。有时肿瘤性浆细胞只合成轻链或重链而没有完整的 Ig,这种游离的轻链称为本-周(Bence-Jones)蛋白,分子小,可通过肾由尿排出。99%的多发性骨髓瘤患者血液内都有一种免疫球蛋白增高。患者的 M 成分多数为 IgG 和 IgA,少数为 IgM、IgD 或 IgE。约 15%～20%的患者尿中有本-周蛋白,但血中无 M 成分。约 80%的骨髓瘤患者血中 M 成分和尿液中本-周蛋白两者都有。这是诊断多发性骨髓瘤的重要指标。

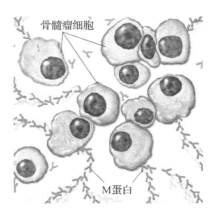

骨髓瘤细胞

M蛋白

四、各类免疫球蛋白的特性和作用

2.3 微课

(一)IgG

IgG 于出生后 3 个月开始合成,3～5 岁时接近成人水平。主要由脾和淋巴结中的浆细胞合成,通常以单体形式存在于血液与其他体液中,是血清中含量最高的 Ig,占血清 Ig 总量的 75%。人类 IgG 有 IgG1、IgG2、IgG3、IgG4 四个亚类。IgG 是唯一能通过胎盘的抗体,对防止新生儿感染起重要作用,6 个月后这些特异性抗体逐渐降解,婴儿此时尚未能建立良好的抗感染免疫,因此感染一些病原微生物的风险增大。IgG 半衰期最长,大约 20～23d,故临床上使用丙种球蛋白(主要含 IgG)进行人工被动免疫时,以每隔 2～3 周注射 1 次为宜。

IgG 是主要的抗感染抗体,在中和毒素、抗菌、抗病毒方面起着重要作用;不少自身抗体如抗核抗体、抗甲状腺球蛋白抗体和引起Ⅱ、Ⅲ型超敏反应的抗体属于 IgG;IgG 还可经经典途径激活补体,发挥免疫效应;IgG Fc 段与具有 IgG Fc 受体的细胞结合产生各种生物学作用,如促进吞噬细胞的吞噬作用、促进 NK 细胞对靶细胞的杀伤作用等。

(二)IgM

IgM 为五聚体,相对分子质量最大,又称巨球蛋白,占血清 Ig 总量的 5%～10%。脾是 IgM 的主要合成部位。IgM 是个体发育中最早合成和分泌的抗体,在胚胎后期已能合成,临床上常把脐血中特异性 IgM 水平升高作为诊断宫内感染的依据;在免疫应答过程中最先产生的抗体也是 IgM,且其半衰期短,约为 5d,因此感染过程中血清特异性 IgM 水平升高,则表示有近期感染,以此作为早期诊断的依据。

IgM 相对分子质量最大,主要分布于血管内,其对颗粒性抗原的凝聚作用、激活补体作用、促吞噬作用和杀菌作用均比 IgG 强,对防止菌血症、败血症的发生起重要作用,但中和病毒或毒素的能力低于 IgG;天然血型抗体、类风湿因子等均为 IgM。IgM 也参加Ⅱ、Ⅲ型超敏反应的发生。

(三)IgA

IgA 分为血清型和分泌型两种。血清型 IgA 主要为单体,在血清中含量较少,其免疫作用较弱。分泌型 IgA(SIgA)为双体,由两个 IgA 单体、一条 J 链和一个分泌片组成。新生儿出生 4~6 个月后开始合成 SIgA,至 12 岁左右达成人水平。

SIgA 主要存在于呼吸道、消化道、泌尿生殖道黏膜及唾液、泪液、初乳等分泌液中,可抑制病原微生物吸附到黏膜细胞,发挥局部抗感染作用。新生儿可从母体初乳中获得 SIgA,这对婴儿抵抗呼吸道和消化道病原微生物感染具有重要作用,故应大力提倡用母乳喂养婴儿。易患呼吸道、胃肠道感染者(如新生儿)与 SIgA 合成不足有关。慢性支气管炎发作与 SIgA 的减少有一定关系。

(四)IgD

IgD 以单体形式存在于血清中,正常人血清中含量极低,约占 Ig 总量的 1%。IgD 是 B 细胞的重要表面标志,成熟的 B 细胞膜上带有 mIgD,是 B 细胞表面的抗原识别受体,可接受相应抗原的刺激,并对 B 细胞的活化、增殖和分化产生调节作用。

(五)IgE

IgE 是人体血清中含量最少的一类 Ig,占血清总 Ig 的 0.002%。IgE 是亲细胞抗体,其 Fc 段易与肥大细胞和嗜碱性粒细胞膜上的 IgE Fc 受体结合,使机体处于致敏状态,引发Ⅰ型超敏反应。IgE 主要由呼吸道如鼻咽、扁桃体、支气管和消化道黏膜固有层的浆细胞产生,这些部位正是变应原入侵和超敏反应的好发部位。此外,肠道寄生虫患者的血液及肠黏液中的 IgE 也可升高,这对机体抗寄生虫感染具有一定的意义。

五、人工制备抗体

(一)多克隆抗体

大多数天然抗原由多种抗原分子或多种抗原决定簇组成,免疫动物后可刺激多种具有相应抗原识别受体的 B 细胞克隆增殖而产生多种抗体,分泌到体液中,即多克隆抗体(polyclonal antibody,PcAb)。多克隆抗体特异性不高,易出现交叉反应,其应用有限。

(二)单克隆抗体

单克隆抗体(monoclonal antibody,McAb)是指由识别一种抗原决定簇的一个 B 淋巴细胞杂交瘤细胞克隆增殖分化产生的抗体。制备 McAb 应用杂交瘤技术,即把经抗原免疫后的小鼠脾细胞(B 细胞)与小鼠骨髓瘤细胞融合成杂交瘤细胞,再选育出单个杂交瘤细胞增殖形成单一细胞克隆,可产生针对单一抗原决定簇的抗体。杂交瘤细胞既具有 B 细胞合成、分泌抗体的能力,又具有骨髓瘤细胞无限增殖的特性。其产生的 McAb 具有高度特异性、高度均一性、高效价和高产量的特点,现已广泛应用于医学生物学各领域,如对各种病原体的检测和分型、肿瘤抗原、免疫细胞的分化抗原及受体、激素、神经递质等物质的检测等。

（三）基因工程抗体

体外制备的鼠源性 McAb 对人类是异种抗原,可引起超敏反应,因而 McAb 在人体内的应用受到了严重限制。利用基因工程的方法制备的抗体称基因工程抗体。研究者采用 DNA 重组技术,根据不同的需要在基因水平对 Ig 分子进行切割、拼接或修饰,甚至是人工合成后导入受体细胞,表达产生新型抗体。基因工程抗体保留了天然抗体的特异性和主要生物学活性,并使其结构接近于人的 Ig,从而确保抗体应用于人的安全性,是新一代具有广阔应用前景的抗体制备技术。目前已获表达产物的基因工程抗体有嵌合抗体、人源化抗体、单链抗体等。

第三节　补体系统

2.4　课件

【相关链接】　　　　　　　**补体的发现**

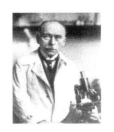

1894 年,Jules Bordet(1870—1961)发现了免疫溶菌现象。他将霍乱弧菌注射到已被该菌免疫的豚鼠腹腔内,发现新注入的霍乱弧菌迅速溶解。此外,取细菌免疫血清与相应细菌注入正常豚鼠腹腔也可得到同样结果。Bordet 将新鲜免疫血清加热 30min 后再加入相应细菌,发现只出现凝集,丧失了溶菌能力。据此认为,免疫血清中可能存在两种与溶菌有关的物质,一种是对热稳定的物质,即抗体,其能与相应细菌或细胞特异性结合,引起凝集;另一种是对热不稳定的物质,称为补体,它是正常血清中的成分,无特异性,但具有协助抗体溶解细菌或细胞的作用。

一、概述

补体(complement,C)是存在于正常人或动物血清及组织液中经活化后具有酶活性的一组与免疫有关的球蛋白。补体并非单一物质,而是由 30 余种存在于血清、组织液和膜表面的蛋白质组成,故称为补体系统。补体系统是构成机体免疫系统的重要组成部分,受激活因子作用后可通过生物级联反应体系使整个补体系统活化,从而发挥溶菌、介导炎症反应和调节免疫应答等生物学功能。

（一）补体系统的组成和命名

1.补体系统的组成

补体系统按其功能可分为三组:①补体固有成分,即 C1～C9、B 因子、D 因子等;②调节与控制补体活化的分子,如 C1 抑制物、I 因子、H 因子、P 因子等;③分布于多种细胞表面的补体受体分子。

2.补体系统的命名

补体系统的命名原则为:参与经典激活途径的固有成分,按其被发现的先后分别命名为 C1、C2…C9;补体系统的其他成分用英文大写字母表示,如 B 因子、D 因子、P 因子等;补体活化后的裂解片段另加英文小写字母表示,如 C3a 和 C3b 等,并以 a 表示相对分子质量较小的片段,b 表示相对分子质量较大的片段;具有酶活性的成分或复合物,则在符号上方加一横线表示,如活化的 C$\overline{1}$、C$\overline{3bBb}$ 等;灭活的补体片段在其符号前面加英文字母 i 表示,如 iC3b 等;补体调节成分多以其功能进行命名,如 C1 抑制物、C4 结合蛋白、衰变加速因子等。

(二)补体的理化性质

补体主要由巨噬细胞、肠道上皮细胞和肝细胞合成,其化学组成多为糖蛋白,约占血浆中球蛋白总量的 10%。大多数补体成分属 β 球蛋白,少数为 α 或 γ 球蛋白。补体中各成分含量相差很大,其中 C3 含量最高,D 因子含量最低。补体对许多理化因素敏感,加热 56℃,30min 即可使补体中大部分组分丧失活性,称为补体灭活。此外,如机械震荡、紫外线、乙醇、盐酸、胆汁等均可破坏补体。

二、补体系统的激活

在正常生理情况下,补体系统各组分在体液中通常以类似酶原的非活性状态存在,当其被激活物质作用,或结合在特定固相载体上活化之后,才表现出各种生物学活性。补体系统激活的途径主要有经典途径(classical pathway)、旁路途径(alternative pathway)、甘露聚糖结合凝集素(mannan-binding lectin,MBL)途径。以上三条补体激活途径,具有共同的终末反应过程(图 2-6)。

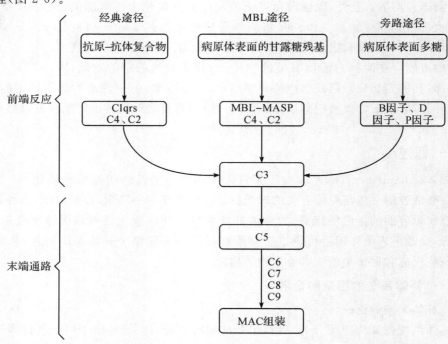

图 2-6　补体三条活化途径示意图

(一)经典激活途径

经典激活途径,又称传统途径,指主要由 C1q 与激活物结合,顺序活化 C1、C4、C2、C3,形成 C3 转化酶(C$\overline{4b2a}$)与 C5 转化酶(C$\overline{4b2a3b}$)的级联酶促反应过程。经典激活途径的激活物质主要是抗原-抗体复合物,抗体包括 IgG1、IgG2、IgG3 和 IgM 类抗体,补体成分包括 C1~C9。整个激活过程可分为识别、活化阶段(图 2-7)。

1.识别阶段

识别阶段即形成 C$\overline{1}$酯酶阶段。经典激活途径从 C1 开始,当抗原与抗体结合形成抗原-抗体复合物后,抗体发生构象改变,使 Fc 段上的补体结合位点暴露,C1q 识别并与之结合而被激活。C1q 为六聚体,呈球形,必须有两个以上的球形结构与 Ig 结合才能激活补体和后续成分。C1q 与 Ig 补体结合位点结合后发生变构,在 Ca^{2+} 参与下,相继激活 C1r 和 C1s,使 C1 成为具有酯酶活性的 C$\overline{1}$分子。

2.活化阶段

活化阶段即形成 C3 转化酶和 C5 转化酶阶段。C$\overline{1}$酯酶在 Mg^{2+} 存在下依次分别裂解 C4、C2 为 a 片段和 b 片段。C4a 和 C2b 游离于液相,C4b 和 C2a 结合到靶细胞膜上,形成 C$\overline{4b2a}$复合物,即 C3 转化酶。该酶裂解 C3 为 C3a 和 C3b 两个片段,C3b 也具有与靶细胞结合的特性,能结合至 C4b2a 附着的邻近细胞膜上,形成 C$\overline{4b2a3b}$复合物,即 C5 转

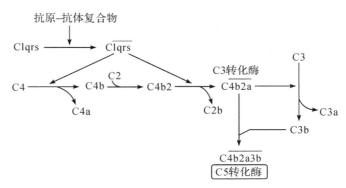

图 2-7　补体的经典激活途径

化酶。在补体活化过程中产生的片段 C4a、C2b、C3a 游离在液相中发挥各自的生物学作用。

(二)旁路激活途径

旁路激活途径,又称替代途径,指由 B 因子、D 因子和备解素(P 因子)参与,直接由微生物等物质激活 C3,形成 C3 与 C5 转化酶,激活补体级联酶促反应的活化途径。主要激活物为细菌脂多糖(LPS)、酵母多糖以及聚合的 IgA、IgE 和 IgG4。

在生理情况下,体液中可有少量被蛋白酶裂解产生的或通过经典途径获得的 C3 裂解片段 C3b,C3b 可被补体调节蛋白迅速灭活。在有旁路途径激活物存在的情况下,C3b 可与 B 因子结合生成 C3bB,血清中的 D 因子可使 C3bB 中的 B 裂解为 Ba 和 Bb,形成 C$\overline{3bBb}$,即 C3 转化酶。P 因子与 C$\overline{3bBb}$结合可稳定 C3 转化酶,从而使更多的 C3

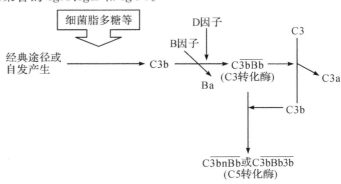

图 2-8　补体的旁路激活途径

被活化,进一步形成多分子复合物 C$\overline{3bnBb}$(或 C$\overline{3bBb3b}$),此即旁路激活途径的 C5 转化酶,能裂解 C5 为 C5a 和 C5b。旁路激活途径的后续各步与经典激活途径相同(图 2-8)。

(三)MBL 激活途径

MBL 激活途径是由细菌表面的甘露糖残基与急性期蛋白 MBL 结合后启动的激活过程。

在病原生物感染的早期,体内的吞噬细胞可产生一些细胞因子,诱导肝细胞合成分泌急性期蛋白,其中参与补体激活的有甘露聚糖结合凝集素(MBL)和 C 反应蛋白。MBL 与 C1q 结构相似,它能与细菌表面的甘露糖残基结合,然后与丝氨酸蛋白酶结合,形成 MBL-丝氨酸

蛋白酶(MBL-associated serine protease,MASP)。MASP 与活化的 C1q 有同样的生物学活性,可裂解 C4 和 C2 分子,继而形成 C3 转化酶,其后的过程与经典途径相同(图 2-9)。

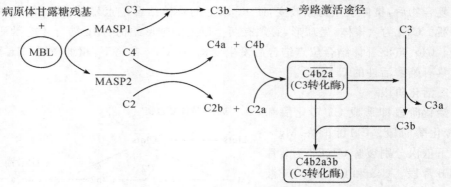

图 2-9　补体的 MBL 激活途径

(四)补体激活的共同终末过程

补体激活的共同终末过程是形成膜攻击复合物(membrane attack complex,MAC)(图2-10),导致细胞溶解的阶段。C5 转化酶裂解 C5 为 C5a 和 C5b,C5a 游离于液相中,C5b 吸附于靶细胞表面,依次与 C6、C7、C8 结合成 C$\overline{5b678}$复合物。该复合物具有高度的亲脂性,可插入细胞膜的磷脂双分子层中,再与 12～15 个分子的 C9 结合,成为 C$\overline{5b6789}$的大分子膜攻击复合物(MAC)。MAC 在靶细胞膜上形成多个中空的跨膜孔道,细胞内容物外溢,大量水进入细胞内,细胞肿胀,最终导致靶细胞溶解。

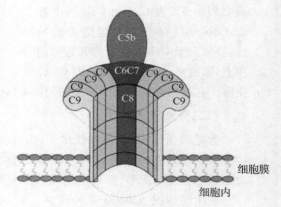

图 2-10　MAC 示意图

(五)三条补体激活途径的特点及比较

补体激活的三条途径有共同之处,又有各自的特点(图 2-11)。在感染早期就能发挥抗感染作用的是不依赖特异性抗体的旁路途径和 MBL 途径,感染后期才是依赖抗体的经典途径发挥作用。补体三条激活途径的比较见表 2-2。

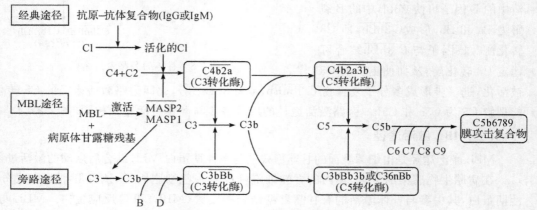

图 2-11　补体激活途径比较

表 2-2　补体三条激活途径的比较

	经典激活途径	旁路激活途径	MBL 途径
激活物质	抗原-抗体复合物	细菌脂多糖、酵母多糖、聚合的 IgA、IgE 和 IgG4	MBL、甘露糖残基
起始因子	C1q	C3	C4
参与的补体成分	C1～C9	C3、C5～C9、B、D 因子	C2～C9
C3 转化酶	C$\overline{4b2a}$	C$\overline{3bBb}$	C$\overline{4b2a}$
C5 转化酶	C$\overline{4b2a3b}$	C$\overline{3bBb3b}$ 或 C$\overline{3bnBb}$	C$\overline{4b2a3b}$
生物学功能	参与特异性免疫,感染后期发挥作用	参与非特异性免疫,感染早期发挥作用	参与非特异性免疫,感染早期发挥作用

三、补体的生物学作用

(一)溶解靶细胞作用

补体三条途径激活后均可介导溶菌和溶细胞作用。当细菌感染机体时,一旦产生特异性抗体,就可通过激活补体经典途径形成 MAC,引起细菌细胞溶解而死亡。在感染早期尚无特异性抗体产生时,则可通过激活补体旁路途径或 MBL 途径发挥溶菌作用。除溶菌作用以外,补体还能溶解多种靶细胞,如红细胞、粒细胞、血小板、病毒感染的靶细胞和肿瘤细胞等。在病理情况下,补体亦可导致自身组织细胞的溶解。

(二)调理作用和免疫黏附作用

补体的裂解产物 C3b、C4b 一端与细菌、靶细胞或免疫复合物结合,另一端与吞噬细胞表面相应的 C3b、C4b 受体结合,通过架桥作用,促进了吞噬细胞对靶细胞的吞噬,此为补体的调理作用。免疫复合物激活补体后,可通过 C3b 黏附到有 C3b 受体的红细胞、血小板或某些淋巴细胞上,形成较大的复合物,有利于被吞噬细胞吞噬与清除,此即免疫黏附作用。免疫黏附作用在抗感染免疫和免疫病理过程中具有重要意义。

(三)炎症介质作用

1.趋化作用

补体激活后产生的 C3a、C5a 具有趋化作用,能吸引吞噬细胞向组织损伤或炎症部位集中,对入侵的病原体进行吞噬与清除。

2.过敏毒素作用

C3a、C4a 和 C5a 具有过敏毒素作用,它们与肥大细胞和嗜碱性粒细胞表面相应受体结合,使细胞脱颗粒,释放组胺等血管活性物质,导致毛细血管通透性增加及平滑肌收缩,引起局部水肿、支气管痉挛等。

3.激肽样作用

C2a 能使小血管扩张、通透性增强,引起炎症性充血和水肿。

此外,补体还参与特异性免疫应答的调节,发挥广泛的生物学效应。

四、补体异常与疾病

体内补体各组分含量相对稳定,并受到精密调控。在某些情况下,发生补体异常如补体缺陷、功能障碍或过度活化,可导致相应疾病的发生。而对体液中补体水平的测定,对一些疾病的诊断具有一定意义。

（一）补体遗传性缺陷相关疾病

补体固有成分缺陷使补体系统不能激活,往往导致机体对病原体易感性增加,或体内免疫复合物清除障碍而容易出现系统性红斑狼疮、肾小球肾炎等自身免疫病。如 C1、C2、C4 的缺陷常发生系统性红斑狼疮;C5、C6、C7、C8 的缺失使患者易发生严重的奈瑟菌感染。

补体调节蛋白缺陷可导致补体激活异常,引起疾病的发生。如遗传性血管神经性水肿,为常染色体显性遗传病,由于 C1 抑制物(C1INH)缺陷导致 C1 活化失控,C4 和 C2 裂解增多,产生大量 C2a。C2a 具有激肽样活性,使血管扩张、毛细血管通透性增强,局部皮肤和黏膜出现炎性水肿,常波及胃肠道和咽喉等处,喉头水肿可引起窒息而死亡。

（二）补体与炎症性疾病

在感染和非感染性炎症疾病中,补体激活产生炎性介质发挥作用。如 C3a、C5a 的趋化作用,诱导炎性细胞迁移聚集;C3a、C4a、C5a 的过敏毒素作用,使肥大细胞或嗜碱性粒细胞释放组胺等血管活性介质,导致毛细血管扩张、通透性增加,血浆和炎性细胞渗出;补体炎性介质激活单核-巨噬细胞、内皮细胞、血小板等,使其释放 TNF-α、IL-1、IL-6 等炎性因子,加重炎症反应。

发生全身感染或非感染性慢性炎症性疾病时,往往会出现高补体血症;发生大面积烧伤、大量失血、严重营养不良、严重肝脏疾病时,使补体丢失过多、生成过少,出现低补体血症。

第四节　细胞因子

【相关链接】　　　　　　　**细胞因子风暴**

细胞因子风暴又名高细胞因子血症,是致死性的全身性免疫反应,通常由微生物感染引起,表现为在短期内大量分泌多种细胞因子。细胞因子风暴可发生在多种疾病,如移植抗宿主病、急性呼吸窘迫综合征(ARDS)、重症急性呼吸综合征(SARS)和流感等,可造成多种组织和器官的严重损伤和功能衰竭。H5N1 禽流感病毒是强效的细胞因子诱生剂,可刺激人体迅速产生大量的多种细胞因子,如 TNF-α、IFN-γ、IFNα/β、IL-6、IL-1 等,TNF-α、IFN-γ 和 IL-6 是主要的致病性细胞因子。

一、概述

细胞因子(cytokine,CK)是由活化的免疫细胞或某些非免疫细胞(如成纤维细胞、血管内皮细胞等)合成、分泌的具有多种生物学活性的小分子多肽或糖蛋白。它们主要在细胞间发挥作用,作为细胞的刺激或抑制信号分子,在免疫应答及免疫调节中起重要作用。

细胞因子种类繁多,其生物学效应及作用机制各不相同,但它们具有以下共同特性:①多源性。一种细胞因子可由多种细胞在不同条件下产生,一种细胞也可产生多种细胞因子。②多效性和重叠性。一种细胞因子可作用于多种靶细胞,产生不同的生物学效应,此为多效性;几种不同的细胞因子可作用于同一靶细胞,产生相同或相似的生物学效应,此为重叠性。③高效性和速效性。细胞因子在极微量(pg,10^{-12} g)的情况下就可发挥明显的生物学效应;细胞因子对激发因素的反应非常迅速、合成释放的速度也非常快捷。④自分泌或旁分泌特点。一种细胞产生的细胞因子作用于其本身,称为自分泌;若作用于邻近的细胞,称为旁分泌;在生理情况下,多数细胞因子仅在产生的局部发挥作用,但在一定条件下,某些细胞因子也可以内分泌方式作用于远端靶细胞。⑤多样性和网络性。一种细胞因子可以抑制或增强其他细胞因子的作用,即表现为拮抗或协同作用效应,从而使众多细胞因子在体内相互调节,构成十分复杂的细胞因子网络。

二、主要的细胞因子

(一)白细胞介素

白细胞介素(interleukin,IL)是一组由淋巴细胞、单核-巨噬细胞等免疫细胞和其他非免疫细胞产生的,能在免疫细胞间发挥调节作用的细胞因子。其主要的生物学作用是调节细胞生长、分化,促进免疫应答和介导炎症反应。至 2010 年,其编号已至 IL-38。几种主要 IL 的生物学活性见表 2-3。

表 2-3 主要的白细胞介素

名称	主要产生细胞	主要生物学作用
IL-1	单核-巨噬细胞、血管内皮细胞、成纤维细胞	促进 T、B 细胞活化、增殖和分化;刺激单核-巨噬细胞和 NK 细胞活化;协同刺激造血细胞增殖分化;介导发热、炎症反应
IL-2	活化 T 细胞、NK 细胞	刺激 T、B 细胞活化、增殖和分化;增强 NK 细胞、LAK 细胞、Tc 细胞和巨噬细胞的杀伤活性
IL-3	活化 T 细胞	刺激多能造血干细胞增殖和分化;协同促进肥大细胞增殖和分化
IL-4	活化 T 细胞、肥大细胞	刺激 T、B 细胞增殖和分化;促进 B 细胞发生 Ig 类别转换,产生 IgG、IgE 类抗体;刺激造血干细胞的增殖和分化;促进肥大细胞的增殖;抑制 Th1 细胞,降低细胞免疫功能
IL-6	单核-巨噬细胞、活化 T 细胞、成纤维细胞	促进 B 细胞增殖和分化,促进浆细胞产生抗体;协同促进 T 细胞增殖分化和 Tc 细胞成熟;刺激肝细胞合成和分泌急性期蛋白,参与炎症反应
IL-8	单核-巨噬细胞、血管内皮细胞	对中性粒细胞,嗜碱性粒细胞和 T 细胞起趋化作用;活化中性粒细胞,嗜碱性粒细胞引起炎症和 I 型超敏反应
IL-10	活化 T 细胞、单核-巨噬细胞	抑制 Th1 细胞合成及分泌,下调细胞免疫功能;促进 B 细胞增殖和抗体生成,上调体液免疫功能;抑制单核-巨噬细胞的功能
IL-12	B 细胞、单核-巨噬细胞	诱导 Th1 细胞和 Tc 细胞的形成;促进 NK 细胞和 LAK 细胞的增殖、分化,增强其杀伤活性

(二)集落刺激因子

集落刺激因子(colony stimulating factor,CSF)是由活化 T 细胞、单核-巨噬细胞、血管内皮细胞和成纤维细胞等产生,可刺激不同的造血干细胞在半固体培养基中形成相应细胞集落的细胞因子。根据其作用范围可分为粒细胞 CSF(G-CSF)、巨噬细胞 CSF(M-CSF)、粒细胞-巨噬细胞 CSF(GM-CSF)、多集落刺激因子(Multi-CSF)、干细胞因子(SCF)和红细胞生成素(EPO)等。不同的 CSF 能特异性地促进和调节不同的造血干细胞的增殖、活化、分化,是血细胞生成必不可少的刺激因子。目前已有部分 CSF 试用于临床治疗多种血细胞减少症,并取得一定效果。

(三)肿瘤坏死因子

肿瘤坏死因子(tumor necrosis factor,TNF)是一类能特异性杀伤肿瘤细胞的细胞因子。根据其结构和来源分为两种,即由巨噬细胞产生的 TNF-α 和由 T 细胞产生的 TNF-β(又称淋巴毒素,LT)。TNF 具有杀伤肿瘤细胞、介导炎性反应和抗病毒作用,可引起发热反应,并有免疫调节作用。

(四)干扰素

干扰素(interferon,IFN)是由微生物或其他干扰素诱生剂刺激细胞产生的一种细胞因子。根据其细胞来源、生物学性质和活性不同,把人 IFN 分为 IFN-α、IFN-β、IFN-γ 三种类型,分别由白细胞、成纤维细胞和活化 T 细胞产生。其中,IFN-α 和 IFN-β 称为 I 型干扰素,IFN-γ 称为 II 型干扰素。

IFN 具有重要的生物学作用。①抗病毒作用。IFN 不直接杀伤病毒,而是诱导宿主细胞产生多种酶来干扰病毒复制的各个环节,包括抑制病毒蛋白质的合成。I 型干扰素的抗病毒作用比 II 型干扰素强。②抗肿瘤作用。IFN 可以直接抑制肿瘤细胞生长,并增强机体的抗肿瘤免疫应答。③免疫调节作用。IFN 通过诱导 MHC I 类分子的表达,从而增强 NK 细胞和 CTL 的活性。目前,干扰素制剂已应用于乙型肝炎、急性病毒性脑炎、尖锐湿疣等病毒感染性疾病的临床治疗。

(五)生长因子

生长因子(growth factor,GF)指一类可以促进相应细胞生长和分化的细胞因子,其种类较多,如血小板源生长因子(platelet growth factor,PDGF)、表皮生长因子(epithelial growth factor,EGF)、转化生长因子 β(transforming growth factor-β,TGF-β)、成纤维细胞生长因子(fibroblast growth factor,FGF)和神经生长因子(nerve growth factor,NGF)等。

(六)趋化因子

趋化因子(chemokine)也称为趋化性细胞因子,是一类对不同靶细胞具有趋化作用的细胞因子。趋化因子可由白细胞和某些组织细胞分泌,是一个包括 60 多个成员的蛋白质家族,相对分子质量多为 8000～10000。

趋化因子除介导免疫细胞迁移外,还参与调节血细胞发育、胚胎期器官发育、血管生成、细胞凋亡等,并在肿瘤发生、发展、转移、病原微生物感染、移植排斥反应等病理过程中发挥作用。

三、细胞因子的生物学活性

(一)抗细菌作用

细菌可刺激感染部位的巨噬细胞释放 IL-1、TNF-α、IL-6、IL-8 和 IL-12,这些细胞因子转而启动对细菌的攻击。IL-1 激活血管内皮细胞,促进免疫系统的效应细胞进入感染部位并激活淋巴细胞。TNF-α 增加血管的通透性,促进 IgG、补体和效应细胞进入感染部位和使淋巴液向淋巴结引流。IL-6 激活淋巴细胞,促进抗体的生成。IL-8 趋化中性粒细胞和 T 淋巴细胞进入感染部位。IL-12 激活自然杀伤细胞，诱导 CD4$^+$T 细胞分化成 Th1 细胞。IL-1、TNF-α 和 IL-6 引起发热反应。上述错综复杂的细胞因子的协同作用构成一种重要的抗细菌防卫体系。

（二）抗病毒作用

病毒刺激机体的细胞产生 IFN-α 和 IFN-β。IFN-α 和 IFN-β 通过下述环节发挥抗病毒作用：IFN-α 和 IFN-β 通过作用于病毒感染细胞和其邻近的未感染细胞产生抗病毒蛋白酶而进入抗病毒状态。IFN-α/β 刺激病毒感染的细胞表达 MHC Ⅰ 类分子，提高其抗原提呈能力，使其更容易被杀伤性 T 淋巴细胞（CTL）识别并杀伤。IFN-α 和 IFN-β 激活自然杀伤细胞，使其在病毒感染早期有效地杀伤病毒感染细胞。被病毒感染细胞激活的 CTL 分泌高水平的 IFN-γ，IFN-γ 刺激病毒感染细胞表达 MHC Ⅰ 类分子，促进 CTL 杀伤病毒感染细胞。IFN 也增强自然杀伤细胞的杀伤病毒感染细胞活性。趋化性细胞因子 MIP-1α、MIP-1β 可和 HIV-1 竞争结合巨噬细胞趋化因子受体而表现抗 HIV 感染的活性。

（三）调节特异性免疫应答

在细胞因子的调节网络中，参与特异性免疫应答的免疫细胞的激活、生长、分化和发挥效应都受到细胞因子的精细调节。在免疫应答识别和激活阶段，有多种细胞因子可刺激免疫活性细胞的增殖，IL-2 和 IL-15 刺激 T 细胞的增生，IL-4、IL-6 和 IL-13 刺激 B 细胞增殖。也有多种细胞因子刺激免疫活性细胞的分化。IL-12 促进未致敏的 CD4$^+$T 细胞分化成 Th1 细胞，IL-4 促进未致敏的 CD4$^+$T 细胞分化成 Th2 细胞。在免疫应答的效应阶段，多种细胞因子刺激免疫细胞对抗原性物质进行清除。IFN-γ 激活 CTL，刺激有核细胞表达 MHC Ⅰ 类分子，从而使感染胞内寄生物（如病毒）的细胞受到强有力的杀伤。IL-2 刺激 CTL 的增殖与分化并杀灭微生物尤其是胞内寄生物。有些细胞因子如 TGF-β 在一定条件下也可表现免疫抑制活性。TGF-β 除可抑制巨噬细胞的激活外，还可抑制 CTL 的成熟。分泌 TGF-β 的 T 细胞表现抑制性 T 细胞的功能。

（四）刺激造血

在免疫应答和炎症反应过程中，白细胞、红细胞和血小板不断被消耗，因此机体需不断从骨髓造血干细胞补充这些血细胞。由骨髓基质细胞和 T 细胞等产生刺激造血的细胞因子调控着血细胞的生成和补充。红细胞生成素（EPO）刺激红细胞的生成。粒细胞-巨噬细胞集落刺激因子（GM-CSF）、巨噬细胞集落刺激因子（M-CSF）和粒细胞集落刺激因子（G-CSF）刺激骨髓生成各类髓样细胞。GM-CSF 是树突状细胞的分化因子。IL-7 刺激未成熟 T 细胞前体细胞的生长与分化。IL-6、IL-11 和血小板生成素（TPO）均可刺激骨髓巨核细胞的分化、成熟和血小板的产生。

（五）促进血管的生成

多种趋化性细胞因子和成纤维细胞生长因子可促进血管的新生。这对组织的损伤修复有重要的病理生理意义。

四、细胞因子与疾病

（一）细胞因子异常与疾病

1.细胞因子与感染性疾病

感染过程与多种细胞因子的参与有关。如 G$^-$菌引起的中毒性休克源于细菌内毒素刺激巨噬细胞产生过量 TNF-α 和 IL-1,患者的 TNF-α 水平与病死率呈正相关。金黄色葡萄球菌引起的毒性休克综合征则源于其外毒素作为超抗原激活 T 细胞,迅速产生过量的 IL-1、IL-6 和 TNF-α。IL-1、IL-6 和 TNF-α 可促进多种炎症介质和急性期蛋白的释放,促进感染的炎症过程。

2.细胞因子与肿瘤

肿瘤细胞可过度分泌某些细胞因子或高表达某些细胞因子受体。如肿瘤细胞高分泌 TGF-β 和 IL-10 等细胞因子,抑制机体的免疫功能利于肿瘤细胞免疫逃跑;IL-1 可以刺激急慢性髓样白血病和卵巢癌细胞的生长。

3.细胞因子与免疫性疾病

在系统性红斑狼疮、类风湿关节炎、多发性硬化症等患者血清中 IL-2 和 TNF-α 水平明显增高。IL-2 生成缺陷会引起重症联合免疫缺陷症。IL-4 可诱导 Ig 生成 IgE,IFN-γ 可抑制 IgE 的生成,IL-4 的过度分泌和 INF-γ 不足易诱发 I 型超敏反应。肾移植后发生急性排斥的患者血清中 TNF-α 水平增高,移植物局部 IL-1、TNF-α 及 M-CSF 水平明显增高;骨髓移植后发生排斥的患者血清中 IFN-γ 和 IL-6 水平明显增高。

(二)细胞因子的临床应用

1.细胞因子添加疗法

通过补充细胞因子用于治疗免疫缺陷病、肿瘤、血细胞减少症等。如 EPO 用于治疗红细胞减少症;干扰素和 IL-2 可分别用于治疗病毒感染和免疫缺陷病,两者均可用于治疗恶性肿瘤等。

2.细胞因子的拮抗疗法

使用 INF-γ 可抑制 IL-4 对 IgE 的诱导作用,防治 I 型超敏反应的发生。使用 IL-10 可抑制 Th1 细胞和吞噬细胞的作用,使类风湿关节炎患者滑膜内 TNF-α 和 IL-1 等炎性介质减少。在强直性脊柱炎、银屑病关节患者体内均可检测到过高水平的 TNF-α,拮抗 TNF-α 的生物制剂对疾病有治疗作用。

3.细胞因子及其受体相关的生物制品

采用现代生物技术研发的重组细胞因子、细胞因子抗体和细胞因子受体拮抗蛋白已获得了广泛的临床应用,创造了十分巨大的商业价值。目前国内市场上发展较好的重组细胞因子药物及其治疗的疾病见表 2-4。

表 2-4　我国已批准上市的重组细胞因子药物

药物名称	适应证
INF-α	白血病、Kaposi 肉瘤、肝炎、恶性肿瘤、AIDS
INF-β	多发性硬化症
INF-γ	慢性肉芽肿病、生殖器疣、恶性肿瘤、过敏性皮炎、感染性疾病、类风湿关节炎
G-CSF	自身骨髓移植、化疗导致的血小板减少症、白血病、再生障碍性贫血
GM-CSF	自身骨髓移植、化疗导致的血小板减少症、AIDS、再生障碍性贫血、骨髓增生异常综合征(MDS)
EPO	慢性肾衰竭导致的贫血、恶性肿瘤或化疗导致的贫血、失血后贫血
IL-2	恶性肿瘤、免疫缺陷、疫苗佐剂
IL-11	恶性肿瘤或化疗导致的血小板减少症
sTNF-R1	类风湿关节炎

第五节　主要组织相容性复合体

【相关链接】　　　　　　　**器官移植的拓荒者**

　　1902年,法国卡雷尔医生发明了进行器官移植最为重要的血管缝合技术,为此他获得了1912年诺贝尔生理学或医学奖。

　　20世纪50年代,美国人斯奈尔发现了组织相容性;法国人多塞在人体内发现了主要组织相容性复合体,即人体白细胞血型。美国人贝纳塞拉夫证明了HLA系统在免疫中的作用,发现对疾病的易感性系由遗传决定。这3位免疫学家因发现人体另一类血型而共同获得1980年诺贝尔生理学或医学奖。这一发现不仅为器官移植的成功提供了理论依据,也探明了自身免疫病的病因。

一、概述

　　在同种生物不同个体间进行组织或器官移植时,可发生免疫排斥现象,这是由细胞表面的同种异型抗原所诱导的。这种代表个体特异性的同种异型抗原称为组织相容性抗原或移植抗原。各种生物都具有复杂的组织相容性抗原,其中能引起迅速而强烈的排斥反应者称为主要组织相容性抗原(major histocompatibility antigen),在移植排斥中起决定作用;引起较弱排斥反应的抗原称为次要组织相容性抗原。编码主要组织相容性抗原的基因位于同一染色体上,是一组紧密连锁的基因群,称为主要组织相容性复合体(major histocompatibility complex,MHC)。

　　人类的主要组织相容性抗原首先在人外周血白细胞表面发现,故将其命名为人类白细胞抗原(human leuecocyte antigen,HLA),人类的MHC称HLA复合体或HLA基因;小鼠的MHC称H-2复合体,H-2复合体位于小鼠的第17号染色体上。

二、HLA复合体的基因结构和遗传特征

(一)HLA复合体的基因结构

　　HLA复合体位于第6号染色体短臂上,由一群紧密连锁的基因组成。根据编码的分子结构和功能不同可将HLA复合体分为三个区域(图2-12)。

　　1.HLA Ⅰ类基因区

　　HLA Ⅰ类基因区位于着丝点远端,主要包括HLA-A、B、C三个基因位点,分别编码经典的HLA-A、B、C抗原,即HLA Ⅰ类分子的重链(α链)。

　　2.HLA Ⅱ类基因区

　　HLA Ⅱ类基因区紧靠着丝点,亦称D区基因,主要包括HLA-DP、DQ和DR亚区基因,分别编码HLA-DP、DQ、DR等D抗原,即HLA Ⅱ类分子。

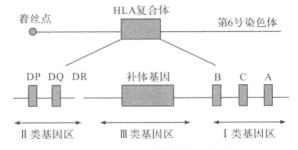

图2-12　HLA复合体结构示意图

3. HLAⅢ类基因区

HLAⅢ类基因区位于Ⅰ类与Ⅱ类基因区之间,主要包括编码补体 C4、C2、B 因子的基因,肿瘤坏死因子(TNF)基因及热休克蛋白 70(HSP70)基因。

(二)HLA 复合体的遗传特征

1. 单倍型遗传

同一染色体上 MHC 不同座位等位基因的组成和排列,称为一个单倍型。单倍型由于各基因紧密连锁,很少发生同源染色体间的交换。在遗传过程中,HLA 单倍型作为一个完整的遗传单位由亲代传给子代,故子女的 HLA 单倍型一个来自父方,一个来自母方。在同一个家庭的兄弟姐妹间,两个单倍型完全相同的概率为 25%,一个单倍型相同的概率为 50%,两个单倍型不同的概率为 25%(图 2-13)。这一遗传特点可应用于器官移植时供者的选择以及法医的亲子鉴定。

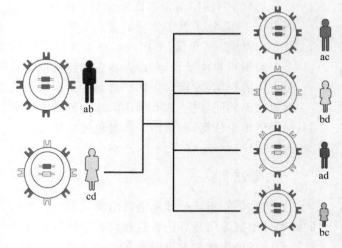

图 2-13　HLA 的单倍型遗传

2. 高度多态性

多态性指一个基因座位上存在多个等位基因。同一基因座位,如存在三个或三个以上的等位基因,即具有复等位性,可造成群体中不同个体在等位基因拥有状态上的差别,其编码的产物呈现高度多态性,即人群中个体间 HLA 抗原存在很大差异。但对同一个体,每一基因座位最多只能有两个等位基因,分别来自父母方的同源染色体。所以,等位基因占有状态的多态性属于群体概念。根据目前已知的各位点上的复等位基因来计算,组成的基因型在 1 亿以上,而且 HLA 复合体中每个等位基因均为共显性。因此,人群 HLA 的表现型十分复杂,除了同卵双生以外,要在无血缘关系的人群中寻找 HLA 抗原型别相同者十分困难。

3. 连锁不平衡

HLA 不同基因座位上的各个等位基因在人群中有各自的出现频率。所谓连锁不平衡,是指两个基因座位上的某些等位基因,同时出现在一条染色体上的频率高于随机出现的频率。由于存在连锁不平衡,所以某些单倍型在群体中有很高的频率,并显示出比单一 HLA 基因更为明显的人种特点和地理特点,其发生机制可能与进化过程中的自然选择有关。

三、HLA 分子的分布、结构和功能

(一)HLAⅠ类分子

1. 结构

HLAⅠ类分子由 α 链和 β_2 微球蛋白组成。α 链为重链,由第 6 号染色体的 HLAⅠ类基因编码,分为胞外区、跨膜区和胞内区,胞外区可进一步分为 α_1、α_2 和 α_3 功能区。α_1 和 α_2 功能区具有高度多态性,共同构成抗原结合部位;α_3 区的氨基酸组成相对恒定,为 Tc 细胞表面

CD8 分子的结合部位。β_2 微球蛋白($\beta_2 m$)由第 15 号染色体的基因编码,通过非共价键附着于 α_3 功能区上,其功能与 HLA I 类分子的表达和稳定有关(图 2-14)。

2.分布和功能

HLA I 类分子广泛分布于体内各种有核细胞表面,包括血小板和网织红细胞。不同的组织细胞表达 HLA I 类分子的密度差异很大。以淋巴细胞表面密度最高,其次为肾、肝、肺、心及皮肤肌肉组织等,神经组织、成熟红细胞一般不表达 HLA I 类分子,初乳、血清、尿液中的 HLA I 类分子以可溶性方式存在。

HLA I 类分子对 CD8$^+$ T 淋巴细胞的抗原识别起限制作用,并参与内源性抗原向 CD8$^+$ T 淋巴细胞的提呈过程;参与早期 T 细胞的分化成熟,并与移植排斥反应有关。

(二)HLA II 类分子

1.结构

HLA II 类分子由 α 链和 β 链组成,由第 6 号染色体的 HLA II 类基因编码。两链的基本结构相似,都分为胞外区、跨膜区和胞内区。胞外区各有两个功能区,即 α_1、α_2 和 β_1、β_2。α_1 和 β_1 区构成抗原结合部位,决定了 HLA II 类分子的多态性;α_2 和 β_2 区为恒定区,是 TH 细胞表面 CD4 分子的结合部位(图 2-15)。

2.分布和功能

HLA II 类分子主要分布在 B 细胞、巨噬细胞和其他抗原提呈细胞,胸腺上皮细胞以及活化的 T 细胞表面,血管内皮细胞及精细胞上亦有少量 HLA II 类分子细胞。

HLA II 类分子对 CD4$^+$ T 淋巴细胞的抗原识别起限制作用,并主要参与外源性抗原向 CD4$^+$ T 淋巴细胞的提呈过程;与 HLA I 类分子共同参与早期 T 细胞的分化成熟,并与移植排斥反应有关。

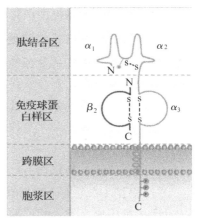

图 2-14 HLA I 类分子结构

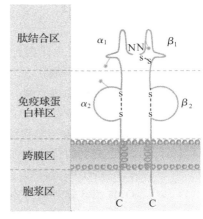

图 2-15 HLA II 类分子结构

四、HLA 与医学

(一)HLA 与器官移植

HLA I 类和 HLA II 类分子是导致移植排斥反应的主要抗原。同种异体器官移植物存活率的高低,主要取决于供者与受者之间的组织相容性。HLA 具有高度多态性,同种不同个体之间 HLA 基因型和表现型差异极大。HLA 一致的个体间移植的存活率可达 80%;亲子之间有一个 HLA 单倍型相同,移植成功的可能性约 70%;无任何亲缘关系的个体间移植存活率仅为 40%。因此,器官移植前的 HLA 组织配型检测十分重要,选择 HLA 抗原与受者尽量相同的供者。

(二)HLA 分子异常表达与多种疾病相关

所有有核细胞表面表达 HLA I 类分子,在肿瘤细胞表面 HLA I 类分子表达往往减弱甚至缺失,以致肿瘤细胞抗原不能被有效提呈,造成肿瘤细胞逃逸免疫监视。若 HLA I 类分子表达下降或缺失,提示细胞可能发生突变了。在某些自身免疫性疾病中,原先不表达 HLA Ⅱ 类分子的某些细胞,可被诱导性表达,如胰岛素依赖性糖尿病中的胰岛 β 细胞、乳糜泻中的肠道细胞、萎缩性胃炎中的胃壁细胞等。

(三)HLA 与疾病的易感性关联

HLA 与疾病的易感性关联主要是指带有某些特定 HLA 型别的个体易患某一疾病(阳性关联)或对该疾病有较强抵抗力(阴性关联)。HLA 与疾病易感性关联的典型例子是强直性脊柱炎,患者人群中 HLA-B27 抗原阳性率高达 58%～97%,而健康人群中仅为 1%～8%。迄今已发现 500 余种疾病易感性与 HLA 有关联,多属自身免疫病,也包括一些肿瘤和传染性疾病。

(四)HLA 与法医

根据 HLA 复合体具有单倍型遗传和高度多态性的特征,在两个无亲缘关系的个体间 HLA 基因座上完全相同的机会几乎为零,而且 HLA 终生不变,是伴随个体的特异性遗传标记,故 HLA 分型目前已在法医学上被广泛用于亲子鉴定和确定死者身份。

【复习思考题】

一、单选题

1. 交叉反应是由于两种不同的抗原分子中具有　　　　　　　　　　　　　　　　(　)
　　A. 构象决定簇　　　　　　　B. 不同的抗原决定簇　　　　C. 功能性决定簇
　　D. 共同抗原决定簇　　　　　E. 连续性决定簇

2. 有的抗原称为 TI-Ag,这是因为　　　　　　　　　　　　　　　　　　　　(　)
　　A. 抗原来源于非胸腺组织
　　B. 它诱生的抗体是在骨髓中产生的
　　C. 它诱生的抗体属于 IgG 类抗体
　　D. 抗原往往具有复杂和不相同的抗原决定簇
　　E. 它能直接刺激 B 细胞产生抗体,无须 T 细胞辅助

3. 存在于不同种属之间的共同抗原称为　　　　　　　　　　　　　　　　　　(　)
　　A. 异种抗原　　B. 交叉抗原　　　C. 超抗原　　　　D. 异嗜性抗原　　　E. 类属抗原

4. 动物来源的破伤风抗毒素对人而言是　　　　　　　　　　　　　　　　　　(　)
　　A. 半抗原　　　　　　　　　B. 抗体　　　　　　C. 抗原
　　D. 既是抗原又是抗体　　　　E. 超抗原

5. 仅有免疫反应性而无免疫原性的物质是　　　　　　　　　　　　　　　　　(　)
　　A. 超抗原　　　B. 半抗原　　　　C. 完全抗原　　　D. 异嗜性抗原　　　E. 类属抗原

6. 免疫原性最强的物质是　　　　　　　　　　　　　　　　　　　　　　　　(　)
　　A. 蛋白质　　　B. 脂质　　　　　C. 多糖　　　　　D. 核酸　　　　　　E. 脂多糖

7. 许多抗原称为胸腺依赖性抗原,是因为　　　　　　　　　　　　　　　　　(　)
　　A. 在胸腺中产生的　　　　　　　　　　B. 相应抗体是在胸腺中产生的
　　C. 对此抗原不产生体液性免疫　　　　　D. 仅存在于 T 细胞上
　　E. 只有在 T 细胞辅助下才能产生针对这种抗原的抗体

8. 属于自身抗原的是　　　　　　　　　　　　　　　　　　　　　　　　　　(　)

　　A. ABO 血型抗原　　　　　　　　B. 肺炎球菌荚膜多糖　　　　　　　C. 类脂

　　D. 眼晶体蛋白　　　　　　　　　E. 破伤风类毒素

9. 属于同种异型抗原的是　　　　　　　　　　　　　　　　　　　　　　　　（　　）

　　A. ABO 血型抗原　　　　　　　　B. 肺炎球菌荚膜多糖

　　C. 类脂　　　　　　　　　　　　D. 眼晶体蛋白　　　　　　　　E. 破伤风类毒素

10. 属于异嗜性抗原的是　　　　　　　　　　　　　　　　　　　　　　　　（　　）

　　A. Rh 抗原与人的 RBC　　　　　B. AFP 与乙肝病毒　　　　　C. 马血清与破伤风杆菌

　　D. 大肠杆菌 O14 型的多糖抗原与人结肠黏膜　　　　　　　E. 类毒素

11. 抗原的特异性取决于　　　　　　　　　　　　　　　　　　　　　　　　（　　）

　　A. 抗原的大小　　　　　　　B. 抗原的物理性状　　　　　　　C. 抗原结构的复杂性

　　D. 抗原的种类　　　　　　　E. 抗原表面的特殊化学基团

12. 免疫球蛋白的基本结构由几条多肽链组成　　　　　　　　　　　　　　　（　　）

　　A. 2 条多肽链　　　　　　　　　B. 3 条多肽链　　　　　　　　C. 4 条多肽链

　　D. 5 条多肽链　　　　　　　　　E. 6 条多肽链

13. IgG 的哪个部位可与抗原结合　　　　　　　　　　　　　　　　　　　　（　　）

　　A. V 区　　　　B. C 区　　　　C. 铰链区　　　　D. CH2　　　　E. 分泌片

14. 胎儿从母体获得免疫力,唯一能够通过胎盘的 Ig 是　　　　　　　　　　（　　）

　　A. IgM　　　　B. IgA　　　　C. IgE　　　　D. IgD　　　　E. IgG

15. 免疫应答时出现最早、消失最快、相对分子质量最大的 Ig 是　　　　　（　　）

　　A. IgM　　　　B. IgA　　　　C. IgE　　　　D. IgD　　　　E. IgG

16. 新生儿能够从母乳中获得的 Ig 是　　　　　　　　　　　　　　　　　（　　）

　　A. IgM　　　　B. SIgA　　　　C. IgE　　　　D. IgD　　　　E. IgG

17. 血液中含量最高,抗细菌、抗病毒发挥主要作用的 Ig 是　　　　　　　（　　）

　　A. IgM　　　　B. IgA　　　　C. IgE　　　　D. IgD　　　　E. IgG

18. 正常人血中含量最少,机体严重过敏、寄生虫感染时血液浓度明显升高的 Ig 是（　　）

　　A. IgM　　　　B. IgA　　　　C. IgE　　　　D. IgD　　　　E. IgG

19. 下列哪个部位的浆细胞一般情况下不能产生 IgE　　　　　　　　　　（　　）

　　A. 脾脏　　　　B. 扁桃体　　　　C. 支气管　　　　D. 鼻咽　　　　E. 胃肠道黏膜

20. 在局部黏膜抗感染免疫中起重要作用的 Ig 是　　　　　　　　　　　（　　）

　　A. IgG　　　　B. IgM　　　　C. IgA　　　　D. SIgA　　　　E. IgE

21. 可将 IgG 分解成 F(ab')$_2$ 和 pFC' 的酶是　　　　　　　　　　　　（　　）

　　A. 木瓜蛋白酶　　　　　　　　　B. 胰酶　　　　　　　　C. 胃蛋白酶

　　D. 激肽原酶　　　　　　　　　　E. 脂氧化酶

22. 能与肥大细胞和嗜碱性粒细胞结合的 Ig 是　　　　　　　　　　　　（　　）

　　A. IgG　　　　B. IgM　　　　C. IgA　　　　D. IgD　　　　E. IgE

23. 激活补体能力最强的 Ig 是　　　　　　　　　　　　　　　　　　　（　　）

　　A. IgM　　　　B. IgG　　　　C. IgA　　　　D. IgD　　　　E. IgE

24. 用木瓜蛋白酶水解 IgG 可得到　　　　　　　　　　　　　　　　　（　　）

　　A. 1 个 F(ab')$_2$　　　　　　　　B. 1 个 Fc　　　　　　C. 2 个 Fab 和 1 个 Fc

    D. 1 个 Fab   E. pFc′

25. 血清中含量最高的 Ig 是   (   )
    A. IgM   B. IgG   C. IgA   D. IgE   E. IgD

26. 当器官移植时,所移植的器官发生排异反应,是因为宿主免疫细胞辨识出移植器官
    上何种分子与自己不同
    A. CD4   B. HLA   C. IgM   D. HCG   E. sIgD

27. 补体系统 3 条激活途径均必须有哪种成分参加   (   )
    A. C1q   B. C4 和 C2   C. C3   D. B 因子   E. D 因子

28. 在经典激活途径中,识别激活物的补体是   (   )
    A. C1   B. C2   C. C3   D. C5   E. C9

29. 在经典途径中,激活补体能力最强的免疫球蛋白是   (   )
    A. IgG   B. IgE   C. IgA   D. IgM   E. IgD

30. 3 条补体激活途径的共同点是   (   )
    A. 参与的补体成分相同   B. 所需离子相同
    C. C3 转化酶的组成相同   D. 激活物质相同
    E. 膜攻击复合物的形成及其溶解细胞效应相同

31. 具有刺激肥大细胞脱颗粒、释放组胺的补体裂解产物是   (   )
    A. C3a   B. C3b   C. C5b   D. C4b   E. C2a

32. 经典途径中各补体成分激活的顺序是   (   )
    A. C143256789   B. C124536789   C. C142356789
    D. C124356789   E. C123456789

33. 下列关于补体激活途径的叙述,哪项是错误   (   )
    A. 3 条途径的膜攻击复合物相同   B. 旁路途径在感染后期发挥作用
    C. 经典途径从 C1 激活开始   D. 旁路途径从 C3 激活开始
    E. MBL 途径中形成的 C3 转化酶是 C$\overline{4b2a}$

34. 构成膜攻击复合物(MAC)的补体成分是   (   )
    A. C5b～9   B. C6b～9   C. C5b～7   D. C5b～8   E. C6b～8

35. 在抗感染过程中,补体发挥作用依次出现的途径是   (   )
    A. 经典途径→MBL 途径→旁路途径
    B. 旁路途径→经典途径→MBL 途径
    C. 旁路途径→MBL 途径→经典途径
    D. 经典途径→旁路途径→MBL 途径
    E. MBL 途径→经典途径→旁路途径

36. 经典激活途径中,激活物是   (   )
    A. 抗原抗体结合物   B. 抗原   C. 抗体
    D. 脂多糖   E. 凝聚的 IgA

二、多选题

1. 属于同种异型抗原的是   (   )
    A. ABO 系统   B. HLA   C. Rh 系统   D. 补体系统   E. AFP

2.抗体所具备的功能有　　　　　　　　　　　　　　　　　　　　　　　　（　　）
　　A.特异性结合抗原　　　　　　B.中和毒素　　　　　　　C.直接细胞毒
　　D.调理吞噬作用　　　　　　　E.ADCC
3.自然被动免疫中,可从母体获得的抗体类别是　　　　　　　　　　　　　（　　）
　　A.IgG　　　　　B.SIgA　　　　　C.IgA　　　　　D.IgM　　　　　E.IgE
4.IgM　　　　　　　　　　　　　　　　　　　　　　　　　　　　　　　（　　）
　　A.是五聚体　　　　　　　　　　B.在个体发育中出现最晚
　　C.相对分子质量最大　　　　　　D.为天然血型抗体
　　E.脐带血如出现针对某微生物的 IgM 表示可能有宫内感染
5.IgG 分子所具有的生物学功能有　　　　　　　　　　　　　　　　　　　（　　）
　　A.参与自然被动免疫　　　　　　B.结合 SPA　　　　　　　C.抗病毒、抗菌免疫
　　D.ADCC　　　　　　　　　　　　E.参与对自身组织或细胞的损伤
6.IgE　　　　　　　　　　　　　　　　　　　　　　　　　　　　　　　（　　）
　　A.是单体型　　　　　　　　　　B.可与抗原特异性结合
　　C.是亲细胞性抗体　　　　　　　D.参与Ⅰ型超敏反应
　　E.易过敏者个体血清中含量高于正常人
7.能通过旁路途径激活补体的物质包括　　　　　　　　　　　　　　　　　（　　）
　　A.细菌脂多糖　　　　　　　　　B.酵母多糖　　　　　　　C.葡聚糖
　　D.凝聚的 IgA　　　　　　　　　E.IgM
8.下列关于补体的叙述,哪些是正确的　　　　　　　　　　　　　　　　　（　　）
　　A.补体是存在于正常血清中的一组蛋白
　　B.补体含量随抗原刺激而升高
　　C.补体对热敏感
　　D.补体分子由多种细胞产生
　　E.补体三条激活途径有共同的末端效应

三、名词解释

抗原　抗原决定簇　异嗜性抗原　抗体　免疫球蛋白　单克隆抗体　细胞因子

四、问答题

1.决定抗原特异性的主要因素是什么?
2.根据与机体的亲缘关系远近,抗原如何分类?
3.试述各类免疫球蛋白的特性和功能。
4.补体有哪些生物学功能?
5.试述 HLA 与医学的关系。

第三章　免疫应答

3.1　课件

学习要点

免疫应答的三个基本阶段；B 细胞介导的体液免疫应答过程、效应和抗体产生的一般规律；CD4$^+$ Th1、CD8$^+$ Tc 细胞形成过程及各自的效应。

第一节　概　述

一、免疫应答的概念

免疫应答（immune response, Ir）是机体免疫系统识别和清除抗原性异物的全过程。机体免疫应答有两种类型，即固有性免疫应答和适应性免疫应答。固有性免疫应答是由屏障结构、非特异性免疫细胞和体液中天然的抗感染分子构成的防御功能，因其对抗原性物质的作用无选择性，故又称为非特异性免疫；适应性免疫应答是在接受某种抗原刺激后才能对该抗原产生免疫功能，故又称为特异性免疫应答。本节主要讨论适应性免疫应答。

二、免疫应答的类型

根据参与免疫应答的细胞类型和效应机制，适应性免疫应答可分为由 B 细胞介导的体液免疫应答和由 T 细胞介导的细胞免疫应答。

三、免疫应答的场所

淋巴结、脾等外周免疫器官是免疫应答的主要场所。当病原微生物等抗原物质经皮肤和黏膜进入机体后，抗原随淋巴循环到达外周免疫器官；存在于外周血中的成熟 T 细胞和 B 细胞受到相应抗原刺激后开始活化、增殖、分化成为效应细胞和浆细胞，最终产生免疫效应。

四、免疫应答的基本过程

免疫应答的基本过程可人为地分为三个阶段。

（一）识别阶段

这是抗原提呈细胞（APC）捕获、加工、处理抗原并提呈抗原及抗原特异性淋巴细胞对其识别的阶段。这一阶段分别由 APC、T 细胞和 B 细胞完成。

（二）活化阶段

这是 T、B 细胞识别并接受相应抗原刺激后活化、增殖和分化的阶段。该过程通过免疫细胞间的相互作用及细胞因子的影响而完成，并有部分 T 细胞和 B 细胞分化成为记忆细胞（memory cell）。记忆细胞可参加淋巴细胞再循环，再次遇到相同抗原时迅速发生增殖，分化为效应 T 细胞或浆细胞，扩大免疫效应。

（三）效应阶段

这是指浆细胞分泌抗体发挥的体液免疫效应和致敏淋巴细胞通过释放淋巴因子或直接杀伤抗原靶细胞发挥的细胞免疫效应阶段。

免疫应答的前两个阶段主要在外周免疫器官中进行，产生的抗体和（或）效应 T 细胞经血流运至抗原所在部位发挥免疫效应。

五、抗原提呈

在特异性免疫应答中，T 细胞不能直接识别胸腺依赖性抗原（TD-Ag），抗原分子只能通过 APC 加工处理，降解为多肽片段，并与 MHC 分子结合为多肽-MHC 分子复合物，转运到 APC 表面，才能被 T 细胞识别，这一过程称为抗原提呈。

（一）对外源性抗原的加工处理和提呈

APC 通过吞噬、胞饮等方式吞噬细胞外感染的微生物和其他蛋白质等外源性抗原，在吞噬溶酶体中将其降解成小分子的抗原肽，与 APC 细胞内新合成的 MHC Ⅱ类分子结合，以抗原肽-MHC Ⅱ类分子复合物的形式表达于 APC 表面，提呈给 CD4$^+$ T 细胞识别。

（二）对内源性抗原的加工处理和提呈

细胞内合成病毒编码的蛋白分子、肿瘤蛋白等内源性抗原，在细胞内蛋白酶体的作用下被降解成小分子的抗原肽，然后转移到内质网腔中，与细胞内新合成的 MHC Ⅰ类分子结合，形成抗原肽-MHC Ⅰ类分子复合物并表达于细胞表面，提呈给 CD8$^+$ T 细胞识别。几乎所有能表达 MHC Ⅰ类分子的细胞都具有将抗原肽结合到 MHC Ⅰ类分子上，并表达于细胞表面的作用。

第二节　B 细胞介导的体液免疫应答

体液免疫应答指在抗原刺激下，B 细胞活化、增殖、分化为浆细胞并合成分泌抗体，发挥特异性免疫效应的过程。由于抗体主要存在于体液中，故将抗体参加的免疫称为体液免疫。根据刺激 B 细胞产生抗体的抗原性质不同，分为 TD 抗原和 TI 抗原诱发的免疫应答，其中 TD 抗原诱导的免疫应答需要 Th 细胞辅助，而 TI 抗原则不需要 Th 细胞辅助，直接诱导 B 细胞产生免疫应答。以下主要介绍 TD 抗原诱导的体液免疫应答。

一、B 细胞对 TD 抗原的免疫应答

（一）抗原的提呈和识别阶段

进入机体的 TD 抗原可以随淋巴循环或血循环到达淋巴结或脾，被 APC 摄取，经加工和处理后，与 APC 内新合成的 MHC Ⅱ类分子结合形成抗原肽-MHC Ⅱ类分子复合物，表达于 APC 表面，提供给 CD4$^+$ Th 细胞识别（图 3-1）。

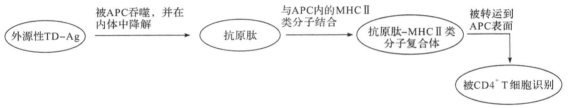

图 3-1 TD-Ag 抗原的处理、提呈和识别

（二）活化、增殖和分化阶段

1. Th 细胞的活化、增殖与分化

TD 抗原诱导 B 细胞产生抗体需要活化的 Th 细胞的辅助，而 Th 细胞的活化需要双信号刺激（图 3-2）。其第一信号为双识别，即 Th 细胞以 TCR 识别 APC 提呈的抗原肽-MHC Ⅱ类分子复合物中的抗原肽，CD4 分子识别其复合物中的 MHC Ⅱ类分子；第二信号为协同刺激信号，即 Th 细胞表面表达的相应受体（CD28 等）与 APC 上表达的多个协同刺激分子（如 B7 分子等）配对结合，相互作用。在双信号的刺激下 Th 细胞活化，活化的 Th 细胞

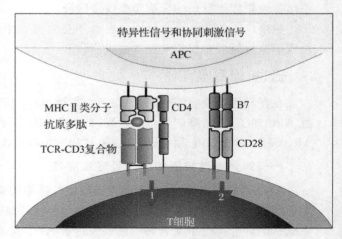

图 3-2　CD4$^+$Th 细胞活化双信号

开始增殖分化，表达细胞因子受体，并分泌多种细胞因子与之结合。在以 IL-2 为主的细胞因子作用下，活化的 Th 细胞分化为 Th2 细胞，分泌更多的细胞因子，如 IL-2、IL-4、IL-6、TNF、IFN 等，作用于 B 细胞，辅助 B 细胞产生抗体。

2. B 细胞的活化、增殖与分化

B 细胞既是体液免疫应答的效应细胞，也是抗原提呈细胞。B 细胞的活化也需要双信号刺激。第一信号为 B 细胞的 BCR 与抗原肽的结合；第二信号为 B 细胞表达的协同刺激分子 CD40 等与 Th2 细胞表面的相应配基 CD40L 等的结合。在双信号的刺激下 B 细胞活化，活化的 B 细胞可表达多种细胞因子受体，在 Th2 细胞释放的 IL-2、IL-4、IL-5、IL-6 等细胞因子作用下发生类别转换，增殖分化为能合成分泌不同类别 Ig 的浆细胞。部分 B 细胞分化形成记忆细胞（图 3-3）。

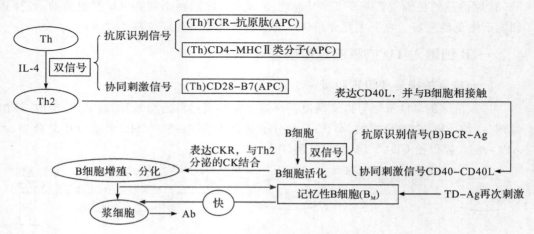

图 3-3　TD-Ag 诱导的体液免疫应答

(三)效应阶段

浆细胞分泌的抗体存在于血清及外分泌液中,当抗体与相应抗原结合后,在机体其他因素的参与下清除抗原,发挥体液免疫效应(图 3-4)。

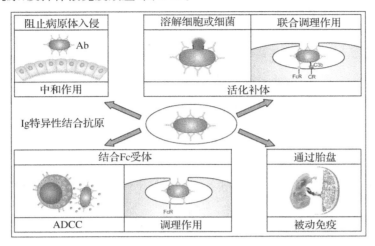

图 3-4　体液免疫应答的效应

1.中和作用

针对细菌外毒素或类毒素产生的抗体(抗毒素),能与外毒素结合并中和其毒性;针对病毒产生的中和抗体与相应病毒结合可以阻止病毒吸附穿入易感细胞;SIgA 可阻止细菌等病原微生物黏附于黏膜上皮细胞,从而阻止感染的发生。

2.调理作用

促进吞噬细胞的吞噬作用,包括 IgG Fc 和补体的调理作用。

3.ADCC

杀伤肿瘤细胞及被病毒感染的靶细胞。

4.激活补体

溶解靶细胞,并通过补体的调理、免疫黏附、炎症趋化等作用调动吞噬细胞清除抗原。

5.免疫病理损伤

在某些情况下,抗体可介导Ⅰ、Ⅱ、Ⅲ型超敏反应。

二、体液免疫应答的一般规律

(一)初次免疫应答

初次免疫应答指某种抗原物质首次进入机体时引起的免疫应答。其特点是:①潜伏期长,需 7～10d 后才能产生抗体;②抗体效价低;③抗体以 IgM 类为主;④抗体在体内维持时间短;⑤抗体结合抗原的亲和力低。

3.2　微课

(二)再次免疫应答

再次免疫应答指同一抗原再次进入机体时发生的免疫应答。其特点是:①潜伏期短,一般 1～3d,甚至数小时即可有抗体产生;②抗体的效价高,约为初次应答的几倍到几十倍;③抗体以 IgG 类为主;④抗体在体内维持时间长;⑤抗体结合抗原的亲和力高(图 3-5)。

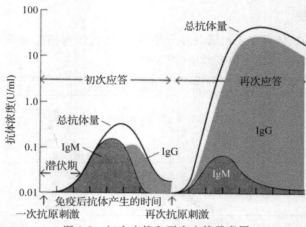

图 3-5　初次应答和再次应答示意图

　　掌握体液免疫应答的一般规律具有重要的临床意义。预防接种疫苗时常需要重复注射
2～3 次以加强免疫,产生高滴度、高亲和力的抗体以提高免疫效果;IgM 是最早出现的抗体,
故临床上检测特异性 IgM 作为传染性疾病早期诊断的指标之一;此外,也可根据抗体效价的
变化了解病程和评估疾病的转归。

第三节　T 细胞介导的细胞免疫应答

　　细胞免疫应答指在抗原刺激下,T 细胞活化、增殖分化为效应 T 细胞而发挥免疫效应的
过程。与体液免疫相比,细胞免疫的特点是:发生缓慢,反应多局限于抗原所在部位,局部炎
症以淋巴细胞和单核-巨噬细胞浸润为主。效应 T 细胞通过两条途径发挥作用:①$CD4^+$ Th1
细胞介导的炎症反应;②$CD8^+$ Tc 细胞对靶细胞的特异性杀伤作用。其应答过程与 B 细胞
介导的体液免疫应答过程基本相似(图 3-6)。

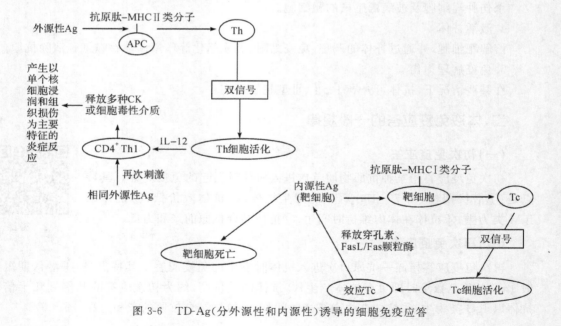

图 3-6　TD-Ag(分外源性和内源性)诱导的细胞免疫应答

一、抗原的提呈和识别阶段

此阶段包括 APC 对抗原的摄取、加工处理和提呈过程。APC 提呈抗原肽-MHC Ⅱ类分子复合物给 CD4⁺ Th 细胞，提呈抗原肽-MHC Ⅰ类分子复合物给 CD8⁺ Tc 细胞。

二、活化、增殖和分化阶段

（一）CD4⁺ Th1 细胞的形成

成熟 Th 细胞在受到抗原刺激前被称为初始 Th 细胞。初始 Th 细胞的活化也需要双信号刺激。其第一信号为双识别，即 CD4⁺ Th 细胞以 TCR 识别 APC 提呈的抗原肽-MHC Ⅱ类分子复合物中的抗原肽，CD4 分子识别其复合物中的 MHC Ⅱ类分子；第二信号为协同刺激信号。CD4⁺ Th 细胞在接受双信号刺激后活化，活化的 Th 细胞表达 IL-2、IL-4、IL-12 等多种细胞因子及其受体，在以 IL-12 为主的细胞因子作用下，其中一部分增殖、分化为具有介导炎症反应功能的 CD4⁺ Th1 细胞，部分活化的 Th 细胞分化为记忆性 T 细胞。

（二）CD8⁺ Tc 细胞的形成

Tc 细胞活化后仍需要抗原提呈和 Th 细胞的辅助才能增殖分化为 CD8⁺ 效应 Tc 细胞。初始 Th 细胞和静止的 Tc 细胞可结合到同一个 APC 上，分别接受双信号的刺激而活化。Th 细胞活化后所分化的 Th1 细胞释放细胞因子（IL-2、IL-6 等）作用于相邻的 Tc 细胞，使活化的 Tc 细胞进一步分化为 CD8⁺ 效应 Tc 细胞。

三、效应阶段

（一）CD4⁺ Th1 细胞介导的细胞免疫应答

CD4⁺ Th1 细胞再次接受相同抗原刺激时释放多种细胞因子，在局部组织引起以淋巴细胞和单核吞噬细胞浸润为主的慢性炎症反应。CD4⁺ Th1 细胞释放的主要细胞因子及其作用见表 3-1。

表 3-1　主要细胞因子及其作用

细胞因子	主要作用
巨噬细胞活化因子（MAF）	活化巨噬细胞，加强吞噬和杀伤能力
巨噬细胞移动抑制因子（MIF）	抑制吞噬细胞移动并聚集在炎症所在部位，加强吞噬作用
巨噬细胞趋化因子（MCF）	吸引吞噬细胞朝炎症方向移动
白细胞介素-2（IL-2）	促进 T 细胞增殖分化，增强 NK 细胞、MΦ 的杀伤活性
γ-干扰素（IFN-γ）	激活巨噬细胞，增强抗病毒和杀伤肿瘤细胞作用
淋巴毒素（TNF-β、LT）	直接杀伤靶细胞

（二）CD8⁺ Tc 细胞介导的细胞免疫应答

CD8⁺ Tc 细胞是介导机体细胞免疫的主要效应细胞。当 CD8⁺ Tc 细胞再次遇到相同靶细胞时，通过双信号识别后触发活性，通过以下机制杀伤靶细胞：①释放穿孔素，使靶细胞形成穿膜通道，大量离子和水分进入细胞，导致靶细胞溶解；②分泌颗粒酶，并经穿孔素形成的孔道进入靶细胞，损伤细胞 DNA，引起细胞凋亡；③Tc 细胞表达 Fas 配体（FasL），通过与靶细胞表面的 Fas 结合，转导死亡信号，引起靶细胞凋亡（图 3-7）。

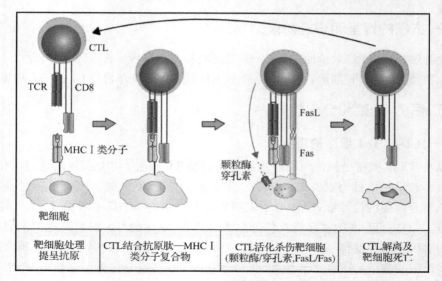

图 3-7　CTL 杀伤靶细胞的过程

效应 T 细胞对靶细胞的杀伤作用是有抗原特异性的,且受 MHC I 类分子的限制。Tc 细胞对靶细胞的杀伤具有高效性,一个 Tc 细胞可以连续杀伤多个靶细胞。

四、细胞免疫应答的生物学效应

(一)抗感染作用

主要针对胞内寄生菌(结核分枝杆菌、麻风分枝杆菌、伤寒沙门菌等)、病毒、真菌、寄生虫等的感染。

(二)抗肿瘤作用

$CD8^+$ 效应 Tc 细胞可直接杀伤带有特异性抗原的肿瘤细胞,也可通过释放多种细胞因子,如 TNF、IFN、IL-2 等活化 MΦ、NK 细胞发挥抗肿瘤作用。

(三)参与移植排斥反应

器官移植时由于供者与受者之间的组织相容性抗原不同,常引起排斥反应,$CD4^+$ Th 细胞和 $CD8^+$ Tc 细胞是主要的效应细胞。

(四)引起免疫损伤

引起迟发型超敏反应或造成某些自身免疫性疾病。

第四节　免疫耐受

免疫耐受(immunological tolerance)是指在一定条件下机体免疫系统接受某种抗原刺激后所产生的特异性免疫无应答状态。诱导免疫耐受形成的抗原称为耐受原(tolerogen)。免疫耐受具有抗原特异性、记忆性等免疫应答基本特征,不同于免疫缺陷或免疫抑制所致的非特异性免疫无应答状态,即对某一特定的抗原无应答,对其他抗原仍具有免疫应答能力。免疫耐受与免疫应答之间的平衡对于维持免疫系统和机体的自身稳定相当重要。对自身抗原的耐受可以避免自身免疫病的发生,但对外来病原体抗原或突变细胞产生耐受,将导致严重感染的发生和肿瘤的形成。

一、免疫耐受的类型

(一)先天免疫耐受和后天免疫耐受

1.先天免疫耐受

先天免疫耐受是指在免疫系统发育成熟前,如胚胎期,接触某种抗原,出生后当再次遇到相同抗原时,表现对该抗原的特异性无应答,如机体对自身组织抗原的自身耐受。

2.后天免疫耐受

后天免疫耐受是指出生后或免疫系统发育成熟后,某些抗原在一定的条件下诱导免疫耐受的形成。其形成取决于抗原和机体两方面的因素。

抗原因素包括抗原类型、抗原剂量、抗原免疫途径等因素。抗原类型如小分子、可溶性、非聚合的单体蛋白质抗原易于诱导免疫耐受。通常,T 细胞形成耐受需要抗原剂量只需 B 细胞的 $1/10000 \sim 1/100$;低、高剂量 TD 抗原均可诱导 T、B 细胞耐受;TI 抗原高剂量才能诱导 B 细胞免疫耐受;低剂量抗原长期在体内存在易诱导免疫耐受。抗原经口服和静脉注射最易诱导免疫耐受,腹腔次之,皮下和肌肉注射最难诱导免疫应答。口服抗原可刺激产生 SIgA,引起局部黏膜免疫,但易导致全身的免疫耐受。机体因素如免疫系统未发育成熟的胚胎期和新生期容易诱导形成免疫耐受,免疫系统成熟的成年期较难诱导免疫耐受。成熟免疫细胞耐受需要的抗原量较未成熟免疫细胞耐受需要的抗原量高。

(二)中枢免疫耐受和外周免疫耐受

中枢免疫耐受(contral tolerance)是指在胚胎期及出生后 T、B 细胞在中枢免疫器官发育过程中,遇到自身抗原所形成的免疫耐受。外周免疫耐受(peripheral tolerance)是指成熟的 T、B 细胞在外周免疫器官遇到外源性和内源性抗原而形成的免疫耐受。

二、免疫耐受的临床意义

建立或打破免疫耐受,已成为某些疾病防治的新方向和新策略。对于超敏反应性疾病、自身免疫性疾病及移植排斥反应,诱导机体对相应变应原、自身抗原、移植组织器官的免疫耐受。而对某些感染性疾病及肿瘤,可通过打破免疫耐受,诱导机体产生针对靶抗原的免疫应答,有利于清除病原体和杀伤肿瘤细胞。

【复习思考题】

一、单选题

1.免疫应答过程不包括　　　　　　　　　　　　　　　　　　　　　　　　　(　)
　A.T 细胞在胸腺内的分化成熟　　　　　　B.B 细胞对抗原的特异性识别
　C.巨噬细胞对抗原的处理和提呈　　　　　D.T 细胞和 B 细胞的活化、增殖和分化
　E.效应细胞和效应分子的产生与作用

2.受抗原刺激后,机体发生免疫应答的部位是　　　　　　　　　　　　　　　(　)
　A.骨髓　　　　　B.淋巴结　　　　C.胸腺　　　　　D.血液　　　　E.腔上囊

3.能特异性杀伤靶细胞的免疫细胞是　　　　　　　　　　　　　　　　　　　(　)
　A.Tc 细胞　　　B.NK 细胞　　　C.巨噬细胞　　　D.Ts 细胞　　　E.浆细胞

4.抗体初次应答的特点是　　　　　　　　　　　　　　　　　　　　　　　　(　)
　A.抗体以 IgG 类为主　　　　　B.抗体亲和力较高　　　　　C.抗体浓度上升较快

D. 抗体浓度上升较慢　　　　　　　　E. 抗体产生潜伏期较短

5. 下列何种抗原的清除依赖细胞免疫　　　　　　　　　　　　　　　　　（　　）

A. 外毒素　　　　　B. 胞外寄生病原生物　　　　　C. 胞内寄生病原生物和内毒素

D. 胞内寄生病原生物和肿瘤细胞　　　　　　　E. 胞外寄生病原生物和外毒素

6. 既是抗原提呈细胞，又是免疫活性细胞的是　　　　　　　　　　　　（　　）

A. 红细胞　　　　B. 中性粒细胞　　　C. NK 细胞　　　D. B 细胞　　　　E. T 细胞

7. 体液免疫清除外毒素的方式称为　　　　　　　　　　　　　　　　　　（　　）

A. 中和作用　　　B. 调理作用　　　C. ADCC 作用　　　D. 激活补体　　　E. 趋化作用

8. 没有抗体存在时，下列哪种免疫作用仍然可以发生　　　　　　　　　　（　　）

A. ADCC 作用　　　　　　　B. 中和毒素作用　　　　　　　C. 巨噬细胞的杀伤作用

D. 补体的经典激活途径　　　E. 中和病毒作用

9. 发挥体液免疫效应的物质是　　　　　　　　　　　　　　　　　　　　（　　）

A. 溶菌酶　　　　B. 补体　　　　C. 干扰素　　　D. 抗体　　　　E. 细胞因子

10. T 细胞识别抗原的受体是　　　　　　　　　　　　　　　　　　　　　（　　）

A. TCR　　　　　　　　　　B. CD3　　　　　　　　　　C. CD4

D. MHC I 类分子　　　　　　E. SmIg

二、多选题

11. 符合抗体产生规律的是　　　　　　　　　　　　　　　　　　　　　　（　　）

A. 再次应答不需要 Th 细胞的辅助　　　　　　B. 抗体产生需要经过一定的潜伏期

C. IgM 总是出现最早，IgG 出现晚于 IgM　　　D. 初次应答产生的抗体量不多

E. 再次应答抗体多且出现快

12. 参与 ADCC 作用的成分有　　　　　　　　　　　　　　　　　　　　　（　　）

A. 补体　　　　B. 抗体　　　　C. NK 细胞　　　D. T 细胞　　　　E. 靶细胞

13. 下列参与体液免疫应答的细胞有　　　　　　　　　　　　　　　　　　（　　）

A. T 细胞　　　B. B 细胞　　　C. 造血干细胞　　　D. 巨噬细胞　　　E. NK 细胞

14. 再次应答的特点有　　　　　　　　　　　　　　　　　　　　　　　　（　　）

A. 潜伏期短　　　　　　　B. 产生的抗体以 IgG 为主　　　　　　C. 抗体含量高

D. 有记忆细胞的参与　　　E. 产生的抗体在体内维持时间长

15. 细胞免疫的特点是　　　　　　　　　　　　　　　　　　　　　　　　（　　）

A. 由 T 细胞介导　　　　　　　　B. 发挥作用缓慢　　　　　　C. 在局部产生炎症反应

D. 主要针对细胞内感染的病原生物发挥作用　　　　　E. 参与移植排斥反应

三、名词解释

免疫应答　　体液免疫应答　　细胞免疫应答　　免疫耐受

四、问答题

1. 简述免疫应答的基本过程。

2. 简述抗体产生的一般规律及意义。

3. 简述 CD4$^+$ Th1 细胞和 CD8$^+$ Tc 细胞的作用。

第四章　超敏反应

学习要点

Ⅰ型超敏反应的常见变应原、发生机制、临床常见疾病及防治措施；Ⅱ型、Ⅲ型、Ⅳ型超敏反应类型的发生机制与常见疾病。

超敏反应（hypersensitivity）也称变态反应（allergy）或过敏反应，是指被抗原致敏的机体再次接触相同抗原时，因产生过强的特异性免疫应答，导致机体的组织损伤或生理功能紊乱。引起超敏反应的抗原称变应原，又叫过敏原，可以是完全抗原或半抗原；变应原并非对每一个体均能引起超敏反应，易发生超敏反应的人临床上称为过敏体质，往往具有遗传倾向。

根据超敏反应的发生机制和临床特点，将其分为Ⅰ、Ⅱ、Ⅲ和Ⅳ型超敏反应。

第一节　Ⅰ型超敏反应

Ⅰ型超敏反应又称速发型超敏反应或过敏反应型超敏反应，其特点为：①再次接触变应原后反应发生快，消退亦快；②一般以生理功能紊乱为主，不发生严重的组织细胞损伤；③主要由特异性抗体 IgE 介导和肥大细胞、嗜碱性粒细胞等参加；④具有明显的个体差异及遗传倾向，即多发生于易产生 IgE 抗体的过敏患者。

一、发生机制

Ⅰ型超敏反应的发生可分为致敏阶段和发敏阶段（图 4-1）。

（一）致敏阶段

当变应原通过呼吸道、消化道、皮肤接触及注射等途径进入机体后，引起机体的免疫应答，选择性地诱导 B 细胞产生特异性 IgE 抗体。IgE 的 Fc 段与组织中的肥大细胞和血液中的嗜碱性粒细胞膜上的 IgE Fc 受体结合，形成致敏细胞，使机体处于致敏状态。致敏状态一般可维持半年至数年之久，如长期不接触相同变应原，致敏状态可逐步消失。

（二）发敏阶段

若相同变应原再次进入机体，则与组织中的肥大细胞和血液中的嗜碱性粒细胞膜上的 IgE Fab 段结合。当二价或多价变应原与致敏细胞上两个以上相邻的 IgE 分子结合后，IgE Fc 受体发生桥联，引起细胞膜通透性改变、细胞脱颗粒而释放多种生物活性物质。

生物活性物质大致可分为两类：一类是预先合成并储存于细胞颗粒内的介质（原发介质），如组胺、肝素、激肽原酶和嗜酸性粒细胞趋化因子等；另一类是新合成的介质（继发介质），如前列腺素、白三烯、血小板活化因子和 IL-4 等。所释放的生物活性物质作用于组织器官，引起一系列生物学效应：①小血管扩张和毛细血管通透性增强；②平滑肌痉挛，尤以气管、支气管和胃肠道平滑肌为明显;③黏膜腺体分泌增多。但不同介质的作用各具特点,例如,组胺释放快、作用迅速(数分钟内)但失活也快,组胺也是唯一引起痒感的介质;白三烯的作用特点是释放和作用慢(4～6h),但效力持久(1～2d),并可导致支气管平滑肌强烈而持久的收缩,是引起支气管哮喘的主要介质。以上生物活性介质的效应可发生在局部,也可出现全身反应而表现出相应的临床症状。

嗜酸性粒细胞是Ⅰ型超敏反应发生过程中重要的负反馈调节细胞,可通过吞噬过敏颗粒和释放组胺酶、芳香基硫酸酯酶等水解酶类灭活相应的介质。

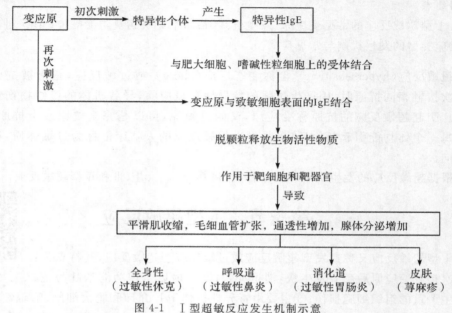

图 4-1　Ⅰ型超敏反应发生机制示意

二、临床常见疾病

(一)过敏性休克

过敏性休克是最严重的Ⅰ型超敏反应,患者通常在接触变应原后数分钟即出现症状,若抢救不及时可导致死亡。

1.药物过敏性休克

以青霉素引起者最为常见,普鲁卡因、链霉素、磺胺、氨基比林、先锋霉素和有机碘等也可引起。青霉素是半抗原,其降解产物青霉噻唑醛酸或青霉烯酸与体内组织蛋白结合成完全抗原,刺激机体产生IgE使机体致敏,当再次注射青霉素后,则触发超敏反应。患者可在几分钟至几十分钟内出现胸闷、气急、呼吸困难、出冷汗、面色苍白、血压下降等休克症状,严重者导致死亡。青霉素在弱碱性溶液中易形成青霉烯酸,故使用青霉素时应新鲜配制,放置后不可使用。此外,临床有时发生初次注射青霉素也发生过敏性休克的情况,可能是机体曾以其他途径接触过青霉素或青霉素的降解产物使机体处于致敏状态的结果,如注射过含有青霉素的生物制品、皮肤或黏膜接触过青霉素、吸入空气中青霉菌孢子等。

2.血清过敏性休克

血清过敏性休克常发生在注射异种动物血清,如注射破伤风抗毒素、白喉抗毒素作为紧急预防或治疗疾病时,其临床表现与药物过敏性休克类同。

(二)呼吸道过敏反应

最常见的为支气管哮喘,多为吸入花粉、尘螨、真菌孢子或动物皮毛等变应原后,引起支气管平滑肌痉挛,黏膜腺体分泌增加,导致呼吸困难和哮喘。过敏性哮喘有早期反应相和晚期反应相两种类型,前者发生快,消失也快,后者发生慢,持续时间长。吸入变应原后亦可导致过敏性鼻炎,引起鼻黏膜水肿,局部腺体分泌增加,致使患者出现鼻塞、流涕、打喷嚏等症状。

(三)消化道过敏反应

少数人食入鱼、虾、蛋等异种动物蛋白质后可引起口周红斑、舌咽肿、恶心、呕吐、腹痛、腹泻等过敏性胃肠炎的症状。该类患者胃肠道 SIgA 防御功能低下,常伴有蛋白水解酶缺乏,食物中的异种蛋白未完全分解则被吸收而诱发过敏反应。

(四)皮肤过敏反应

主要表现为皮肤荨麻疹、湿疹和血管神经性水肿。可由食物、药物、花粉、化妆品、染料、油漆、乳胶制品、肠道寄生虫或冷热刺激等引起。

三、I 型超敏反应的防治原则

(一)寻找过敏原、避免接触

通过详细询问病史和皮肤过敏试验找出变应原,避免再次接触。临床检测变应原的最常用方法是直接皮肤试验。

皮肤试验通常是将容易引起过敏反应的药物、生物制品或其他可疑变应原稀释后(青霉素 25U、抗毒素血清 1∶100),取 0.1mL 在受试者前臂内侧做皮内注射,15～20min 后观察结果,如注射局部出现红晕、水肿超过 1cm,或无红肿但注射处有痒感,或全身有不适反应者均为阳性反应,应避免使用。

(二)脱敏疗法

抗毒素皮试阳性但又必须使用者,可采用小剂量、短间隔(20～30min)、多次注射抗毒素的方法使其脱敏,然后再注射大剂量的异种动物血清对患者进行被动免疫治疗。

(三)减敏疗法

对已查明而难以避免接触的过敏原,可以采用过敏原制剂少量多次皮下注射,然后剂量逐渐加大,持续数月甚至数年的方法,达到减敏的目的。其作用机制可能是通过变应原的反复注射,诱导机体产生特异性 IgG 类抗体,该抗体能够与再次进入的变应原结合,阻断其与 IgE 的结合,因而可减轻 I 型超敏反应的发生程度。这种特异性 IgG 类抗体被称为封闭型抗体。

(四)药物治疗

针对 I 型超敏反应发生、发展的过程,利用药物切断或干预超敏反应的某个环节,以达到防止或减轻超敏反应发生的目的。

1.抑制生物活性介质合成和释放的药物

色甘酸二钠能稳定肥大细胞膜,防止脱颗粒,抑制介质释放。肾上腺素、异丙肾上腺素、麻黄碱能活化腺苷酸环化酶,增加细胞内 cAMP 的合成;氨茶碱能抑制磷酸二酯酶的活性,阻止 cAMP 的分解。上述药物能提高细胞内 cAMP 的浓度,从而抑制活性介质的释放。

2.活性介质拮抗药

苯海拉明、氯苯那敏、异丙嗪等抗组胺药可与组胺竞争细胞膜上的组胺受体而发挥抗组胺作用,解除支气管痉挛,减少腺体分泌。

3.改善效应器官反应性药物

肾上腺素可收缩小血管、毛细血管并解除支气管平滑肌痉挛,用于过敏性休克的抢救;葡萄糖酸钙、氯化钙、维生素 C 等除解除痉挛外还能降低毛细血管通透性,从而减轻皮肤、黏膜的过敏反应。

案例分析

患者,刘某,女,21 岁,因感冒发热、扁桃体炎,到医院就诊。医嘱给予青霉素等抗炎治疗。常规皮试呈阴性后,以 0.9%氯化钠注射液 250ml 加青霉素粉针剂 480 万单位静脉点滴。当静滴约 15min 时,患者突然出现胸闷、气促、面色苍白、大汗淋漓、烦躁不安和濒死感等症状。检查:脉搏细弱,血压下降至 60/45mmHg。医生诊断为青霉素过敏性休克。立即给予患者吸氧、肾上腺素 1mg 皮下注射、地塞米松 20mg 静脉注射、苯海拉明 20mg 肌内注射以及其他对症支持治疗。20min 后症状缓解,1h 后症状消失。

讨论:如何解释患者出现的临床症状?简述对该类患者进行急救、治疗、预防的原则。

第二节　Ⅱ型超敏反应

Ⅱ型超敏反应是由 IgG 或 IgM 类抗体与靶细胞表面相应抗原结合后,在补体、巨噬细胞和 NK 细胞的参与下,引起以细胞溶解或组织损伤为主的病理性免疫反应,又称为细胞溶解型或细胞毒型超敏反应。

4.3　微课

一、发生机制

(一)靶细胞及其表面抗原

1.组织细胞上固有的抗原

组织细胞上固有的抗原包括:①同种异型抗原,存在于红细胞表面的 ABO 血型抗原和 Rh 血型抗原;②修饰的自身抗原,因感染或理化因素的作用导致自身组织细胞表面成分改变而产生的自身抗原;③异嗜性抗原,是与某些病原微生物等有共同抗原的自身组织成分。

2.外来的抗原、半抗原吸附在组织细胞表面

某些化学成分,如药物,在易感机体内与体内组织、细胞结合成为完全抗原,刺激机体产生相应抗体。

(二)组织细胞损伤机制

参与Ⅱ型超敏反应的抗体主要为 IgG 和 IgM,可以是机体产生或外源性输入。这些抗体与吸附在靶细胞表面的抗原、半抗原或靶细胞表面的固有抗原结合,有时以抗原抗体复合物黏附于细胞表面,继而通过下列三条途径杀伤靶细胞:①可通过激活补体系统溶解靶细

胞;②通过抗体、补体介导的调理和免疫黏附作用促进巨噬细胞吞噬靶细胞;③NK 细胞通过 ADCC 破坏靶细胞(图 4-2)。

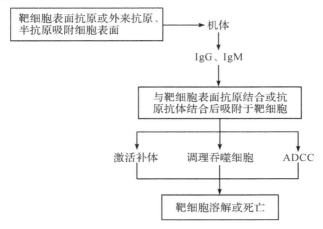

图 4-2　Ⅱ型超敏反应发生机制示意图

二、临床常见疾病

(一)输血反应

输血反应多发生于 ABO 血型不合的输血。如将 A 型供血者的血误输给 B 型受血者,由于 A 型血红细胞表面有 A 抗原,受者血清中有天然 A 抗体,两者结合后激活补体可使红细胞溶解破坏,引起溶血反应。另外,临床上反复多次接受输血治疗的人还可发生非溶血性输血反应,其原因为:反复输入异型 HLA 的血液后,在受者体内诱发抗白细胞和血小板抗体,在补体参与下导致白细胞和血小板破坏。

(二)新生儿溶血症

新生儿溶血症多由于母亲为 Rh⁻ 而胎儿为 Rh⁺ 母胎间 Rh 血型不符引起。当母亲分娩、流产时,胎儿的 Rh⁺ 红细胞进入母体,刺激母体产生 Rh 抗体,此类血型抗体为 IgG 类,可通过胎盘。如果已产生 Rh 抗体的母亲再次妊娠,且胎儿血型仍是 Rh⁺ 时,母亲的 IgG 类 Rh 抗体就可通过胎盘进入胎儿体内,与胎儿 Rh⁺ 红细胞结合,激活补体,导致胎儿红细胞溶解。

母胎之间 ABO 血型不符(母亲是 O 型,胎儿为 A、B 型或 AB 型)通过以上机制也可导致新生儿溶血症,但由于胎儿血清及其组织液中存在的 A、B 型抗原物质能吸附抗体,所以病情较轻。

(三)免疫性血细胞减少症

1.药物性血细胞减少症

某些药物如青霉素、磺胺、氨替比林等以半抗原或免疫复合物形式与血细胞结合,通过Ⅱ型超敏反应机制造成血细胞破坏,引起药物性溶血性贫血、药物性粒细胞减少症和血小板减少性紫癜。

2.自身免疫性溶血性贫血

某些敏感机体反复使用某种药物或病毒感染,导致红细胞抗原发生改变,诱导机体产生抗自身红细胞的抗体,在补体的参与下导致溶血性贫血。

（四）异嗜性抗原引发的肾小球肾炎或心肌炎

乙型溶血型链球菌某些菌株的 M 蛋白与少数人肾小球基底膜及心肌组织有共同抗原。链球菌感染机体后,刺激机体产生抗 M 蛋白的抗体可与人的肾小球基底膜及心肌组织结合,引起交叉反应,由此导致肾小球肾炎或心肌炎的发生。

（五）甲状腺功能亢进

弥漫性甲状腺肿伴甲亢(graves 病)是一种特殊的Ⅱ型超敏反应,又称为抗体刺激型超敏反应。该病患者血清中出现一种自身抗体,能与甲状腺表面的促甲状腺激素受体结合,刺激甲状腺分泌甲状腺素,导致甲状腺功能亢进。此种自身免疫性抗受体的抗体为 IgG,其半衰期比甲状腺刺激素长,所以称其为长效甲状腺刺激素,它不引起细胞损伤而是引起细胞功能亢进。

案例分析

患儿,男,7d。主诉:黄疸 3d,就诊入院。入院查体,患儿全身皮肤严重黄染,肝脾无肿大。化验检查:患儿血型为 B 型、Rh 阳性;其母亲血型为 O 型、Rh 阴性,其父亲血型为 B 型、Rh 阳性。该患儿为第一胎,其母亲自述 2 年前曾因手术接受过输血。

讨论:该新生儿出现严重持续黄疸的可能原因是什么？试分析该病发病机制。

第三节　Ⅲ型超敏反应

Ⅲ型超敏反应又称免疫复合物型或血管炎型超敏反应,是抗原、抗体形成的中等大小免疫复合物沉积于局部或全身毛细血管基底膜后,活化补体与血小板,吸引中性粒细胞,引起血管及其周围炎症和组织损伤。

一、发生机制

（一）免疫复合物（immune complex，IC）的形成与沉积

Ⅲ型超敏反应的抗原是游离存在的可溶性抗原,如异种动物血清、微生物代谢产物、变性的 IgG、核抗原等。抗体主要是 IgG 和 IgM。中等大小可溶性 IC 形成并沉积于血管壁基底膜是导致Ⅲ型超敏反应的关键,而 IC 形成的大小主要和抗原的性质、抗原抗体的比例等因素有关:①颗粒性抗原或抗原与抗体的比例适当时形成大分子、不溶性 IC,易被吞噬细胞所吞噬;②可溶性抗原或抗体高度过剩时形成小分子 IC,可通过肾脏滤过排出体外;③在可溶性抗原量略多于抗体时,形成中等大小可溶性 IC,既不易被吞噬细胞吞噬,也不易经肾小球滤过,可长期存在于循环中,极易沉积于血管壁基底膜或其他组织间隙而引起Ⅲ型超敏反应。此外,中等大小可溶性 IC 的沉积和致病还与血管活性物质的作用、血管壁通透性及血流动力学等因素有关。

（二）免疫复合物的致病机制

IC 最常见的沉积部位是肾小球、关节、心肌和其他部位的毛细血管或抗原进入部位。IC 沉积后通过激活补体经典途径,产生过敏毒素(C3a,C5a)和趋化因子,使肥大细胞、嗜碱

性粒细胞释放血管活性物质,导致血管壁通透性增加、局部充血水肿;并吸引大量中性粒细胞在局部浸润,释放溶酶体酶,造成血管壁基底膜和周围组织的炎症反应;由于血小板聚集活化,可激活内源性凝血系统,形成微血栓,导致局部组织缺血和坏死,加重组织损伤(图 4-3)。

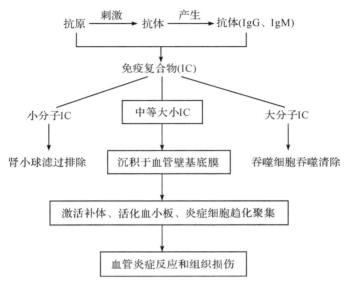

图 4-3 Ⅲ型超敏反应发生机制示意图

二、临床常见疾病

(一)局部免疫复合物病

当临床上反复注射胰岛素、生长素、狂犬病疫苗和动物源性抗毒素时,其注射局部可出现红肿、出血和坏死,这是抗原与相应抗体形成 IC,沉积在注射局部引起免疫炎症反应所致。此外,反复吸入动植物蛋白质粉尘、真菌孢子等抗原,也可与相应抗体在肺泡或其间质内形成 IC,引起局部过敏性肺泡炎。

(二)全身免疫复合物病

1. 血清病

通常在初次大量注射抗毒素(马血清)后 1～2 周发生,其主要症状有发热、皮疹、淋巴结肿大、关节肿痛和蛋白尿等,病程较短,多能自愈。这是由于患者产生的抗异种血清的抗体与大量注射后尚未完全清除的异种动物血清结合,形成 IC 并沉积所致的全身免疫复合物病。

2. 感染后肾小球肾炎

一般多发生在链球菌感染后 2～3 周,这是体内产生抗链球菌的抗体与链球菌可溶性抗原结合形成 IC,沉积在肾小球基底膜上所致。其他微生物如葡萄球菌、肺炎链球菌、乙型肝炎病毒感染,也可引起类似损伤。

3. 系统性红斑狼疮

系统性红斑狼疮(systemic lupus erythematosus,SLE)是侵犯全身结缔组织的自身免疫病,多见于青年女性,病变累及多种组织和器官,包括皮肤、关节、心血管、肝、肾、神经组织等部位。该患者血清中出现多种自身抗体,如抗核抗体(抗 DNA 的抗体等)、抗血细胞的抗体、抗凝血因子的抗体等。DNA-抗 DNA 复合物在体内持续出现,反复沉积在肾小球基底膜、关节、皮肤和其他组织器官,引起多部位的血管壁炎症,造成多组织器官的损伤。

4.类风湿关节炎

类风湿关节炎(rheumatoid arthritis,RA)是一种以关节病变为主的全身性结缔组织炎症,多发于青壮年,女性多于男性。本病的特征是关节及周围组织呈对称性、多发性损害,部分病例可有心、肺及血管受累。该患者体内产生自身变性 IgG 的抗体,这种抗体以 IgM 为主,临床上称为类风湿因子(RF)。RF 与变性的 IgG 结合形成免疫复合物,沉积于小关节滑膜引起进行性关节炎。RF 的检测有助于该病的辅助诊断。

案例分析

患儿,7 岁,3 周前曾有上呼吸道感染,近 3 日眼睑水肿,尿少,有肉眼血尿。体检:尿蛋白(卌),红细胞(卅),抗链球菌溶血素 O 试验 600U。

讨论:患儿的诊断考虑哪种疾病? 该病的发病机制最有可能是什么?

第四节　Ⅳ型超敏反应

Ⅳ型超敏反应又称迟发型超敏反应,是由效应 T 细胞与相应抗原结合后引起以单个核细胞浸润和细胞变性坏死为特征的局部超敏反应性炎症。此型超敏反应发生较慢,一般在再次接触抗原后 48～72h 才出现明显反应,其发生过程无抗体和补体的参与。

一、发生机制

Ⅳ型超敏反应的发生过程及其机制与细胞免疫应答基本一致,其本质是以细胞免疫为基础而导致的免疫病理损伤。诱发此型超敏反应的抗原主要有病毒、胞内寄生菌、寄生虫、真菌、细胞抗原(如肿瘤抗原、移植细胞等)、某些化学物质(如油漆、染料等)等。

(一)T 细胞的致敏

参与Ⅳ型超敏反应的 T 细胞主要是 $CD4^+$ Th 细胞和 $CD8^+$ Tc 细胞。抗原经 APC 处理后,以抗原肽-MHC Ⅱ或 Ⅰ类分子复合物的形式表达在 APC 细胞膜表面,分别被具有相应抗原受体的 $CD4^+$ Th 细胞和 $CD8^+$ Tc 细胞识别,使两者活化,并增殖、分化为效应型 $CD4^+$ Th1 细胞和 $CD8^+$ 效应 Tc 细胞。

(二)效应阶段

当相同抗原再次进入机体,$CD4^+$ Th1 细胞释放趋化因子、TNF-β、IFN-γ、IL-2 等多种细胞因子,在抗原存在部位形成以单个核细胞浸润和组织损伤为主的炎症反应;$CD8^+$ 效应 Tc 细胞与靶细胞表面抗原结合,通过释放穿孔素、丝氨酸蛋白酶使靶细胞溶解破坏;还可诱导靶细胞表达细胞凋亡配基 Fas,与 T 细胞表面的 Fas 配体(FasL)结合,引起靶细胞凋亡(图 4-4)。

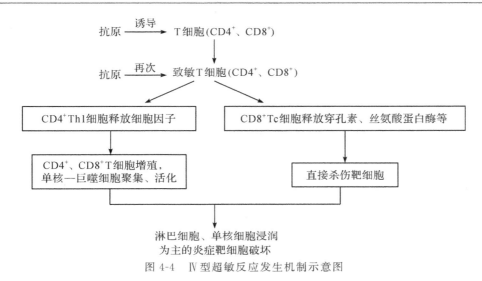

图 4-4　Ⅳ型超敏反应发生机制示意图

二、临床常见疾病

(一)传染性超敏反应

胞内寄生菌、病毒、某些寄生虫和真菌在感染过程中引起以细胞免疫为基础的Ⅳ型超敏反应。由于该反应是在传染过程中发生的,故又称为传染性超敏反应。临床上可以发现当机体再次感染结核分枝杆菌时,病灶容易局限而不易扩散,这是细胞免疫效应的结果;而局部组织的强烈反应,如坏死、液化、以至空洞的形成则归之为超敏反应的结果。

(二)接触性皮炎

油漆、塑料、染料、化妆品、农药或某些药物等小分子半抗原能与表皮细胞的角质蛋白结合成为完全抗原,并使机体致敏。当机体再次接触相同抗原经 24h 后,接触抗原的局部出现症状,48~96h 达高峰,呈现红肿、硬结、水疱等皮炎症状,严重者出现剥脱性皮炎。

(三)移植排斥反应

同种异体组织或脏器移植时,由于供者与受者之间的组织相容性抗原不同,移植物被排斥,主要是Ⅳ型超敏反应所致。

四种类型超敏反应各具特征,但临床实际情况往往错综复杂,常可见几型超敏反应混合并存;同一变应原可引起不同的反应类型,而相似的临床表现也可由不同的变应原引起。如青霉素,可引起Ⅰ型过敏性休克;当其结合于血细胞表面时可引起Ⅱ型超敏反应溶血性贫血;如与血清蛋白结合可出现Ⅲ型超敏反应药物热;而反复多次局部涂抹可引起Ⅳ型超敏反应接触性皮炎。

案例分析

刘某,男,42 岁,腰部扭伤疼痛,2 周前贴伤湿止痛膏,1 周前开始局部有痒感,以后痒感加重。4d 前去掉伤湿止痛膏,发现局部有红肿,表面有密集针尖大小丘疹。

检查患者发现左侧腰部靠近脊柱处有一 6cm×10cm 大小红肿块,边缘较规则,与正常皮肤分界明显。皮损表面部分有较密集的小丘疹,全身其他部位无类似损害。

讨论:该患者最有可能诊断为哪种疾病?该病的发病机制是什么?

【复习思考题】

一、单选题

1. 下列哪型超敏反应又称为速发型超敏反应 （　）

    A. Ⅰ型　　　　　B. Ⅱ型　　　　　C. Ⅲ型　　　　　D. Ⅳ型　　　　　E. Ⅵ型

2. 下列哪型超敏反应又称为细胞毒型超敏反应 （　）

    A. Ⅰ型　　　　　B. Ⅱ型　　　　　C. Ⅲ型　　　　　D. Ⅳ型　　　　　E. Ⅵ型

3. 下列哪型超敏反应又称免疫复合物型或血管炎型超敏反应 （　）

    A. Ⅰ型　　　　　B. Ⅱ型　　　　　C. Ⅲ型　　　　　D. Ⅳ型　　　　　E. Ⅵ型

4. 下列哪型超敏反应又称为迟发型超敏反应 （　）

    A. Ⅰ型　　　　　B. Ⅱ型　　　　　C. Ⅲ型　　　　　D. Ⅳ型　　　　　E. Ⅵ型

5. 溶血反应属于哪一型超敏反应 （　）

    A. Ⅰ型　　　　　B. Ⅱ型　　　　　C. Ⅲ型　　　　　D. Ⅳ型　　　　　E. Ⅵ型

6. 下列哪种抗体的产生是引起Ⅰ型超敏反应的重要因素 （　）

    A. IgG　　　　　B. IgM　　　　　C. IgE　　　　　D. IgD　　　　　E. IgA

7. IgE 吸附于哪些细胞表面 （　）

    A. 肥大细胞和嗜酸性粒细胞　　　　　　B. 嗜碱性粒细胞和嗜酸性粒细胞

    C. 肥大细胞和淋巴细胞　　　　　　　　D. 肥大细胞和嗜碱性粒细胞

    E. 嗜碱性粒细胞和淋巴细胞

8. Ⅱ型超敏反应是由哪几种抗体引起的 （　）

    A. IgG、IgA　　B. IgM、IgA　　C. IgM、IgE　　D. IgG、IgE　　E. IgM、IgG

9. 易发哪一型超敏反应性疾病的人多有遗传趋向 （　）

    A. Ⅰ型　　　　　B. Ⅱ型　　　　　C. Ⅲ型　　　　　D. Ⅳ型　　　　　E. Ⅵ型

10. 结核菌素皮试是检测哪型超敏反应的典型例子 （　）

    A. Ⅰ型　　　　　B. Ⅱ型　　　　　C. Ⅲ型　　　　　D. Ⅳ型　　　　　E. Ⅵ型

11. 迟发型皮试结果判定时，皮内试验仅有红肿的反应结果是 （　）

    A. 无反应（－）　　　　　　B. 弱阳性（＋）　　　　　　C. 阳性（＋＋）

    D. 强阳性（＋＋＋）　　　　E. 强阳性（＋＋＋＋）

12. Ⅱ型超敏反应靶细胞上抗原与相应抗体结合后，可通过几条途径破坏靶细胞 （　）

    A. 一　　　　B. 二　　　　C. 三　　　　D. 四　　　　E. 五

13. 在哪型超敏反应的防治中，避免接触变应原是其重要手段之一 （　）

    A. Ⅰ型　　　　　B. Ⅱ型　　　　　C. Ⅲ型　　　　　D. Ⅳ型　　　　　E. Ⅵ型

14. 属于呼吸道过敏反应的是 （　）

    A. 鼻窦炎和过敏性哮喘　　　　　　　　B. 鼻窦炎和鼻息肉

    C. 过敏性鼻炎和鼻窦炎　　　　　　　　D. 过敏性哮喘和过敏性鼻炎

    E. 过敏性鼻炎和鼻息肉

15. 下列哪种属于皮肤过敏反应的表现 （　）

    A. 恶心、呕吐　　　　　　B. 腹痛、腹泻　　　　　　C. 休克

    D. 头晕　　　　　　　　　E. 血管神经性水肿

16. 发生Ⅲ型超敏反应，当抗体远多于抗原时易形成何种免疫复合物，它能通过肾小球

滤过膜被排出体外   （   ）

    A. 大分子可溶性   B. 小分子可溶性   C. 大分子不溶性

    D. 小分子不溶性   E. 大分子和小分子

17. Ⅲ型超敏反应的特征是局部造成以什么为主的炎症   （   ）

    A. 嗜酸性粒细胞   B. 嗜碱性粒细胞   C. 中性粒细胞

    D. 肥大细胞   E. 浆细胞

18. 易发生消化道、呼吸道过敏的患者，其消化道、呼吸道的什么物质含量偏低，产生原

    因与遗传有关   （   ）

    A. IgM   B. IgE   C. IgA   D. 分泌型 IgA   E. IgG

19. 类 Arthus 反应是一种什么超敏反应   （   ）

    A. 局部的Ⅲ型   B. 全身的Ⅲ型   C. 局部的Ⅱ型

    D. 全身的Ⅱ型   E. 局部的Ⅳ型

20. 血清病通常发生在一次大量注射抗毒素（马血清）后几周   （   ）

    A. 0～1 周   B. 1～2 周   C. 2～3 周   D. 3～4 周   E. 4～5 周

21. 下列哪种疾病不属于Ⅰ型超敏反应   （   ）

    A. 过敏性休克   B. 皮肤过敏反应   C. 接触过敏性皮炎

    D. 消化道过敏反应   E. 呼吸道过敏反应

22. IgM、IgG 参与的超敏反应有   （   ）

    A. Ⅰ型和Ⅱ型   B. Ⅱ型和Ⅲ型   C. Ⅲ型和Ⅳ型

    D. Ⅰ型和Ⅲ型   E. Ⅰ型、Ⅱ型和Ⅲ型

23. 不属于Ⅰ型超敏反应特点的是   （   ）

    A. 由抗体 IgE 引起

    B. 发生快，消失也快

    C. 引起效应器官的功能紊乱，无实质性病理损害

    D. 具有明显的个体差异和遗传倾向

    E. 由抗体 IgM 引起

24. 下列哪项不属于全身性免疫复合物病   （   ）

    A. 血清病   B. 链球菌感染后肾小球肾炎   C. 静脉炎

    D. 类风湿关节炎   E. 系统性红斑狼疮

25. 下列哪项不属于Ⅱ型超敏反应的特点   （   ）

    A. 抗原抗体复合物存在于细胞膜上   B. 后果是靶细胞被溶解破坏

    C. 介导的抗体是 IgG 和 IgM   D. 有补体、吞噬细胞、NK 细胞参与

    E. 具有明显的个体差异和遗传倾向

26. 超敏反应属于   （   ）

    A. 正常免疫反应   B. 病理性免疫反应   C. 不是免疫反应

    D. 正常生理反应   E. 以上都不是

27. 患儿，男，7d。黄疸 3d，就诊入院。入院查体，全身皮肤严重黄染，肝脾无肿大。化验检查：血型为 B 型，Rh 阳性；其母血型 O 型，Rh 阴性，其父血型 B 型，Rh 阳性。该患儿为第一胎，其母自述 2 年前曾因手术接受过输血。该新生儿出现严重持续黄疸的

可能与哪型超敏反应疾病最相关   （   ）

A. Ⅰ型   B. Ⅱ型   C. Ⅲ型   D. Ⅳ型   E. Ⅵ型

28. 患者,女,20岁。因发热、咳嗽就诊,经医生检查后诊断为感冒、急性支气管炎,给予抗感冒药和青霉素治疗。但该患者青霉素皮试阳性,你认为应如何处理   （   ）

A. 青霉素脱敏疗法   B. 减敏注射   C. 换用其他抗生素

D. 继续使用青霉素   E. 以上都不是

29. 患者,男,17岁。脚底不小心被生锈利器刺伤就诊,因紧急预防需要注射破伤风抗毒素(TAT),但该患者 TAT 皮试阳性,你认为应如何处理   （   ）

A. 脱敏疗法   B. 减敏注射   C. 换用其他抗生素

D. 继续使用青霉素   E. 以上都不是

30. 患者,男,20岁。因治疗需要注射大量破伤风抗毒素(TAT),10d 后出现疲乏、头痛、肌肉和关节痛,实验室检查:尿蛋白阳性,血清中免疫球蛋白水平正常。你认为产生此临床症状最可能的原因是   （   ）

A. 由破伤风抗毒素与外毒素结合形成的免疫复合物沉积引起

B. 由破伤风外毒素引起的 Ⅰ 型超敏反应

C. 由抗毒素与相应的抗体结合形成的免疫复合物沉积引起

D. 由破伤风抗毒素引起的迟发型超敏反应

E. 以上都不对

31. 刘某,男,42岁。腰部扭伤疼痛,2周前贴伤湿止痛膏,1周前开始局部有痒感,以后痒感加重。4d 前去掉伤湿止痛膏,检查发现局部有红肿,表面有密集针尖大小丘疹,全身其他部位无类似损害。该患者最有可能诊断为哪种疾病   （   ）

A. 过敏性血管炎   B. 皮肤过敏反应   C. 接触性皮炎

D. 消化道过敏反应   E. 血细胞减少症

32. 患者,男,50岁。行人工股骨头置换手术,血型 B 型。术前备血 400ml,交叉配血凝集试验为阴性。既往史:2年前曾因胃大部切除手术输过 200ml"B型血",无输血反应史。本次术中输入 200ml B 型血后,患者出现寒战,发热,血红蛋白尿。判断为急性溶血输血反应。血型检查:受血者 B 型,Rh 阴性;献血者 B 型,Rh 阳性。此病例与哪型超敏反应最相关   （   ）

A. Ⅰ型   B. Ⅱ型   C. Ⅲ型   D. Ⅳ型   E. Ⅵ型

33. 患者,女,16岁。面部蝶形红斑 3 个月,发热伴关节痛 2 周。3 个月前患者因晒太阳后面部出现红斑,无瘙痒、疼痛。几天后红斑未消退,就诊后擦氢化可的松软膏后部分皮疹消退,但双颊及鼻翼部的红斑消退不明显。检查抗核抗体阳性。你认为这可能与哪型超敏反应疾病最相关   （   ）

A. Ⅰ型   B. Ⅱ型   C. Ⅲ型   D. Ⅳ型   E. Ⅵ型

34. 患者,女,36岁。因患感冒近来疲乏头晕。就诊时面色苍白,自述服用药物期间曾发现尿色呈酱油色,后恢复正常。可能诊断是药物溶血性贫血。此病属于哪型超敏反应疾病   （   ）

A. Ⅰ型   B. Ⅱ型   C. Ⅲ型   D. Ⅳ型   E. Ⅵ型

35. 患者,男,18岁。上呼吸道感染后 2 周,因颜面浮肿、肉眼血尿就诊。查尿蛋白(卅),抗链球菌溶血素 O 试验 800U(正常值:<200U),肝功能及乙肝两对半抗原抗体检验结果正常。临床诊断:急性链球菌感染后肾小球肾炎。请问:引起临床症状的相关抗原是
              ( )

  A.异嗜性抗原   B.异种抗原   C.自身抗原

  D.同种异型抗原   E.超抗原

36.患儿,7 岁。3 周前曾有上呼吸道感染,近 3d 眼睑水肿,尿少,有肉眼血尿。体检:尿蛋白(卅),红细胞(++),抗链球菌溶血素 O 试验 600U。患儿的最可能的疾病是
              ( )

  A.急性链球菌感染后肾小球肾炎   B.血清病

  C.过敏性哮喘   D.慢性肾炎

  E.血细胞减少症

37.急性链球菌感染后肾小球肾炎发病机制最有可能与下列哪些有关   ( )
  A.IgG、IgA   B.IgM、IgA   C.IgM、IgE   D.IgM、IgG   E.IgG、IgE

38.患者,女,25 岁。近 3 年常阵发性发生鼻阻、流清涕,以季节性变化及接触冷空气、花粉、粉尘后加重。其母亲有鼻炎史。患者最可能的疾病是   ( )

  A.过敏性鼻炎   B.大叶性肺炎   C.支气管哮喘

  D.鼻窦炎   E.慢性支气管炎

39.过敏性鼻炎发作期间查患者血清,哪类 Ig 水平会升高   ( )
  A.IgG   B.IgM   C.IgE   D.IgA   E.IgD

40.过敏性鼻炎属于哪型超敏反应疾病   ( )
  A.Ⅰ型   B.Ⅱ型   C.Ⅲ型   D.Ⅳ型   E.Ⅵ型

二、名词解释

超敏反应 变应原

三、问答题

1.青霉素可能引起哪些类型的超敏反应?青霉素过敏性休克的防治原则有哪些?

2.血清病与血清过敏性休克的发病机制有何不同,如何防治?

3.试比较荨麻疹与接触性皮炎的发病机制。

第五章 免疫学应用

学习要点

  人工主动免疫和人工被动免疫的概念、特点和应用;人工免疫常用的生物制剂及计划免疫;抗原与抗体的主要检测方法;免疫细胞及其功能的主要检测方法。

【相关链接】   **现代免疫的贡献**

  1945 年,Oven 发现异卵双生的牛进行了皮肤移植时不产生移植排斥;1958 年,Burnet 提出了抗体生成的细胞克隆选择学说,阐述了抗体产生的机制;1974 年,Doherty证实免疫应答过程中免疫细胞之间的相互作用受 MHC 的限制性;1975 年,Kohler 等建立了细胞杂交瘤技术,首次制备大量单克隆抗体;1983 年,Haskius 等证实并分离出 T 细胞表面的抗原受体分子。此外,Morgan 等创建的 T 细胞克隆技术对细胞免疫的研究起到了极大的促进作用。

第一节 免疫学防治

  免疫预防和治疗是应用免疫制剂或免疫调节剂来调节机体的免疫功能,以达到预防和治疗某些疾病的目的。

  特异性免疫可分为主动免疫和被动免疫,它们可以自然获得,亦可通过人工的方法获得(图 5-1)。

特异性免疫 { 主动免疫 { 自然主动免疫:隐性感染或患传染病后获得
人工主动免疫:接种疫苗或类毒素后获得
被动免疫 { 自然被动免疫:胎儿或新生儿通过胎盘或初乳获得
人工被动免疫:注射各种抗血清或免疫球蛋白制剂获得

图 5-1 特异性免疫的分类

  人工免疫指人为地给机体输入特异性抗原或抗体,使机体获得特异性免疫力,从而有目的地预防某些疾病。人工免疫在传染病的控制上作出了巨大的贡献,天花的消灭、脊髓灰质炎、麻疹等传染性疾病的有效控制应归功于免疫接种的推广。目前,人工免疫已扩展到肿瘤、超敏反应等其他非传染病领域。

  人工免疫所使用的制剂统称为生物制品。

  根据给机体输入物质的不同,可将人工免疫分为人工主动免疫和人工被动免疫,两者的特点及应用见表 5-1。

表 5-1　人工主动免疫与人工被动免疫的比较

项目	人工主动免疫	人工被动免疫
输入物质	抗原(疫苗、类毒素等)	抗体、活化的淋巴细胞、细胞因子等
免疫力产生时间	慢、2～4周	快、输入后即生效
免疫力维持时间	较长、数月～数年	较短、2～3周
应用	多用于预防	多用于紧急预防或治疗、调节免疫功能

一、人工主动免疫

人工主动免疫是给人体接种疫苗、类毒素等抗原物质,刺激机体产生免疫应答而建立特异性免疫力的方法,也称为预防接种。其免疫力出现较慢,但维持时间较长,主要用于疾病的特异性预防,近年来已逐渐作为病毒性疾病、自身免疫病和肿瘤的辅助治疗手段。人工主动免疫常用的生物制品有广泛应用的传统疫苗和基因工程疫苗等新型疫苗。

(一)传统疫苗

1.灭活疫苗(死疫苗)

灭活疫苗(死疫苗)是选用免疫原性强的病原体,经人工大量培养后,用物理或化学的方法将其杀灭而制成。灭活疫苗主要诱导产生特异性抗体,由于其进入机体后不能生长繁殖,需多次接种且需接种量大,可引起较重的局部和全身反应。灭活的疫苗不能进入宿主细胞内增殖,较难诱导有效的细胞免疫效应。但灭活疫苗稳定,易保存,无毒力回复突变的危险。常用的灭活疫苗有伤寒、霍乱、流行性乙型脑炎、百日咳、狂犬病及钩端螺旋体疫苗等。

2.减毒活疫苗

减毒活疫苗是将病原生物经过长期人工传代,发生毒力减弱变异获得的减毒或无毒株。减毒活疫苗在体内有一定的生长繁殖能力,接种后如同隐性感染或轻症感染,一般只需接种一次,其免疫效果良好且持久。除诱导机体产生体液免疫外,还可产生细胞免疫。其不足之处是稳定性较差,保存期较短,有毒力回复突变的可能,故对于免疫缺陷者和孕妇一般不宜接受活疫苗接种。常用的制剂有卡介苗(BCG)、麻疹疫苗、脊髓灰质炎活疫苗等。死疫苗与活疫苗的比较见表5-2。

表 5-2　死疫苗与活疫苗的比较

项目	死疫苗	活疫苗
接种剂量	较大	较少
接种次数	2次或多次	多数只需一次
副作用	反应较大	反应较小
免疫效果	较差,维持数月～数年	较好,维持3～5年
疫苗保存	较易保存	不易保存

3.类毒素

类毒素是细菌外毒素经 0.3%～0.4% 甲醛处理制成。其特点是失去毒性,但保留免疫原性,接种后能诱导机体产生抗毒素,从而中和外毒素的毒性。类毒素一般接种2次,因其吸收慢,免疫力出现也慢,故每次接种需间隔4～6周。常用的制剂有破伤风类毒素、白喉类毒素。这两种类毒素常与百日咳死疫苗混合制成百、白、破三联疫苗。

（二）新型疫苗

1. 亚单位疫苗及基因工程疫苗

亚单位疫苗为提取病原微生物的有效抗原成分制成，例如用流感病毒包膜上的血凝素和神经氨酸酶制备的流感疫苗；基因工程疫苗是将编码有效抗原成分的目的基因与载体重组后导入宿主细胞，随着宿主细胞的增殖，目的基因表达大量有效抗原成分，提取并纯化而制成，如酵母菌表达的 DNA 重组乙型肝炎疫苗等。

2. DNA 疫苗

DNA 疫苗又称核酸疫苗，是将编码有效抗原成分的 DNA 片段与质粒（载体）DNA 结合而制成的疫苗。DNA 疫苗尚未进入临床应用阶段。如 HIV、结核分枝杆菌以及甲型流感病毒的 DNA 疫苗是当前研制的热点。

二、人工被动免疫

人工被动免疫是给机体输入含有特异性抗体的免疫血清或细胞因子等，使机体获得特异性免疫力的方法。其特点是免疫力出现快，但维持时间短暂（2～3 周），而且无免疫记忆，故常用于治疗和紧急预防。人工被动免疫常用的生物制品有抗毒素和人免疫球蛋白制剂。

1. 抗毒素

抗毒素通常是用类毒素多次免疫马匹，待马体内产生高效价抗毒素后，取其血清分离纯化而制成的。抗毒素主要用于某些外毒素所致疾病的治疗和紧急预防。常用的有破伤风抗毒素、白喉抗毒素、气性坏疽抗毒素等。由于该制剂是动物免疫血清，为异种蛋白，使用时必须进行皮肤试验以防超敏反应的发生。随着分子生物学技术的发展，可以应用基因工程制备人源性抗毒素，这种抗毒素对于人体无免疫原性或免疫原性较低。

2. 人免疫球蛋白制剂

人免疫球蛋白制剂是从正常人血浆或健康产妇胎盘血中分离制成的免疫球蛋白浓缩剂，分别称为人血浆丙种球蛋白和胎盘球蛋白。因成年人多数显性或隐性感染过麻疹、脊髓灰质炎、甲型肝炎等传染病，血清中具有相应抗体，所以可用于这些疾病的紧急预防和治疗。静脉注射用免疫球蛋白还可以用于免疫缺陷病的补充治疗。

特异性人血清免疫球蛋白是由恢复期患者血清或经疫苗高度免疫的人血清提取制备而成的，用于特定病原微生物感染的预防，如抗乙型肝炎病毒的免疫球蛋白。

三、计划免疫

计划免疫（planed immunization）是根据特定传染病的疫情监测和人群免疫状况分析结果，按照规定的免疫程序有计划地进行人群预防接种，以提高人群免疫水平，控制乃至最终消灭相应传染病的重要措施。

1. 计划免疫程序

计划免疫程序包括儿童基础免疫及成人和特殊职业、特殊地区人群的免疫程序。儿童基础免疫程序包括每一个儿童需要接种的疫苗、初次免疫月龄、接种次数、间隔时间等。

目前我国的儿童计划免疫已由常用 5 种疫苗（卡介苗、脊髓灰质炎疫苗、百白破疫苗、麻疹疫苗和乙型肝炎疫苗）扩大到 13 种疫苗（表 5-3）。我国的计划免疫工作取得了显著成绩，传染病的发病率大幅下降。

表 5-3　我国儿童计划免疫程序

出生后时间	接种疫苗	出生后时间	接种疫苗
1d	卡介苗、乙型肝炎疫苗	6个月	乙型肝炎疫苗
1个月	乙型肝炎疫苗	8个月	麻疹疫苗、乙型脑炎疫苗
2个月	脊髓灰质炎疫苗	1.5～2周岁	百白破疫苗、麻腮风疫苗、甲肝疫苗（18个月）、乙型脑炎疫苗（2周岁）
3个月	脊髓灰质炎疫苗、百白破疫苗	4周岁	脊髓灰质炎疫苗
4个月	脊髓灰质炎疫苗、百白破疫苗	7周岁	卡介苗、脊髓灰质炎疫苗、白破疫苗
5个月	百白破疫苗		

2.预防接种注意事项

预防接种时要严格按照生物制品的使用说明进行，并注意制品的有效期。预防接种后有时会发生不同程度的局部或全身反应，常见的症状为接种后24h左右局部出现红肿、疼痛、淋巴结肿大；全身可出现短时间发热、头痛、恶心等。一般症状较轻，1～2d后即恢复正常。个别反应剧烈，甚至出现过敏性休克、接种后脑炎等，应特别注意。

为避免异常反应或使原有疾病恶化，下列情况不宜进行免疫接种：①高热、急性传染病、严重心血管或肝肾疾病、活动性结核病等患者；②免疫缺陷病或正在进行免疫抑制治疗的患者；③孕妇。

四、免疫治疗

免疫治疗是依据免疫学原理和疾病的发生机制，人为地调整机体的免疫功能，从而达到治疗疾病目的所采取的治疗方法。根据对机体免疫应答的影响，可将免疫治疗分为免疫增强疗法、免疫抑制疗法和免疫重建。

免疫增强疗法主要用于治疗感染、肿瘤、免疫缺陷病等免疫功能低下的疾病。具有免疫增强、促进和调节机体免疫功能作用的制剂称为免疫增强剂。目前应用于临床，具有免疫增强作用的制剂主要有：①化学制剂，如左旋咪唑、西咪替丁等，可通过促进T细胞产生细胞因子、增强NK细胞活性等增强机体的免疫功能；②微生物制剂，如卡介苗（BCG）可诱导细胞免疫应答，活化巨噬细胞释放多种细胞因子的产生，增强NK细胞和T细胞的活性；③细胞因子制剂，如IFN-γ用于病毒感染性疾病和肿瘤的治疗；④过继免疫治疗，将免疫效应细胞输给受者，使其在受者体内繁殖，产生免疫力，以治疗细胞免疫缺陷病。此外，转移因子、免疫核糖核酸、胸腺肽的使用均有提高受者免疫功能的作用。

免疫抑制疗法通过抑制机体的免疫功能，从而治疗某些疾病。免疫抑制疗法现已广泛用于各种自身免疫性疾病、移植排斥反应、超敏反应等的治疗。如环磷酰胺、糖皮质激素、环孢素A、雷公藤多苷和他克莫司等对细胞免疫和体液免疫应答有较强的选择性抑制作用，能降低移植排斥反应的强度，在临床治疗肾炎、系统性红斑狼疮、类风湿关节炎等也有明显的疗效。

第二节　免疫学诊断

免疫学诊断是运用免疫技术来检测抗原、多种免疫分子（抗体、补体、细胞因子和黏附分子等）及免疫细胞的实验过程，用以辅助诊断疾病、监测疾病过程和判断治疗效果。

一、抗原或抗体的检测

（一）抗原抗体检测原理

在体外一定条件下，抗原和相应抗体结合并出现肉眼可见的反应现象，根据此原理，试验时可用已知的抗原或抗体来检测相应的抗体或抗原，并可进行定性、定量、定位分析。体外抗原抗体反应分特异性结合阶段和可见反应阶段，其可见反应的出现需抗原抗体比例适当，有合适电解质参与，且温度与酸碱度适宜。

在抗原抗体定量检测中，常把抗原或抗体一方浓度固定，另一方做一系列稀释，以出现明显可见反应最高稀释倍数作为效价，效价越高，反应标本中所含待检成分越多。

（二）常用的抗原抗体检测方法

1. 凝集反应

细菌、细胞等颗粒性抗原与相应抗体结合，在一定条件下出现肉眼可见的凝集块称为凝集反应（agglutination）。

（1）直接凝集反应：颗粒性抗原与相应的抗体直接结合所出现的凝集现象。常用的方法有玻片法和试管法。①玻片法：用已知的抗体与待测抗原在玻片上反应，用于抗原的定性检测，如细菌的鉴定分型及 ABO 血型的鉴定。②试管法：在试管中连续稀释待测血清，加入已知颗粒性抗原，用于抗体的定量检测，如检测伤寒、副伤寒的肥达试验等。

（2）间接凝集反应：将蛋白质、多糖等可溶性抗原吸附在与免疫无关的载体颗粒表面做成诊断试剂，再与标本中相应的抗体结合，可出现载体颗粒的被动凝集现象。常用的载体颗粒有人 O 型红细胞、胶乳颗粒、活性炭等。载体颗粒是红细胞的称间接血凝试验；载体颗粒是胶乳颗粒的称胶乳凝集试验。若将抗体吸附在红细胞上做成诊断试剂，用以检测抗原称为反相间接血凝试验；将已知的抗体与标本可溶性抗原反应，再加入致敏的颗粒，如标本中含有抗原就会结合消耗先加入的已知抗体，致敏的胶乳颗粒不再出现凝集，该反应称间接凝集抑制试验（图 5-2）。间接凝集反应临床常用于类风湿性因子、梅毒反应素、乙型肝炎表面抗原（HBsAg）、甲胎蛋白（AFP）等检测。

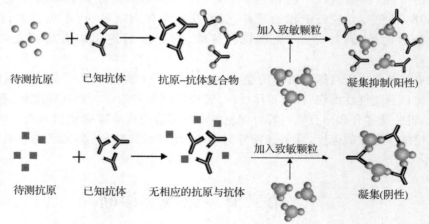

待测抗原　　　已知抗体　　抗原-抗体复合物　　加入致敏颗粒　　凝集抑制(阳性)

待测抗原　　　已知抗体　　无相应的抗原与抗体　　加入致敏颗粒　　凝集(阴性)

图 5-2　间接凝集抑制试验

2.沉淀反应

血清蛋白、组织液等可溶性抗原与相应抗体结合，在一定条件下形成肉眼可见的沉淀物称为沉淀反应（precipitation）。沉淀反应的应用有单向免疫扩散试验、双向免疫扩散试验及免疫电泳等。

（1）单向免疫扩散试验：将一定量已知抗体与加热融化的琼脂凝胶混合制成琼脂板，在板中打孔，加入待测抗原，标本中的抗原向四周扩散，在抗原与抗体的浓度比例适当处形成白色沉淀环，沉淀环的直径与标本中抗

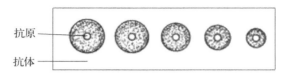

图 5-3　单向琼脂扩散

原的含量成正比（图 5-3）。此法常用于测定血清中的免疫球蛋白和补体各成分的含量。

（2）双向免疫扩散试验：将抗原与抗体分别加于琼脂凝胶的小孔中自由扩散，若两者相对应，在比例适当处形成肉眼可见的白色沉淀线。若反应物中含有多种抗原抗体系统，则可出现多条沉淀线。此法常用于抗原或抗体的定性检测，以及抗原的组成或两种抗原的分析。

（3）免疫电泳技术：是电泳技术与琼脂扩散相结合的产物。这类方法缩短了反应时间，提高了灵敏度，如对流免疫电泳、免疫转印技术等，可用于病毒蛋白、核酸、Ig 等抗原的分离与分析。

3.免疫标记技术

免疫标记技术是用荧光素、酶、放射性核素、胶体金、发光物质等标记已知的抗体或抗原，通过检测标记物来观察抗原抗体反应，从而对待测抗体或抗原进行定性、定量或定位。免疫标记技术具有高灵敏度、特异快速等优点，是目前应用最广泛的敏感、可靠的免疫学检测方法。

（1）免疫酶技术：是用酶标记抗体或抗原，通过酶催化相应底物显色来判断结果，可用目测定性或酶标检测仪定量。常用的方法有酶联免疫吸附试验和酶免疫组化法，前者测定可溶性抗原或抗体，后者检测组织或细胞表面抗原。

酶联免疫吸附试验（enzyme linked immunosorbent assay，ELISA）是在固相载体（聚苯乙烯反应板）表面进行的抗原抗体反应。常用标记的酶有辣根过氧化物酶、碱性磷酸酶等。基本方法有：①间接法，将已知抗原包被固相载体，加入待检血清标本，洗涤后再加酶标记的抗抗体，洗后加底物观察显色反应。间接法常用于检测特异性抗体。②双抗体夹心法，将已知抗体包被固相载体，加入待检标本，洗涤去除未结合成分，再加酶标记的特异性抗体，洗后加底物观察显色反应。双抗体夹心法常用于检测可溶性抗原（图 5-4）。

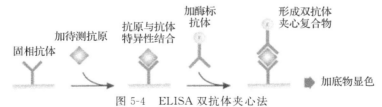

图 5-4　ELISA 双抗体夹心法

（2）其他常用的标记技术：免疫荧光技术是用荧光素标记抗体与待测抗原反应，若两者特异性结合，则荧光抗体不易被洗脱，荧光显微镜下可见抗原抗体复合物呈现荧光，借此可对标本中的抗原进行鉴定和定位。放射性核素标记技术是用放射性核素标记抗原或抗体来进行抗原抗体反应，通过测定反应物中放射性核素的放射性来反映抗原或抗体的量，常用方

法为放射免疫分析。金标记技术是以硝酸纤维素膜为载体吸附抗原，用胶体金标记抗体，进行抗原抗体反应的免疫标记技术，临床上广泛应用斑点金免疫层析试验（又称一步金法），检测尿中的人绒毛膜促性腺激素（HCG）作为妊娠的早期诊断。

二、免疫细胞及其功能检测

免疫细胞及其功能检测包括免疫细胞的计数、鉴定以及某些细胞因子的检测，检测目的在于评估机体免疫状态、辅助诊断某些疾病和观察临床治疗效果。

（一）T细胞数量和亚群检测

外周血成熟T细胞表达CD3分子，因此，可用相应的单克隆抗体检测CD3抗原对外周血T细胞总数进行测定。目前，检测T细胞亚群的技术有免疫荧光法、流式细胞术和免疫酶标法等。免疫荧光法是在荧光显微镜下观察、计数荧光阳性细胞百分率，即为T细胞百分数。正常外周血淋巴细胞中荧光阳性细胞占60%～80%。

T细胞的不同亚群各有其特有的分化抗原，如$CD4^+$ Th细胞、$CD8^+$ Tc细胞，可用其相应的单克隆抗体进行检测。正常值为$CD4^+$占淋巴细胞数的55%～60%，$CD8^+$占20%～30%；$CD4^+/CD8^+$一般为2∶1。

（二）T细胞功能检测

1.淋巴细胞转化试验

淋巴细胞转化试验是检测T细胞免疫状态的体外试验。当T细胞在体外培养时受到有丝分裂原植物血凝素（PHA）、刀豆蛋白A（ConA）等刺激后能转化为淋巴母细胞，显微镜下可观察其形态并计算淋巴细胞转化率，正常值为70%左右。由于细胞转化过程中DNA、RNA和蛋白质合成增加，因此也可用氚标记胸腺嘧啶（^{3}H-TdR）掺入法，通过测定^{3}H-TdR被转化细胞摄入量来反应淋巴细胞的转化能力。

2.检测细胞免疫功能的皮肤试验

原理为迟发型超敏反应。当机体对某种抗原建立细胞免疫后，再次用相同抗原做皮肤试验时会出现局部炎症反应。细胞免疫功能正常者出现阳性反应，注射部位发生红肿硬结，细胞免疫功能低下者反应轻微或呈阴性反应。常用的试验有植物血凝素（PHA）皮肤试验、结核菌素试验等。

（三）B细胞检测

采用免疫荧光技术直接法，通过检测SmIg来了解B细胞的数量。将荧光标记的兔抗人免疫球蛋白与已分离的人外周血单个核细胞作用，在荧光显微镜下观察，发出荧光的细胞即为B细胞。

（四）细胞因子检测

常用方法有：①生物活性检测法：其基本原理为某些细胞的增殖有赖于细胞因子的存在，细胞增殖与细胞因子的量呈正相关。选择相应的细胞株，加入样品后根据细胞增殖水平可确定样品中细胞因子的含量。②免疫学检测法：采用ELISA法，用抗细胞因子单克隆抗体检测相应的细胞因子。③分子生物学检测法：即采用核酸杂交技术检测某种细胞因子mRNA的存在和表达，此法敏感性高，特异性强，可用于多种细胞因子的检测。

【复习思考题】

一、单选题

1. 下列哪项属于人工主动免疫　　　　　　　　　　　　　　　　　　（　　）

　　A. 注射丙种球蛋白预防麻疹　　　　　　　　B. 接种卡介苗预防结核

　　C. 注射免疫核糖核酸治疗恶性肿瘤　　　　　D. 静脉注射 LAK 细胞治疗肿瘤

　　E. 骨髓移植治疗白血病

2. 胎儿从母体获得 IgG 属于　　　　　　　　　　　　　　　　　　　（　　）

　　A. 过继免疫　　　　　　　B. 人工被动免疫　　　　　　C. 人工自动免疫

　　D. 自然自动免疫　　　　　E. 自然被动免疫

3. 可用于免疫抑制疗法的是　　　　　　　　　　　　　　　　　　　（　　）

　　A. 环孢霉素　　　　　　　B. 卡介苗　　　　　　　　　C. 短小棒状杆菌

　　D. 多糖　　　　　　　　　E. 胞壁酰二肽

4. 卡介苗可用于下列哪种疾病的治疗　　　　　　　　　　　　　　　（　　）

　　A. 结核病　　　　　　　　B. 皮肌炎　　　　　　　　　C. 膀胱癌

　　D. 类风湿关节炎　　　　　E. 甲状腺功能亢进

5. 关于活疫苗的特点, 下列哪项是错误的　　　　　　　　　　　　　（　　）

　　A. 接种量少　　　　　　　B. 接种次数少　　　　　　　C. 易保存

　　D. 免疫效果持久　　　　　E. 接种后副反应小

6. 关于抗毒素的使用, 下列哪项是错误的　　　　　　　　　　　　　（　　）

　　A. 可能发生过敏反应　　　　　　　　　　　　B. 治疗时要早期足量

　　C. 可作为免疫增强剂给儿童多次注射　　　　　D. 对过敏机体应采取脱敏疗法

　　E. 只能用于紧急预防或治疗

7. 下列哪种免疫是人工主动免疫获得的　　　　　　　　　　　　　　（　　）

　　A. 患传染病后获得的免疫　　　　　　　　　　B. 接种抗毒素获得的免疫

　　C. 接种疫苗获得的免疫　　　　　　　　　　　D. 通过胎盘或初乳获得的免疫

　　E. 隐性感染后获得的免疫

8. 类毒素的特性是　　　　　　　　　　　　　　　　　　　　　　　（　　）

　　A. 无毒性、有免疫原性　　　　　　B. 无毒性、无免疫原性

　　C. 有毒性、无免疫原性　　　　　　D. 有毒性、有免疫原性

　　E. 有类似外毒素的毒性

9. 下列生物制品中哪种不是人工主动免疫制剂　　　　　　　　　　　（　　）

　　A. 麻疹疫苗　　　　　　　B. 破伤风类毒素　　　　　　C. 伤寒疫苗

　　D. 白喉抗毒素　　　　　　E. 卡介苗

10. 关于人工被动免疫的描述, 下列哪项是错误的　　　　　　　　　　（　　）

　　A. 输入的物质是免疫血清　　　　　　　　　B. 输入免疫血清后可立即发挥免疫效应

　　C. 免疫力维持时间长　　　　　　　　　　　D. 主要用于传染病的治疗和紧急预防

　　E. 免疫力不是机体本身产生的

11. 下列哪种免疫是人工被动免疫获得的　　　　　　　　　　　　　　（　　）

　　A. 注射抗毒素后获得的免疫　　　　　　　　B. 通过母乳获得的免疫

　　C. 通过胎盘获得的免疫　　　　　　D. 接种类毒素获得的免疫

　　E. 阴性感染后获得的免疫

12. 不能用于人工被动免疫的生物制品是　　　　　　　　　　　　　　　　（　　）

　　A. 抗原　　　　B. 抗体　　　　　C. 胎盘球蛋白　　D. 丙种球蛋白　　E. 细胞因子

13. 下列不属于免疫抑制剂的是　　　　　　　　　　　　　　　　　　　　（　　）

　　A. 卡介苗　　　　B. 糖皮质激素　　C. 烷化剂　　　　D. 雷公藤　　　E. 环孢素 A

14. 目前应用最多的血清学试验是　　　　　　　　　　　　　　　　　　　（　　）

　　A. ELISA　　　　　　　　　　　B. 单向琼脂扩散试验

　　C. 双向琼脂扩散试验　　　　　　D. 对流免疫电泳

　　E. 放射免疫电泳

15. 检测细胞免疫功能的常用体内试验是　　　　　　　　　　　　　　　　（　　）

　　A. E 玫瑰花环试验　　　　　　B. 结核菌素试验　　　　　C. 抗毒素皮肤试验

　　D. 中和试验　　　　　　　　　E. 淋巴细胞转化试验

16. 从病原体中提取有效抗原成分制成的疫苗称为　　　　　　　　　　　　（　　）

　　A. 合成疫苗　　　　　　　　　B. 亚单位疫苗　　　　　　C. 基因疫苗

　　D. 活疫苗　　　　　　　　　　E. 灭活疫苗

二、多选题

17. 下列哪些是人工主动免疫的生物制品　　　　　　　　　　　　　　　　（　　）

　　A. 疫苗　　　　　　　　　　　B. 抗毒素　　　　　　　　C. 破伤风类毒素

　　D. 抗生素　　　　　　　　　　E. 丙种球蛋白

18. 活疫苗与死疫苗的区别是活疫苗　　　　　　　　　　　　　　　　　　（　　）

　　A. 接种次数少　　　　　　　　B. 不能生长繁殖　　　　　C. 免疫效果好

　　D. 接种次数多　　　　　　　　E. 易保存

19. 人工被动免疫的特点是　　　　　　　　　　　　　　　　　　　　　　（　　）

　　A. 注射抗体制剂　　　　　　　B. 免疫力产生慢　　　　　C. 用于治疗或紧急预防

　　D. 免疫维持时间短　　　　　　E. 主要用于预防

20. 下列属于凝集反应的检测方法有　　　　　　　　　　　　　　　　　　（　　）

　　A. 肥达试验　　　　　　　　　B. 血型鉴定试验　　　　　C. 病原菌鉴定试验

　　D. 激素测定试验　　　　　　　E. 免疫球蛋白定量测定试验

三、名词解释

人工主动免疫　人工被动免疫　生物制品　计划免疫　免疫标记技术

四、问答题

1. 比较人工主动免疫和人工被动免疫的异同点,并列举相应的生物制品。

2. 临床常用的抗原抗体试验有哪些？各有何用途？

3. 列举 T 细胞功能检测的方法和原理。

第二篇　病原生物学

第六章　病原生物学概述

学习要点

　　细菌的基本结构和特殊结构及在医学上的意义；细菌的生长繁殖、代谢产物及在医学上的意义；消毒、灭菌、无菌、防腐的概念；常见的消毒灭菌法及其应用范围；细菌的致病条件与全身感染的类型；内毒素与外毒素的主要区别；医院感染的概念、分类及预防控制；病毒形态、结构、化学组成、增殖方式和感染类型；真菌的生物学特性、致病性和防治方法；寄生虫对人体的危害及寄生虫病的防治原则。

第一节　细　菌

【相关链接】　　　　　**细菌的发现**

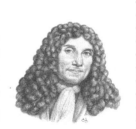

　　最早观察到微生物的是荷兰人列文虎克（Leewenhoek，1632—1723），他用自制的原始显微镜（放大约 266 倍）观察了污水、牙垢和粪便等标本，发现其中有许多肉眼看不见的微小生物，并正确描述了这些微生物的形态。牛奶、葡萄酒、啤酒和许多食品放置久了会变质，很长时间以来，没有人知道其中的原因，法国化学家、生物学家巴斯德通过精心的研究，揭示出原来是微生物——细菌在作怪。

一、细菌的生物学特性

（一）革兰染色法

1.制片

（1）涂片：取一张洁净载玻片，在其中间加一滴生理盐水。用已灭菌的接种环挑取菌落少许（菌落来自"微生物的分布测定"实验结果），均匀涂布于生理盐水中，成直径约 1.0～1.5cm 的菌膜。

6.1　微课

（2）干燥：将涂片置室温自然干燥，也可将载玻片有菌膜面向上，在酒精灯火焰上方微微加温助干燥。

（3）固定：将干燥的载玻片有菌膜面向上在酒精灯上快速地来回通过三次，杀死细菌并使菌体较牢固地黏附于载玻片上。

2.染色

(1)初染:滴加结晶紫染液覆盖菌膜 1min,水洗。

(2)媒染:滴加卢戈碘液染 1min,水洗。

(3)脱色:滴加 95％乙醇脱色,轻摇载玻片至无紫色脱下为止,历时 30～60s,水洗。

(4)复染:滴加沙黄或稀释复红染液染 30s,水洗,用吸水纸吸干。

3.镜检

待标本干燥后,于油镜下观察细菌的大小与形态及染色结果。染色结果是紫色的属于革兰阳性菌,染色结果是红色的属于革兰阴性菌。

(二)细菌的大小与形态

6.2　微课

实验结果使我们真实看到了细菌的大小。细菌大小的单位通常是微米(micrometer,μm),即 10^{-6} m。细菌种类不同,大小有一定的差别,球菌直径常为 $0.5～2.0\mu$m;中等大小的杆菌长 $2.0～3.0\mu$m,宽 $0.3～0.5\mu$m;螺旋状菌以其两端的直线距离作长度,一般在 $2～6\mu$m,宽 $0.2～0.4\mu$m。细菌的大小因菌种不同而异,即使是同一种细菌的大小,也受菌龄、生长环境条件等因素的影响。

细菌的种类较多,但其外形比较简单,仅有球状、杆状和螺旋状三种基本类型(图 6-1)。据此可将细菌分为球菌、杆菌和螺旋菌 3 大类。

 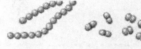

葡萄球菌　　链球菌　　双球菌　　四联球菌 八叠球菌

1.球菌

多数球菌菌体呈圆球形,也有的呈椭圆形、半月形、矛头形、肾形和扁豆形等。按其分裂方向及分裂后的排列情况,可将球菌分为双球菌、链球菌、葡萄球菌、四联球菌和八叠球菌等。

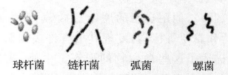

球杆菌　　链杆菌　　弧菌　　螺菌

图 6-1　细菌基本形态

(1)双球菌:沿一个平面分裂,分裂后两两相连,其接触面有时呈扁平或凹入,菌体可呈肾形、扁豆形、矛头形或半月形。如肺炎链球菌。

(2)链球菌:沿一个平面连续分裂,分裂后三个以上菌体连成短链或长链。如溶血性链球菌。

(3)葡萄球菌:沿多个不规则的平面分裂,分裂后多个菌体堆积在一起,似葡萄串状。如金黄色葡萄球菌。

(4)四联球菌:先后沿两个互相垂直的平面分裂,分裂后四个菌体联在一起呈"田"字形。如丁酸四联球菌。

(5)八叠球菌:先后沿三个互相垂直的平面分裂,分裂后八个菌体叠在一起呈捆扎的包裹状。如黄色八叠球菌。

2.杆菌

杆菌一般呈正杆状或近似杆状。菌体多数平直,也有稍弯曲者,两端多为钝圆,少数是平截或尖锐状。多数杆菌单独散在,称为单杆菌;有些杆菌两两相连成对存在,或者两个以上连成链状排列,前者称为双杆菌,后者称为链杆菌。

3.螺旋菌

螺旋菌也称螺形菌。菌体呈弯曲或螺旋状的圆柱形,两端圆或尖突。根据螺旋数又可分为弧菌和螺菌两种,前者菌体只有一个弯曲,呈弧形或逗点状;后者菌体较长,有两个以上的弯曲,呈螺旋状。

(三)细菌的结构

细菌虽为原核单细胞生物,仍有一定的细胞结构。细胞壁、细胞膜、细胞质、核质等为所有细菌都具有,称基本结构;荚膜、鞭毛、菌毛、芽胞等为某些细菌特有,称特殊结构(图6-2)。

1.细菌的基本结构

(1)细胞壁:位于细菌细胞的外层,紧贴细胞膜外的一层无色透明、坚韧而具有一定弹性的结构。通过革兰染色法染色,可以把细菌分为革兰阳性菌和革兰阴性菌两大类,它们的细胞壁结构和成分有区别。

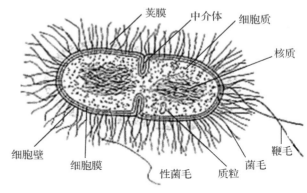

图6-2 细菌结构示意图

①肽聚糖:又称黏肽,是细菌细胞壁所特有的物质。其结构由聚糖骨架、四肽侧链和五肽交联桥三部分组成,但革兰阳性菌和革兰阴性菌在四肽侧链与交联桥的组成及连接方式上有所不同。

②磷壁酸:是由核糖醇或甘油残基经磷酸二酯键相互连接而成的多聚物。磷壁酸分子组成长链,穿插于肽聚糖层中,可分为两类,其一与肽聚糖分子间共价结合的为壁磷壁酸,另一跨越肽聚糖层并与细胞膜相交联的为膜磷壁酸,又叫脂磷壁酸。两者均伸到肽聚糖的表面,构成表面抗原。

③外膜:由脂多糖、脂质双层和脂蛋白等复合构成。脂蛋白位于肽聚糖层和脂质双层之间,与聚糖侧链相连,使外膜和肽聚糖构成一个整体。脂质双层类似于细胞膜,其上镶嵌有多种蛋白质,称为外膜蛋白,与细菌的物质交换有关。最外层为脂多糖(LPS),即细菌的内毒素,为革兰阴性细菌所特有,由类脂A、核心多糖和特异多糖三部分组成。其中,类脂A是一种糖脂,是内毒素的主要毒性成分,各种革兰阴性菌的类脂A结构相似。

革兰阳性菌和革兰阴性菌的细胞壁结构显著不同,导致这两类细菌在染色性、抗原性、致病性及对药物的敏感性等方面有很大差异。如革兰阳性菌一般对溶菌酶和青霉素敏感,原因是溶菌酶能水解肽聚糖链骨架中的β-1,4糖苷键,所以能裂解肽聚糖;青霉素能干扰五肽交联桥与四肽侧链的连接,干扰细胞壁合成,导致细菌裂解;而革兰阴性菌细胞壁中肽聚糖含量少,又有外膜保护,故对溶菌酶和青霉素不敏感(表6-1)。

表 6-1 革兰阳性菌和革兰阴性菌细胞壁结构比较

细胞壁	革兰阳性菌	革兰阴性菌
机械强度	高	差
厚度	20～80nm	10～15nm
肽聚糖层数	可达50层	仅1～2层
肽聚糖含量	占胞壁干重50%～80%	占胞壁干重10%
磷壁酸	有	无
外膜	无	有

有不少细菌在外界环境的影响下,例如在低浓度青霉素作用下,或在高渗溶液中,失去合成肽聚糖的能力,因此没有细胞壁。这种没有细胞壁的细菌称为 L 型细菌。1935 年,李斯特(Lister)预防医学研究所首先发现细胞壁缺陷的细菌,并以该研究所的第一个字母"L"命名此菌。细菌细胞壁的缺失可以是自发的,也可以是人工诱导的。人工诱导剂有抗生素、溶菌酶、紫外线、胆汁、抗体与补体等。L 型细菌具有多形性,大小不一,革兰染色多呈阴性。L 型细菌的分布非常广泛,在体内外均可发生。L 型细菌在体内仍可分裂繁殖和致病,临床上可引起肾盂肾炎、骨髓炎、心内膜炎等,并常在作用于细胞壁的抗生素治疗过程中发生,且易反复发作。因此,临床上遇到症状明显而标本常规细菌培养阴性时,应考虑 L 型细菌感染的可能性。

细菌细胞壁的功能包括:维持细菌的一定外形;保护细菌耐受低渗环境;参与菌体内外物质交换;赋予细菌具有特定的抗原性;细胞壁上的某些成分与致病性有关。

(2)细胞膜:位于细胞壁内侧,与一般细胞膜在结构、化学成分、功能上无多大区别,其结构基本上同真核细胞膜的液态镶嵌结构。细菌细胞膜主要起支持细胞的电子转运与氧化磷酸化以及进行细胞内外的物质转运、交换,维持细胞内正常渗透压等作用。

中介体是细胞膜凹入折叠而成的一种囊状、管状或层状的结构,革兰阳性菌较为常见。其功能与真核细胞的线粒体相似,与呼吸有关,并有促进细胞分裂的作用。

(3)细胞质:细菌细胞膜内包围的、除核质以外的所有物质,是一种无色透明、均质的黏稠胶体。主要成分是水、蛋白质、脂类、多糖类、核糖核酸和少量无机盐等,具有明显的胶体性质。在细胞质内含有各种酶系统,还有核糖体、质粒、胞质颗粒等。

①核糖体:又名核蛋白体,是散布在细胞质中的一种核糖核酸蛋白质小颗粒,是细菌细胞合成蛋白质的场所。沉降系数约为 70S,由 50S 和 30S 两个亚基构成。有些药物,如红霉素或链霉素能分别与细菌核糖体的 30S 或 50S 亚基相结合,干扰蛋白质的合成,从而将细菌杀死,但对人和动物细胞的核糖体不起作用。

②质粒:细菌染色体以外的遗传物质,能进行自我复制的,为环状闭合的双股 DNA 分子。质粒能控制细菌产生菌毛、毒素、耐药性和细菌素等遗传性状。由于质粒能与外来 DNA 重组,所以在基因工程中常被用作载体。医学上重要的质粒有决定细菌性菌毛的 F 因子,决定细菌耐药性的 R 因子,决定大肠杆菌产生大肠菌素的 Col 因子等。

③胞质颗粒:细菌细胞内一些贮藏营养物质或其他物质的颗粒样结构,如脂肪滴、糖原、淀粉粒等。有些细菌如白喉棒状杆菌含有多聚偏磷酸盐的颗粒,可储备无机磷酸盐,为细菌代谢提供磷和能量。这种颗粒对碱性染料着色深,称为异染颗粒。

(4)核质:细菌的核质无核膜、核仁,是一个闭合、环状的双链超螺旋 DNA 分子。核质含细菌的遗传基因,控制细菌的遗传和变异。

2.细菌的特殊结构

(1)荚膜:某些细菌在其生活过程中可在细胞壁的外周产生一种黏液样物质,包围整个菌体,称为荚膜(图 6-3)。细菌荚膜的化学组成因菌种不同而有差异,多数细菌荚膜的主要成分为多糖类,少数为多肽类。荚膜用普通的染色法不易着色,用特殊的荚膜染色法可将荚膜染成与菌体不同的颜色。能够生成荚膜的细菌一般在机体内或营养丰富的培养基中易形成

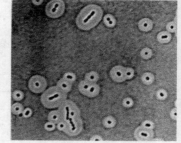

图 6-3　细菌的荚膜

荚膜。

荚膜的意义：①与细菌致病性和细菌感染有关。荚膜可抵抗机体吞噬细胞对细菌的吞噬，可以保护细菌免受体内杀菌物质（溶酶体、补体等）的杀伤作用，是病原菌重要的毒力因子；荚膜多糖可使细菌彼此相连，黏附于组织细胞表面，是引起感染的重要因素。②鉴别细菌。荚膜具有抗原性，可从形态学和血清学上帮助鉴别细菌。

（2）鞭毛：许多细菌菌体表面附着的细长并呈波状弯曲的丝状物，称为鞭毛。鞭毛是细菌的运动器官，化学成分主要是蛋白质，具有抗原性，经特殊的鞭毛染色法可在光学显微镜下见到。依据鞭毛的数量与附着部位，可将有鞭毛菌分为单毛菌、双毛菌、丛毛菌和周毛菌四类（图6-4）。

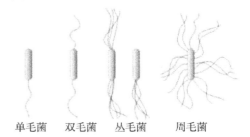

单毛菌　双毛菌　丛毛菌　周毛菌

图6-4　细菌的鞭毛示意图

鞭毛的功能：①是细菌的运动器官；②具有黏附性，与某些细菌致病性有关；③细菌鞭毛的有无可作为细菌鉴别的依据之一。

此外，鞭毛具有抗原性，通常称H抗原，可用于细菌的鉴别与分型。

（3）菌毛：大多数革兰阴性菌和少数革兰阳性菌的菌体上生长有一种比鞭毛数目多、较直、较短的毛发状细丝，称为菌毛。菌毛只能在电子显微镜下才能看见。

根据功能不同，菌毛分为普通菌毛和性菌毛。①普通菌毛遍布菌体细胞表面，主要起黏附作用，可牢固黏附在人体细胞上，与细菌的致病性有关。②性菌毛比普通菌毛长而粗，仅有1~4根，呈中空管状。带有性菌毛的细菌称F$^+$或雄性菌，不带性菌毛的细菌称F$^-$菌或雌性菌。性菌毛能将F$^+$菌的某些遗传物质转移给F$^-$菌，从而引起后者某些性状的改变，细菌的耐药性、毒力等性状可由此方式转移。

（4）芽胞：某些革兰阳性菌在一定的环境条件下，胞浆及核质集中并逐渐脱水浓缩，形成一个折光性很强的圆形或椭圆形小体（图6-5）。一个细菌只能形成一个芽胞，一个芽胞经过发芽也只能形成一个菌体。因此，芽胞不是细菌的繁殖方式，而是生长发育过程中保存生命的一种休眠状态的结构，此时菌体代谢相对静止。

芽胞抵抗力强大，是细菌维持生存和抵抗恶劣环境的一种特殊结构，其原因是：①芽胞有多层结构，芽胞外壳的通透性低，化学药品不易进入；②芽胞的核心和皮质含有大量吡啶二羧酸钙（DPA），与稳定芽胞的酶系有关；③胞浆呈脱水状态，蛋白质和酶类遇热不易凝固被破坏。

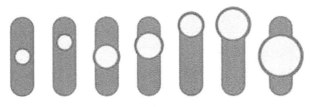

图6-5　细菌的芽胞

芽胞的功能：①对辐射、干燥、高温、化学消毒剂等理化因素抵抗力强，杀灭芽胞最可靠的方法是高压蒸汽灭菌，对医疗器械、敷料等物品灭菌，应以杀灭芽胞为标准；②芽胞广泛存在于自然界，芽胞侵入机体成为繁殖体，可大量繁殖而致病；③芽胞的形状、大小、位置随不同细菌而异,有助于鉴别细菌。

(四)细菌的生长繁殖与代谢

【相关链接】　　　　　　　　　**郭霍**

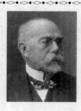

　　德国学者郭霍(Robert Koch,1843—1910)是微生物学的奠基人之一。创用固体培养基,将细菌从环境或患者排泄物等标本中分离,利于对各种细菌进行分别研究。在 19 世纪的最后 20 年中,大多数传染病的病原体由郭霍和在他带动下的一大批学者发现并分离培养成功。

　　1.细菌生长繁殖的条件

　　(1)营养物质:细菌所需要的营养物质主要有水、碳源、氮源、无机盐及生长因子等。

　　(2)酸碱度:大多数致病菌的最适 pH 为 7.2～7.6。个别细菌,如霍乱弧菌需 pH 为 8.4～9.2,结核分枝杆菌需 pH 为 6.4～7.0。

　　(3)温度:病原菌在长期进化过程中已适应人体环境,其最适生长温度为 37℃。

　　(4)气体:与细菌生长繁殖有关的气体主要是氧和二氧化碳。根据细菌代谢时对分子氧的需要与否,可分为四类。①专性需氧菌:必须在有氧条件下才能生存,如结核分枝杆菌;②专性厌氧菌:必须在无氧条件下才能生存,如破伤风梭菌、脆弱类杆菌;③兼性厌氧菌:在有氧或无氧条件下都能生存,大多数病原菌属此类;④微需氧菌:氧浓度为 5%～6%时生长最好,氧浓度大于 10%对其有抑制作用,如幽门螺杆菌。

　　2.细菌生长繁殖的规律

　　(1)细菌个体繁殖:细菌一般以简单的二分裂法进行无性繁殖。在适宜条件下,大多数细菌 20～30min 分裂一次,经过 18～24h 在固体培养基上可见细菌的菌落。少数细菌繁殖较慢,如结核分枝杆菌 18～20h 才分裂一次。

　　(2)细菌群体繁殖:细菌生长繁殖速度很快,若按 20min 分裂一次来计算,一个细菌经 10h 将繁殖成 10 亿个以上,但由于营养来源有限并逐渐耗竭,有害代谢产物逐渐积累,不可能始终保持如此高速的无限繁殖。经过一段时间后,繁殖速度渐减,死亡菌数增多,活菌增长率随之趋于停滞以至衰落。

　　若将一定量的细菌接种于适宜的液体培养基中,间隔不同时间取样检查活菌数,可发现其生长过程具有规律性。以培养时间为横坐标,培养物中活菌数的对数为纵坐标,可得出一条生长曲线(图 6-6)。细菌群体的生长繁殖可人为地分为四期。

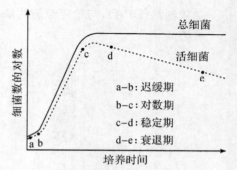

图 6-6　细菌生长曲线

　　①迟缓期:此期是细菌进入新环境后的适应阶段,代谢活跃,繁殖极少。迟缓期一般在培养后约 1～4h。

　　②对数期:此期细菌生长迅速,在生长曲线上活菌数的对数呈直线上升,达到顶峰状态。该期细菌的形态、染色性、生理活性较典型,对外界因素包括抗菌药物的作用比较敏感。因此,研究细菌的性状(形态染色、生化反应、药物敏感试验等),均应选用该期的细菌以获得准确的结果。细

菌对数期一般在培养后 8～18h。

③稳定期:该期细菌的繁殖数与死亡数大致平衡,这是由于培养基中营养物质消耗,有害代谢产物积聚等因素影响所致。稳定期的细菌形态和生理性状常有改变,如革兰阳性菌的染色反应可变为阴性。一些细菌的芽胞和外毒素、抗生素等代谢产物大多在稳定期产生。

④衰退期:此期死菌数超过活菌数。该期细菌形态显著改变,菌体变长、肿胀或扭曲;有的菌体自溶。因此,陈旧培养的细菌难以鉴定。

细菌在自然界或人类、动物体内生长繁殖时,受多种环境因素和机体免疫因素的影响和制约,情况复杂,不可能出现在培养基中的那种典型的生长曲线。

3. 细菌的人工培养

不同的细菌对营养物质、能量及环境条件的生理要求不同,用人工方法提供细菌生长繁殖所需要的各种条件,可进行细菌的人工培养。根据细菌对营养物质的需要,经人工配制适合不同细菌生长、繁殖或积累代谢产物的营养基质称为培养基。培养基的主要用途是能促使细菌生长与繁殖,可用于细菌纯种的分离、鉴定和制造其制品等。根据细菌的种类和培养的目的,可配制不同种类的培养基。常用的培养基分类、生长现象和代谢产物如下:

(1)根据培养基物理状态分类。

①固体培养基:在液体培养基中加入质量分数为 2.0%～2.5% 的琼脂,使培养基凝固呈固体状态。固体培养基可用于菌种保藏、纯种分离、菌落特征的观察以及活菌计数等。

②液体培养基:在配制好的培养基中不加琼脂,即为液体培养基,常用于增菌及生化试验等。

③半固体培养基:在液体培养基中加入少量(0.3%～0.5%)琼脂,使培养基呈半固体状,多用于细菌有无动力的检查。

(2)根据培养基的用途分类。

①基础培养基:含有一般细菌生长繁殖所需要的营养物质,可供培养一般细菌使用,如营养琼脂。

②营养培养基:在基础培养基中加入一些额外的营养物质,如血液、血清、葡萄糖、酵母浸膏等,可使营养要求较高的细菌生长。

③选择培养基:在培养基中加入某些化学物质,有利于需要分离的细菌生长,抑制不需要的细菌。如培养沙门菌的 SS 培养基可以抑制大肠埃希菌的生长。

④鉴别培养基:用于培养和鉴别不同细菌种类的培养基。如糖发酵培养基,可观察不同细菌分解糖产酸产气情况;用醋酸铅培养基可以鉴定细菌是否产生硫化氢等。

⑤厌氧培养基:供专性厌氧菌的分离、培养和鉴别用的培养基,如疱肉培养基。

(3)细菌在培养基上的生长现象。细菌在固体培养基上生长,由单个菌细胞分裂繁殖,形成肉眼可见的堆集物,称为菌落;许多菌落融成一片称为菌苔。在平板培养基上孤立生长的一个菌落,往往是一个细菌生长繁殖的结果,因而平板培养基可用来分离纯种细菌。各种细菌菌落的大小、形态、透明度、湿润度、表面光滑或粗糙、有无光泽等随菌不同而各异,这些特征在细菌鉴定上具有重要意义。

在液体培养基中生长的细菌,有的使清亮的培养基变得均匀浑浊;有的可在液体表面形成菌膜;有的则沉淀生长如絮状或颗粒状。临床上,注射药剂如有此类现象,则多为细菌污染,不得再使用。

在半固体培养基中,有鞭毛的细菌沿穿刺线向周围扩散呈放射状、羽毛样或云雾状浑浊生长;无鞭毛的细菌沿穿刺线呈明显的线状生长。因此可用半固体培养基穿刺培养,检查细菌的运动力。

(4)细菌代谢产物。细菌在代谢过程中,除摄取营养、进行生物氧化、获得能量和合成菌体成分外,还产生一些分解或合成代谢产物,有些产物能被人类利用,有些则与细菌的致病性有关,有些可作为鉴定细菌的依据。

细菌分解代谢产物包括:

①糖的分解产物:不同细菌对各种糖分解能力和代谢产物不同。细菌能分解糖类,产生多种酸类、醛类、醇类和酮类。各种细菌的酶不同,对糖的分解能力也不一样,有些细菌能分解某些糖类产酸产气,有的只产酸不产气,有的则不能利用某种糖,因此通过糖发酵试验可以鉴别细菌。

②蛋白质的分解产物:细菌的种类不同,分解蛋白质、氨基酸的能力不同,因而产生不同的中间产物。利用蛋白质的分解产物设计的靛基质试验、硫化氢试验、尿素分解试验等,可用于细菌的鉴定。

细菌合成代谢产物包括:

①热原质:许多革兰阴性菌与少数革兰阳性菌在代谢过程中能合成一种多糖物质,注入人体或动物体能引起发热反应,称为热原质,又称致热原。热原质能通过细菌滤器,耐高温,湿热 121℃ 20min 或干热 180℃ 2h 不能使其破坏。制备注射制剂和生物制品时用吸附剂或特制的石棉滤板,可除去液体中的大部分热原质。玻璃器皿经干烤 250℃ 2h 才能破坏热原质。因此,在制备和使用注射药剂过程中应严格遵守无菌操作,防止细菌污染。

②毒素和侵袭性酶:毒素的产生与细菌的致病性有关,细菌产生的毒素有内毒素和外毒素两种。内毒素是革兰阴性菌的细胞壁成分,即脂多糖,当菌体死亡崩解后才游离出来。外毒素是一种蛋白质,在细菌生活过程中即可释放到菌体外,产生外毒素的细菌大多数是革兰阳性菌。侵袭性酶是病原菌合成分泌的可协助细菌抗吞噬或促进细菌扩散的酶类,如金黄色葡萄球菌的凝固酶、A 族链球菌产生的透明质酸酶等。

③细菌素:是某些细菌菌株产生的一类具有抗菌作用的蛋白质,其作用范围较窄,仅对与该种细菌有近缘关系的细菌才有作用。例如,大肠埃希菌某一菌株所产生的大肠菌素,一般只能作用于大肠埃希菌的其他相近的菌株。

④维生素:一些细菌能自行合成维生素,除满足自身所需外,也能分泌到菌体外。如人体肠道内的大肠埃希菌能合成 B 族维生素和维生素 K,可被机体利用。

⑤色素:某些细菌在一定条件下能产生各种颜色的色素,有的是水溶性色素,使整个培养基呈现颜色,如铜绿假单胞菌的黄绿色素;有的则是脂溶性色素,不溶于水,仅使菌落显色,而培养基颜色不变,如金黄色葡萄球菌色素。

⑥抗生素:是由某些微生物在代谢过程中产生的一类能抑制或杀死某些病原微生物和肿瘤细胞的物质。抗生素大多由放线菌和真菌产生,由细菌产生的有多黏菌素、杆菌肽等数种。

（五）各种消毒灭菌法

【相关链接】 　　　　　　　　发酸的啤酒与巴氏消毒法

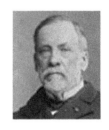

19世纪中叶，当时法国的支柱工业——酿酒业常因酒类变酸而损失惨重。化学家、生物学家巴斯德（Louis Pasteur，1822—1895）通过精心的研究，揭示出原来是细菌在作怪。巴斯德又提出将啤酒加热至60~65℃保持一定的时间，把杂菌杀死就不会再变酸，由此挽救了整个法国酿酒业，此法即为沿用至今的巴氏消毒法。英国外科医生李斯特受此启发，于1865年8月12日进行了一次试验，在整个手术室里、手术台上、手术器械以及整个手术过程中都喷洒了稀释的苯酚溶液，结果手术获得了出乎意外的成功。采用这种消毒法，伤口化脓明显减少，手术死亡率也大幅度下降。

由于细菌细胞结构简单，其生长繁殖易受外界因素的影响，适宜的环境能促进其生长繁殖，若环境发生剧烈变化，细菌的生长繁殖则被抑制甚至死亡。临床上常采用物理、化学或生物方法，通过改变其外界环境条件，来抑制或杀灭病原生物，以达到消毒灭菌、控制感染的目的。现将与之有关的概念简介如下：

消毒（disinfection）：用物理或化学方法杀灭物体上的病原微生物，但不能把全部微生物都杀死。所以消毒的方法并不彻底，只是一种卫生措施。

灭菌（sterilization）：用物理或化学方法杀灭物体上所有的病原性和非病原性微生物以及细菌的芽胞。灭菌后的物品状态称为无菌状态。

无菌（asepsis）：指不含活菌的状态，是灭菌的结果。防止微生物进入机体或其他物品的操作技术称为无菌操作（asepsis technique）。在进行护理操作和微生物实验操作时，必须严格无菌操作，以防止微生物的侵入或污染。

防腐（antisepsis）：用物理或化学方法防止和抑制微生物的生长繁殖。用于防腐的药物称为防腐剂。防腐时细菌一般不死亡。

1. 物理消毒灭菌法

（1）热力消毒灭菌法：利用高温使菌体蛋白质变性或凝固，代谢发生障碍，导致细菌死亡。方法有干热灭菌和湿热灭菌两大类。

干热灭菌法包括：

6.3　微视频

①焚烧法：用火焚烧，是一种彻底的灭菌方法，适用于废弃的污染物品和有传染性的动物尸体等。

②烧灼法：在火焰上进行，用于接种环（针）和试管口或瓶口的灭菌。

③干烤法：需在干烤箱内进行，通电后利用高热空气进行灭菌。一般加热到160~170℃，维持2h即可杀灭包括芽胞在内的一切微生物。本法灭菌物品主要限于玻璃器皿、磁器或需干燥的注射器等。

湿热灭菌法包括：

①巴氏消毒法：由巴斯德创建，常用于牛奶和酒类的消毒。此法可杀死物品中的病原菌

或一般杂菌,而不严重破坏物品的质量。一般加热 61.1～62.8℃ 0.5h,或 71.7℃经 15～30s,便可达到目的。

②煮沸法:在一个大气压下煮沸 100℃ 5min 可杀死细菌的繁殖体,一般器械消毒以煮沸 10min 为宜,杀死芽胞则需煮沸 1～3h。煮沸法主要用于一般外科器械、注射器、乳胶管和食具等的消毒。若水中加入 1%～2%碳酸氢钠,可提高沸点至 105℃,既可增强杀菌能力,又可防止金属器械生锈。

③流通蒸汽法:可采用阿诺氏(Arnold)流通蒸汽灭菌器或普通蒸笼进行。通常 100℃加热 15～30min 可杀死细菌的繁殖体,但不保证杀死芽胞。

④间歇灭菌法:是利用反复多次的流通蒸汽,杀死细菌所有繁殖体和芽胞的一种灭菌法。本法适用于耐热物品,也适用于不耐热(<100℃)的营养物质如某些培养基的灭菌。具体做法是,将待灭菌的物品置于阿诺氏流通蒸汽灭菌器内,100℃加热 15～30min 杀死其中的细菌繁殖体,然后将物品置 37℃温箱中过夜,使芽胞发育成繁殖体,次日再通过流通蒸汽加热,如此连续 3 次,可将所有繁殖体和芽胞全部杀死。若有某些物品不耐 100℃,则可将温度降至 75～80℃,每次加热的时间延长至 30～60min,次数增至 3 次以上,也可达到灭菌目的,如用血清凝固器对血清培养基或卵黄培养基的灭菌。

⑤高压蒸汽灭菌法:是灭菌效果最好、目前应用最广的灭菌方法。灭菌是在一密闭蒸锅(高压蒸汽灭菌器)内进行的。加热时蒸汽不能外溢,由密闭容器加温所产生的高压饱和水蒸气能获得较高的温度,通常在 103.4kPa(1.05kg/cm²) 的压强下,温度达 121.3℃,维持 15～30min,可杀死包括细菌芽胞在内的所有微生物。此法适用于高温和不怕潮湿物品的灭菌,如普通培养基、生理盐水、手术器械、注射器、手术衣、敷料和橡皮手套等。

在同样温度下,湿热灭菌的效果比干热灭菌好,原因是湿热情况下菌体吸收水分,蛋白质较易凝固;湿热比干热的穿透力好,是由于水或饱和水蒸气传导热能的效率明显高于空气,蒸汽容易穿透到物体的深部,使灭菌的物体内部温度迅速上升;蒸汽有潜热存在,当蒸汽与被灭菌的物体接触时凝结成水,放出潜热,能迅速提高灭菌物体的温度。

低温可使细菌新陈代谢减慢,常用于保存细菌菌种。冰冻中的细菌,由于胞内水分被胞外冰结晶吸收造成电解质浓缩和菌体蛋白变性,胞壁受损后胞内有机化合物(包括核酸、肽类等)随之漏出,可以导致细菌死亡。为避免冰冻时对细菌的损伤,可在低温状态下抽真空抽去水分再保存,此方法称为冷冻真空干燥法。

(2)辐射杀菌法:

①日光与紫外线:日光的杀菌作用包括热力、干燥,尤其是紫外线。将患者的被褥、衣服、书报等放在日光下暴晒数小时,可达到消毒的目的。

6.4　微视频

波长 200～300nm 的紫外线(包括日光中的紫外线)具有杀菌作用,其中以 265～266nm 最强,这与 DNA 的吸收光谱范围一致。紫外线主要作用于 DNA,使一条 DNA 链上相邻的两个胸腺嘧啶共价结合而形成二聚体,干扰 DNA 的复制与转录,导致细菌的变异或死亡。紫外线穿透力弱,只能用于房间空气、物体表面消毒;杀菌效果与照射时间、距离和强度有关;对眼睛角膜和皮肤有损伤作用,工作人员切勿在紫外线灯照射下进行操作。

②电离辐射:X 线和 γ 射线等可使细菌蛋白质变性,核酸破坏,对其产生致死效应。

由于射线照射时不会使物品升温,且穿透力强,可用于不耐热物品,如塑料、药品的消毒。

③微波:微波是一种波长为1mm到1m的电磁波,频率较高,主要通过热效应杀灭微生物,可穿透玻璃、塑料薄膜与陶瓷等物质,但不能穿透金属。微波照射多用于食品、非金属器械、食具、药杯等物品的消毒。

(3)滤过除菌法:滤过除菌法是使用细菌滤器用物理阻留的方法将液体或空气中的细菌除去,以达到无菌的目的。滤过除菌法用于不适合加热灭菌的液体,如血清、毒素、抗毒素、抗生素和药液等。常用的细菌滤器有玻璃滤菌器、蔡氏滤菌器和薄膜滤菌器等。

2.化学消毒灭菌法

具有杀菌作用的化学药品称化学消毒剂;用于抑制微生物生长繁殖的化学药品称防腐剂。一般化学消毒剂对人体组织细胞有损害作用,所以只能外用,主要用于体表、器械、排泄物及周围环境的消毒。

6.5　微视频

(1)消毒剂作用机制:

①使菌体蛋白质变性或凝固,如重金属盐类、醇类等,它们或使蛋白质脱水变性,或与菌体蛋白质接合使之丧失功能。

②破坏细菌酶系,如过氧化氢、碘、重金属盐类等能与细菌酶上的巯基(—SH)接合,氧化剂则可氧化巯基(—SH)为—SS—,从而使酶活性丧失,细菌代谢发生障碍,最终死亡。

③改变细菌细胞壁或细胞膜的通透性,如阳离子表面活性剂(苯扎溴铵、度米芬)可与细菌细胞膜中的磷脂接合,提高膜的渗透作用,这不仅能使胞浆内重要代谢物质溢出,也可使表面活性剂直接进入胞内引起蛋白质变性。酚类化合物作用细菌后,除可损伤胞浆膜,使胞浆内容物外渗、漏出外,还能使细胞膜上的氧化酶和脱氢酶失活,最终导致细菌死亡。

(2)影响消毒剂效果的影响因素:

①消毒剂的性质、浓度与作用时间:各种消毒剂的理化性质不同,对微生物的作用大小也有差异。例如,表面活性剂对革兰阳性菌的杀灭效果比对革兰阴性菌好。一般消毒剂浓度越大,作用时间越长,杀菌效力越强,但乙醇(酒精)例外,以70%~75%的浓度杀菌力最强,这可能是由于酒精浓度过高能使菌体表面蛋白迅速凝固,使酒精无法继续渗入菌体内部发挥作用之故。

②细菌的种类和数量:不同种类的细菌对消毒剂的敏感性不同,如5%苯酚5min可杀死沙门菌,杀死金黄色葡萄球菌则需10~15min。同一细菌,其芽胞比繁殖体抵抗力强,老龄菌比幼龄菌抵抗力强,一般细菌数量越大,所需消毒剂浓度越高,作用时间越长。

③环境中有机物的影响:自然情况下,细菌常与血液、脓液和痰液等有机物混在一起,环境中的这些蛋白质能与消毒剂结合,故可减弱消毒剂对细菌的杀伤作用。受有机物影响较大的消毒剂有升汞、表面活性剂、次氯酸盐、乙醇等。受其影响较小的消毒剂有酚类化合物、生石灰等。

此外,温度、酸碱度、拮抗物质的存在等也对消毒剂的效果产生影响。

(3)常用的化学消毒剂:常用的化学消毒剂的种类、作用机制与用途见表6-2。

按杀灭微生物的效能不同分为高效、中效、低效三类消毒剂。高效消毒剂能杀灭包括细菌芽胞、真菌孢子在内的各种微生物,能灭活所有病毒。可作为灭菌剂使用的一定是高效的化学消毒剂,如过氧乙酸、环氧乙烷等;中效消毒剂是指能够杀灭细菌繁殖体,包括抵抗力较强的结核分枝杆菌以及真菌和大多数病毒等,但是不能杀灭细菌芽胞的消毒剂,如乙醇、碘酒等;低效消毒剂只能杀灭一般细菌繁殖体、部分真菌和亲脂性病毒,不能杀灭结核分枝杆菌、亲水性病毒、抵抗力较强的真菌和细菌芽胞,如氯己定、苯扎溴铵等。处理直接接触损伤皮肤黏膜或经皮肤进入组织器官的物品,应用高效消毒剂;处理不直接进入组织器官或仅接触未破损的皮肤黏膜的物品,可以用中效消毒剂。

表 6-2　常用的化学消毒剂的种类、作用机制与用途

类别	作用机制	常用消毒剂	用途
酚类	蛋白质变性,损伤细胞膜,灭活酶类	3%～5%苯酚	地面、器具表面的消毒
		0.02%～0.05%氯己定(洗必泰)	皮肤、黏膜、物品表面消毒
醇类	蛋白质变性与凝固,干扰代谢	70%～75%乙醇	皮肤、体温计消毒
重金属盐类	氧化作用,蛋白质变性与沉淀,灭活酶类	0.05%～0.01%升汞	非金属器皿的消毒
		0.1%硫柳汞	皮肤、手术部位消毒
		1%硝酸银	新生儿滴眼,预防淋病奈瑟菌感染
		1%～5%蛋白银	
氧化剂	氧化作用,蛋白质沉淀	0.1%高锰酸钾	皮肤、尿道、蔬菜、水果消毒
		3%过氧化氢	创口、皮肤黏膜消毒
		0.2%～0.3%过氧乙酸	塑料、玻璃器材消毒
		2.0%～2.5%碘酒	皮肤消毒
		0.2～0.5ppm氯	地面、厕所、排泄物消毒
		10%～20%漂白粉	地面、墙壁、家具、饮用水等消毒
		0.2%～0.5%氯胺	
表面活性剂	损伤细胞膜,灭活氧化酶等酶活性,蛋白质沉淀	0.05%～0.1%苯扎溴铵(新洁尔灭)	外科手术洗手,皮肤黏膜消毒,浸泡手术器械
		0.05%～0.1%度米芬(杜灭芬)	皮肤创伤冲洗,金属器械、塑料、橡胶类消毒
		50mg/L环氧乙烷	手术器械、敷料等消毒
		2%戊二醛	精密仪器、内镜等消毒
染料	抑制细菌繁殖,干扰氧化过程	2%～4%龙胆紫	浅表创伤消毒
酸碱类	破坏细胞膜和细胞壁,蛋白质凝固	5～10ml/m² 醋酸加等量水蒸发	空气消毒
		生石灰(按1:4～1:8比例加水配成糊状)	地面、排泄物消毒

3.生物因素对细菌的影响

(1)抗生素:抗生素是指由放线菌、真菌或细菌等微生物在代谢过程中产生的、对某些其他微生物具有抑制或杀灭作用的一类化学物质。临床常用的抗生素有微生物培养液中的提取物以及用化学方法合成或半合成的化合物。随着抗生素的广泛使用,病原菌的耐药菌株日益增多。因此选用抗生素治疗时,应做药物敏感试验,这是减少耐药菌株形成和提高抗生素疗效的有效措施之一。

6.6　微视频

（2）噬菌体：噬菌体是指能感染细菌、真菌、放线菌或螺旋体等微生物的病毒总称。噬菌体分布广泛，经常伴随着细菌，被视为一种"捕食"细菌的生物。噬菌体只能侵染相应的细菌，具有高度的宿主特异性，可用于细菌鉴定和分型。由于抗生素耐药性的广泛存在，在许多领域使用噬菌体控制致病菌的生长和扩增。

（3）中草药：实验研究和临床应用已经证明很多中草药有抑菌、杀菌作用，如黄连、黄檗、黄芩和金银花等，中草药不仅对多种细菌有抗菌作用，而且对某些耐药菌株也有效。

（六）细菌的变异

细菌和其他生物一样，无论是在自然情况下还是在人工培养条件下，均可自发地或人为地发生变异，其变异现象或变异发生的机制均是多样的。

1. 形态结构的变异

在异常环境中，细菌的形态、大小等可发生变异，有的甚至形成多形态。细菌的荚膜、芽胞和鞭毛等特殊结构也可发生变异，例如炭疽杆菌在动物体内或某些特殊的培养基中可形成荚膜，而在普通培养基中则不能产生。

2. 菌落变异

细菌的菌落最常见的有两种类型，即光滑型（S型）和粗糙型（R型）。细菌的菌落从光滑型变为粗糙型时，称S→R变异。当发生S→R变异时，细菌的毒力、生化反应、抗原性等也随之改变。

3. 毒力变异

细菌的毒力有增强或减弱的变异。让细菌连续通过易感动物，可使其毒力增强。将细菌长期培养于不适宜的环境中或反复通过不易感的动物时，可使其毒力减弱，这种毒力减弱的菌株可用于疫苗的制造，如卡介苗（BCG）。

4. 耐药性变异

细菌对许多抗菌药物是敏感的，但发现在使用某些药物治疗疾病过程中，其疗效逐渐降低，甚至无效，这是由于细菌对该种药物产生了抵抗力，这种现象称为耐药性变异。如对青霉素敏感的金黄色葡萄球菌发生耐药性变异后，成为对青霉素有耐受性的菌株。

二、细菌的致病性与感染

【相关链接】　　　　　　　　　　**细菌毒素**

目前已知的天然毒素和合成毒素中毒性最强的是肉毒毒素，毒性比氰化钾强10000倍，毒素结晶1mg可杀死2亿只小鼠，一亿分之七克可致成人于死地。

（一）细菌的致病因素

凡能引起人和畜禽发病的微生物，称为病原微生物。细菌致病性，是指一定种类的细菌，在一定条件下，能在动物体内引起传染过程的能力。细菌致病性与毒力强弱、侵入数量和侵入部位有密切关系。

1. 细菌的毒力

构成细菌毒力的因素有侵袭力和毒素两个方面。

（1）细菌的侵袭力：是指病原菌突破机体的防御机能并在体内生长繁殖、蔓延扩散的能力。与细菌侵袭力相关的因素有：①荚膜与类荚膜物质。细菌的荚膜与类荚膜物质具有抵抗吞噬细胞的吞噬和溶菌酶及补体等杀菌物质的作用，使致病菌能在宿主体内大量繁殖。

如肺炎链球菌的荚膜是其致病的重要因素。②黏附素。细菌引起感染一般首先需黏附于宿主体表或黏膜细胞上,以免被纤毛运动、肠蠕动、尿液冲洗和黏液分泌等活动所清除。③侵袭性酶。侵袭性酶有利于细菌侵入组织,并在其中生长繁殖,呈现致病作用。如金黄色葡萄球菌的血浆凝固酶,A 群链球菌的透明质酸酶等。

(2)细菌的毒素:细菌的毒素可以通过毒性作用危害宿主,或刺激机体发生超敏反应,间接地对宿主造成损伤。细菌的毒素主要有外毒素和内毒素两类。

①外毒素:是细菌在生长过程中由细胞内分泌到细胞外的毒性物质。能产生外毒素的细菌多是革兰阳性菌,少数革兰阴性菌也可产生外毒素。将产生外毒素的细菌的液体培养物经滤菌器过滤除菌,即可获得外毒素。其特点是:化学成分是蛋白质,性质不稳定,易被热、酸及酶所灭活,但葡萄球菌肠毒素例外,能在 100℃ 的条件下存活 30min;毒性极强,极微量就可使实验动物死亡;对组织有选择性毒性作用,如破伤风梭菌产生的痉挛毒素能影响宿主脊髓前角运动神经细胞的控制功能,引起骨骼肌的痉挛;抗原性强,可刺激机体产生高效价的抗毒素,可经甲醛(0.3%~0.4%)处理,脱毒成为类毒素。

根据外毒素对宿主细胞的亲和性及作用方式的不同等,可分成神经毒素、细胞毒素和肠毒素三大类(表 6-3)。

表 6-3　常见的细菌外毒素

类型	细菌	外毒素	作用机制
神经毒素	破伤风梭菌	痉挛毒素	阻断上下神经元间正常抑制性神经冲动传递
	肉毒梭菌	肉毒毒素	抑制胆碱能运动神经释放乙酰胆碱
细胞毒素	白喉杆菌	白喉毒素	抑制细胞蛋白质合成
	A 群链球菌	红疹毒素	破坏毛细血管内皮细胞
肠毒素	霍乱弧菌	肠毒素	激活肠黏膜腺苷环化酶,增高细胞内 cAMP 水平
	产毒性大肠埃希菌	肠毒素	不耐热肠毒素同霍乱肠毒素,耐热肠毒素使细胞内 cGMP 增高
	金黄色葡萄球菌	肠毒素	作用于呕吐中枢

②内毒素:内毒素是革兰阴性菌细胞壁中的脂多糖,当菌体细胞死亡溶解时才能释放出来。内毒素的毒性作用无特异性,各种病原菌的内毒素作用大致相同。其表现有引致发热、血液循环中白细胞骤减、组织损伤、弥漫性血管内凝血、休克等,严重时也可导致死亡。

③外毒素和内毒素的主要区别:这两种毒素在毒性作用、化学组成、耐热性、抗原性等方面有明显的区别(表 6-4)。

表 6-4　细菌外毒素与内毒素的区别

区别要点	外毒素	内毒素
来源	多数革兰阳性菌,少数革兰阴性菌	革兰阴性菌
存在部位	多数活菌分泌出,少数菌裂解后释出	细胞壁组分,菌裂解后释出
化学成分	蛋白质	脂多糖
稳定性	60℃ 0.5h 被破坏	160℃ 2~4h 被破坏
毒性作用	强,对组织细胞有选择性作用,引起特殊的临床表现	较弱,各菌的毒性作用相似,引起发热、白细胞增多、微循环障碍、休克等
免疫原性	强,刺激宿主产生抗毒素,用甲醛溶液处理后脱毒成类毒素	弱,用甲醛溶液处理不形成类毒素

2.细菌的侵入门户

病原微生物必须侵入机体的适当部位,才能引起传染。例如,痢疾杆菌必须经消化道侵入才能引起传染；破伤风梭菌只有侵入深而窄的伤口，才有可能引起破伤风。有的病原菌为多途径传染，如结核分枝杆菌经呼吸道、消化道和皮肤伤口都可引起传染。

3.细菌的侵入数量

侵入机体的病原微生物须有一定的数量才能致病。数量多少，一方面取决于病原微生物的毒力强弱，另一方面则取决于宿主机体免疫力的高低。若病原微生物毒力较弱，则需要较多数量才能致病；毒力强的病原菌，如鼠疫杆菌，少量侵入即可发病。

(二)细菌感染的类型

病原微生物在一定的环境条件下，突破机体的防御屏障侵入机体，在一定的部位生长、繁殖，并引起不同程度的病理过程，这一过程称为传染或感染。病原微生物进入机体后能否引起感染，取决于病原体和机体两方面的因素，即病原体本身毒力的强弱、入侵的数量、进入机体的途径和机体所处的状态。一般情况下，细菌毒力愈强，机体免疫力愈低，愈易发生感染。根据细菌的毒力强弱和数量多少以及机体抵抗力，可出现不同的感染类型。

1.隐性感染

若机体免疫力较强，入侵的细菌数量不多或毒力不强，虽然细菌能在体内生长繁殖，但宿主不表现出明显的临床症状即为隐性感染(inapparent infection)，亦称亚临床感染。

2.显性感染

若机体抵抗力较差，或入侵的细菌毒力较强，数量较多，使机体受到严重损害，出现明显临床症状称显性感染(apparent infection)。显性感染又可分为以下几个类型：

(1)局部感染(local inefction)：感染局限于一定部位。

(2)全身感染(systemic or generalized infection)：感染发生后细菌或其代谢产物向全身扩散，引起各种临床表现。①毒血症(toxemia)。细菌在局部繁殖但不侵入血流，仅细菌产生的外毒素进入血流引起全身中毒症状，如白喉、破伤风。②菌血症(bacteremia)。病菌由原发部位侵入血流到达其他部位，但未在血中大量繁殖，如伤寒的菌血症。③败血症(septicemia)。细菌侵入血流并在血中大量繁殖，造成机体严重损伤和出现全身中毒症状。④脓毒血症(pyemia)。化脓性细菌在引起败血症的同时，又播散至其他许多组织器官，引起化脓性病灶。

3.带菌状态

经过显性或隐性感染后，致病菌未被及时清除而继续存在于体内，与机体的免疫力形成相对的平衡状态称为带菌状态(carrier state)。处于带菌状态的人称带菌者。带有致病菌而无临床症状者称"健康带菌者"。带菌者经常或间歇地排出病原菌，成为重要的传染源。

(三)医院感染

【相关链接】　　　　　　　　医院感染率

目前，医院感染发生率高达5%～20%，主要发生在重症监护病房、血液科及产生开创性伤口的科室，且规模越大、患者即高危人群越多的医院相对感染率越高。与医院感染密切相关的多重耐药菌已经和HIV、肝炎并列成为世界三大传染病源，已成为全球性公共卫生问题。

1.医院感染的概念

医院感染又称医院获得性感染,指住院患者在医院内获得的感染,包括在住院期间发生的感染(无明确潜伏期的感染,规定入院48h后发生的感染;有明确潜伏期的感染,自入院时起超过平均潜伏期后发生的感染)和在医院获得而于出院后发生的感染;但不包括入院前已开始或入院时已存在的感染。医院工作人员在医院内获得的感染也属医院感染。

医院感染发生的主要部位是下呼吸道、泌尿生殖道、胃肠道、外科切口等。

2.医院感染的分类

医院感染可按病原体来源、感染部位、感染的微生物学等分类,目前医院感染常采用的分类方法是按病原体来源分类。

(1)内源性感染:又称自身感染,指寄居在患者体内的正常菌群,在患者机体免疫力低下时引起的感染。

(2)外源性感染:又称交叉感染,指患者与患者、患者与工作人员之间的直接感染或通过水、空气、医疗器械等间接性感染。

3.医院感染的主要因素

(1)主观因素:医务人员对医院感染及其危害性认识不足;不能严格地执行无菌技术和消毒隔离制度;医院规章制度不全,无健全的门急诊预检、分诊制度,住院部没有入院卫生处置制度,致使感染源传播。此外,缺乏对消毒灭菌效果的监测,不能有效地控制医院感染的发生。

(2)客观因素:

①侵入性诊治手段增多:据统计,美国每年因使用医疗器械而发生感染者占医院感染的45%。如内镜、泌尿系导管、动静脉导管、气管切开、气管插管、吸入装置、脏器移植、牙钻、采血针、吸血管、监控仪器探头等侵入性诊治手段,不仅可把外界的微生物导入体内,而且损伤了机体的防御屏障,使病原体容易侵入机体。

②使用可抑制免疫的治疗方法:因治疗的需要使用激素或免疫抑制剂,接受化疗、放疗后,致使患者自身免疫功能下降而成为易感者。

③大量抗生素的开发和普及:治疗过程中应用多种抗生素或集中使用大量抗生素,使患者体内正常菌群失调,耐药菌株增加,致使病程延长,感染机会增多。

④易感患者增加:随着医疗技术的进步,过去某些不治之症可治愈或延长生存时间,故住院患者中慢性疾病、恶性疾病、老年患者所占比例增加,而这些患者对感染的抵抗力是相当低的。

⑤环境污染严重:医院中由于传染源多,所以环境的污染也严重。其中,污染最严重的是传染病患者的病房,厕所的污染也很严重,抽水马桶每抽一次水都可能激起大量微生物气溶胶。病区中的公共用品,如水池、浴盆、便器、手推车、拖布、抹布等,也常被污染。

⑥对探视者未进行必要的限制:对探视者放松合理和必要的限制时,以致由探视者或陪住人员把病原菌带入医院的可能性增加。

4.医院感染中常见的微生物

医院感染中常见的微生物有细菌、真菌、病毒、衣原体、立克次体和原虫等,其中主要是细菌(表6-5)。但医院感染微生物的种类可因区域、医院规模、病种及诊疗水平不同而有很大差别。医院感染中微生物主要有以下特点:

(1)机会致病菌占主导地位:引起医院感染的病原体主要是条件致病菌,包括医院环境中的病原体和患者体内的内源性机会致病菌。细菌约占 90% 以上,且以革兰阴性菌为主。

(2)对理化因素有较强的抵抗力:有些微生物离开人体后,在自然界可存活较长的时间,甚至可以繁殖,如铜绿假单胞菌在蒸馏水中培养 48h 后仍有繁殖现象。

(3)常为耐药菌株:引起医院感染的微生物大多数具有耐药性,部分还多重耐药。例如常引起医院感染的铜绿假单胞菌、肺炎克雷伯菌、鲍曼不动杆菌、金黄色葡萄球菌、白假丝酵母菌等都容易对多种抗生素耐药。大多数菌株耐药性的产生是由基因突变、染色体或质粒的转移所造成的。

另外,病毒感染不容忽视,真菌感染不断增多,新的病原体不断出现。

表 6-5　医院感染常见的微生物

类别	常见的微生物
呼吸道感染	流感嗜血杆菌、肺炎克雷伯菌、分枝杆菌、鲍曼不动杆菌、呼吸道病毒等
泌尿道感染	大肠埃希菌、表皮葡萄球菌、变形杆菌、铜绿假单胞菌、粪肠球菌、肺炎克雷伯菌、白假丝酵母菌等
胃肠道感染	沙门菌、志贺菌、病毒等
手术部位感染	金黄色葡萄球菌、甲型链球菌、铜绿假单胞菌、无芽胞厌氧菌、凝固酶阴性葡萄球菌等
与输血相关的感染	人类免疫缺陷病毒、丙型肝炎病毒、乙型肝炎病毒、梅毒螺旋体等

5.医院感染的预防与控制

(1)建立医院感染的管理组织:健全的医院感染管理组织和系统的医院感染监测,是有效预防与控制医院感染的重要手段。要由专人负责拟订全院控制感染计划,并组织实施;定期对医院环境感染情况、消毒药械使用情况进行监测;调查、收集、整理、分析有关医院感染的各种监测资料;加强对医护人员宣传培训等。

(2)合理使用抗生素:近年来,由于抗生素的广泛使用,加之不合理使用,细菌耐药日趋严重。合理使用抗生素和加强对耐药菌的监控,可减少耐药菌的形成,降低医院感染的发生。

(3)严格执行医疗器械、器具的消毒工作技术规范:医疗机构使用的消毒药械、一次性医疗器械和器具应当符合国家有关规定。一次性使用的医疗器械、器具不得重复使用。

(4)加强隔离制度:医疗机构应当严格执行隔离技术规范,根据病原体传播途径,采取相应的隔离措施。

(5)对医院感染的危险因素进行控制:医疗机构应当制定具体措施,保证医务人员的手卫生、诊疗环境条件、无菌操作技术和职业卫生防护工作符合规定要求,对医院感染的危险因素进行控制。

医院感染伴随医院的出现而发生,其感染率有迅速增长之势,不仅增加了患者的发病率和痛苦,死亡率上升,而且住院时间明显延长,费用增加。因此,医院感染已成为当今世界每个国家各级医院面临的突出问题。许多国家将医院感染率作为医院管理水平的重要指标,我国于 2006 年 9 月起施行新的《医院感染管理办法》,对医院感染的组织管理、预防与控制、监督管理等做了明确规定。

(四)细菌感染的检查和防治原则

1.标本的采集与送检

标本的采集与送检是微生物学检查的第一步,方法的正确与否直接影响病原体的检出

率,因此应注意下述原则:

(1)采集标本时应无菌操作,尽量避免污染;盛放标本的容器和培养基应预先进行无菌处理并贴好标签。

(2)应选择感染部位或病变明显的部位采集标本,避免周围组织、器官或分泌物中的杂菌污染。

(3)根据病原体在感染性疾病的不同时期的体内分布和排出部位选择在最佳时间采集适宜标本。例如,可疑伤寒患者,在病程的1～2周内取血液,2～3周时则取粪便或尿液送检。

(4)对于怀疑被细菌感染的标本,尽量在抗生素使用前采集,特别是对抗生素敏感的病原体,如乙型溶血性链球菌、脑膜炎奈瑟菌等。

(5)检查病原体的特异性抗体时,应采集急性期和恢复期双份血清,只有当恢复期血清抗体效价比急性期的效价明显升高达4倍或以上时,方有诊断价值。

(6)标本采集后应及时送检。大多数细菌标本应冷藏送检,但是某些细菌,如脑膜炎奈瑟菌对低温和干燥极其敏感,应注意保温,尽量床旁接种,并预温相应的培养基。

2.细菌感染的检查法

细菌检验的一般程序包括形态学检查、分离培养、生化试验、血清学试验以及药物敏感试验等。

(1)形态学检查:包括不染色标本检查和染色标本检查。最常用的形态学检查方法是染色标本检查中的革兰染色法,其基本过程是标本经固定后,先用结晶紫初染,再用卢格碘液媒染,然后用95%酒精脱色,最后用石炭酸复红稀释液复染。此法可将细菌染成两大类:不被酒精脱色仍保留紫色的为革兰阳性菌,被酒精脱色后复染成红色的为革兰阴性菌。革兰染色法在医学上具有重要的实际意义:①鉴别细菌。将细菌分成革兰阳性菌和革兰阴性菌,为细菌的进一步鉴定奠定基础。②选择用药。革兰阳性菌和革兰阴性菌对不同抗生素的敏感性不同,大多数革兰阳性菌对青霉素、红霉素等抗生素敏感;而大多数革兰阴性菌则对链霉素、氯霉素、庆大霉素等抗生素敏感。③与判定细菌致病性有关。大多数革兰阳性菌主要以外毒素致病;而大多数革兰阴性菌则以内毒素致病。

(2)分离培养:原则上应对所有送检标本做分离培养,以便获得单个菌落后进行纯培养,从而对细菌做进一步的生物学、免疫学、致病性或细菌的药物敏感性等方面的检查,最终得出确切的结果。

(3)生化试验:在得到细菌纯培养物后,用糖发酵试验、吲哚试验、硝酸盐还原试验等对细菌的酶系统和其代谢产物进行检查,是鉴别细菌的重要方法之一。

(4)血清学试验:利用含已知特异性抗体的免疫血清,如志贺菌属、沙门菌属的单价和多价诊断血清,检测未知细菌的抗原,不仅能对分离培养的细菌进行种的鉴定,还可以进一步对细菌进行群和型的鉴别。

(5)药物敏感试验:在已确定患者所感染的病原菌后,临床按常规用药又没有明显疗效的时候,有必要做药物敏感试验(简称药敏试验),在体外测定药物抑制或杀死细菌的能力,从而指导临床正确有效地用药。

3.抗体的检测

病原菌侵入机体后,其抗原性物质能刺激机体产生特异性抗体。存在于血液或其他体液中的特异性抗体,常随病程的进展发生变化。用已知细菌或其抗原检测患者体内是否产生了相应的特异性抗体及其量的多少,可作为某些病原菌感染的辅助诊断。因需采集患者的血清进行此类试验,故称之为血清学诊断(serological diagnosis),如辅助诊断伤寒的肥达试验。

4.细菌感染的防治原则

细菌感染的防治原则包括一般性预防措施和特异性防治措施。一般性预防措施主要是控制传染源和切断传播途径;特异性防治措施主要是提高人群免疫力,包括人工自动免疫和人工被动免疫,前者用于疾病的预防,后者则用于应急预防或治疗某些疾病。

第二节　病　毒

6.7　课件

【相关链接】　　　　　　　　病毒与人类

　　人类在 1892 年第一次发现了引起植物烟草花叶病的病毒,1898 年又发现了引起动物口蹄疫的病原。同年,荷兰学者 Beijerinek 提出"virus(病毒)"一词,拉丁文原意是指看不见的有毒液体。随着电子显微镜的发明和现代科学技术的发展,人们不但可以看见病毒颗粒,而且对病毒的生物学特性和致病性也有了深入研究。已知人类传染病的 75% 由病毒引起,而 95% 的急性呼吸道感染的病因是病毒。

一、病毒的生物学特性

病毒(virus)是一类非细胞形态的微生物,基本特征有:①个体微小,可通过除菌滤器,大多数病毒必须用电子显微镜才能看见;②仅具有一种类型的核酸,DNA 或 RNA;③严格的活细胞(真核或原核细胞)内复制增殖;④具有受体连结蛋白与敏感细胞表面的病毒受体连结,进而感染细胞。

形态结构完整并具有感染性的病毒颗粒又称为病毒体。

(一)病毒的大小与形态

1.病毒的大小

病毒个体微小,测量病毒大小的单位是纳米(nm),即 1/1000 微米。大型病毒(如牛痘苗病毒)约 200～300nm;中型病毒(如流感病毒)约 100nm;小型病毒(如脊髓灰质炎病毒)仅20～30nm。研究病毒大小可用高分辨率电子显微镜,放大几万到几十万倍直接测量病毒体的大小。

2.病毒的形态

电子显微镜下观察病毒有五种形态。①球形,大多数人类和动物病毒为球形,如脊髓灰质炎病毒、疱疹病毒及腺病毒等。②丝形,多见于植物病毒。人类某些病毒(如流感病毒)有时也可形成丝形。③弹形,形似子弹头,如狂犬病病毒等。④砖形,如痘病毒(天花病毒、牛痘苗病毒等)。⑤蝌蚪形,由一卵圆形的头及一条细长的尾组成,如噬菌体。

（二）病毒的结构与化学组成

1.核心

衣壳由核酸（DNA 或 RNA）构成病毒核心。病毒的核酸由双股或单股 DNA 或 RNA 分子构成，控制病毒的复制增殖，亦是病毒遗传变异的物质基础，并决定病毒对宿主细胞的感染性和感染类型。

2.衣壳

衣壳由包裹在核酸外面的蛋白质组成。核酸加衣壳构成核衣壳。裸露病毒体即由核衣壳组成，是最简单的病毒体。病毒的基本结构见图 6-7。

衣壳的生物学意义有：①保护病毒核酸；②与病毒体的感染性和致病性有关，衣壳蛋白可吸附宿主细胞表面受体，决定病毒感染的细胞特异性；③有抗原性，可刺激机体产生保护性或病理性免疫应答；④可根据衣壳结构和抗原性来鉴定病毒。

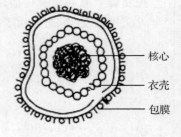

核心
衣壳
包膜

图 6-7　病毒的结构

3.包膜

某些病毒如虫媒病毒、人类免疫缺陷病毒、疱疹病毒等具有包裹在核衣壳外的脂质膜，由类脂、蛋白和糖蛋白构成。有包膜的病毒称为包膜病毒体，是病毒从宿主细胞内出芽释放时从宿主细胞获得的。有的病毒包膜呈钉状、棒状或蘑菇状突起，称为刺突。

包膜及刺突的生物学意义有：①保护病毒，维持病毒结构的完整；②与病毒的致病性有关，刺突可吸附易感宿主细胞表面的受体；③具有抗原性，可刺激机体产生保护性免疫应答或病理性免疫应答。

（三）病毒的增殖与干扰现象

1.病毒的增殖

由于病毒缺少完整的酶系统，不具有合成自身成分的原料和能量，必须侵入易感的宿主细胞，依靠宿主细胞的酶系统、原料、能量和合成的场所，以复制的方式进行增殖。病毒复制的过程分为吸附、穿入、脱壳、生物合成及装配释放五个步骤，又称复制周期。

（1）吸附：是病毒感染细胞的第一步，主要依靠病毒表面的接触蛋白（包膜病毒体的包膜刺突或裸露病毒体的衣壳蛋白）与宿主细胞表面的受体特异性结合从而使病毒黏附在细胞表面。

（2）穿入：裸露病毒体主要通过胞饮方式吞入病毒。包膜病毒体多数通过包膜与宿主细胞膜融合进入细胞。

（3）脱壳：病毒在宿主细胞内必须脱去衣壳，释放出病毒核酸才可进行复制。多数病毒在细胞溶酶体酶的作用下脱去衣壳。

（4）生物合成：病毒基因组在宿主细胞内脱壳释放后，利用宿主细胞的代谢系统，依照病毒核酸的指令，分别合成大量子代病毒核酸和蛋白质，此过程称为病毒的生物合成。

（5）组装与释放：子代病毒的核酸和蛋白质在细胞内分别合成之后装配成核衣壳的过程称为组装。病毒颗粒组装后由感染细胞内释出的过程称为释放。释放的方式有：①细胞裂解释放，如脊髓灰质炎病毒。②出芽释放，见于包膜病毒体，如流感病毒的释放。出芽释放不直接引起细胞死亡，但可使宿主细胞膜带有病毒的某些抗原。③通过细胞间桥或细胞融合释放，使病毒从受感染细胞直接向邻近正常细胞释放。

2.干扰现象

当两种病毒先后感染同一个宿主细胞时,可发生一种病毒抑制另外一种病毒增殖的现象称为干扰现象。干扰现象可发生在异种病毒、同种病毒,以及同种异型病毒之间。干扰现象的发生与缺损干扰颗粒、干扰素的产生以及两种病毒之间的竞争细胞受体等有关。干扰现象的意义在于终止病毒增殖,但疫苗中含有大量缺损干扰颗粒会影响活疫苗的免疫效果。

(四)病毒的抵抗力

病毒在某些理化因素的作用下可失去感染性,称为灭活。灭活的病毒仍保留抗原性和吸附红细胞等特性。

1.温度

大多数病毒耐冷不耐热。高温可用于病毒的灭活,而低温则可以用来保存病毒。

(1)灭活病毒:55～60℃加热 30min,或 100℃数秒可灭活大多数病毒。但肝炎病毒抵抗力较强,乙型肝炎病毒需 100℃加热 10min 方可灭活。

(2)保存病毒或含病毒材料:室温条件下病毒仅能存活数小时;4℃可保存 3～4d;长期保存需置－20℃或－70℃。脊髓灰质炎糖丸需冷藏保存活性。采集含病毒标本也需冷藏,但需注意避免反复冻融以免灭活病毒。

2.pH

酸可灭活病毒,1‰～3‰盐酸溶液浸泡可用于病毒污染材料的消毒。冬季室内乳酸、醋酸熏蒸可预防感冒,但肠道病毒耐 pH 为 2 的酸溶液。大多数病毒在 pH 为 6～8 时较稳定,因此保存病毒以中性或偏碱性为宜,50％甘油盐水可用于保存含病毒的组织块。

3.射线

X 线、γ 射线和紫外线都能灭活病毒,但疫苗的制备不能用紫外线灭活。

4.脂溶剂

乙醚、氯仿、阴离子去垢剂等可溶解病毒包膜中的脂质而灭活包膜病毒。

5.氧化剂、卤素和含氯化合物

氧化剂(过氧化氢、高锰酸钾、过氧乙酸等)、碘酒、漂白粉等均可灭活病毒。但饮水中的漂白粉浓度不能杀灭少数抵抗力强的病毒,如乙型肝炎病毒、脊髓灰质炎病毒和其他肠道病毒。过氧乙酸常用于灭活乙肝病毒。

6.抗生素与中草药

现有的抗生素对病毒无效。某些中草药,如板蓝根、大青叶、大黄、七叶一枝花等对某些病毒有一定的抑制作用。

二、病毒的致病性与感染

(一)病毒感染的途径及在体内的扩散方式

1.病毒在人群中的传播

(1)水平传播:是指病毒在人群个体之间的传播,或媒介动物与人体之间的传播。病毒传播的方式有:①经呼吸道黏膜侵入,如流感病毒、麻疹病毒等经呼吸道黏膜感染;②经消化道黏膜侵入,如脊髓灰质炎病毒和甲型肝炎病毒通过污染的水和食品经粪-口途径侵入机体;③经泌尿生殖道黏膜侵入,如单纯疱疹病毒、人类免疫缺陷病毒等经性接触感染;④经皮肤黏膜侵入,如乙型脑炎病毒系经蚊叮咬感染,狂犬病毒系由疯狗咬伤后感染,肾综合征出血热病毒存在于携带病毒的鼠唾液和粪便中,可经皮肤伤口侵入体内;⑤直接经血液传播,包括经注射、输血、器官移植等途径引起感染,如乙型肝炎病毒和人类免疫缺陷病毒等。

(2)垂直传播:是指病毒经胎盘、产道、哺乳直接感染胎儿或新生儿的一种传播方式,是病毒感染的重要特点。孕妇怀孕早期感染风疹病毒、巨细胞病毒等可引起死胎、流产、先天畸形等。

2.病毒在宿主体内的播散方式

(1)局部播散:病毒仅在入侵局部的细胞与细胞间扩散,引起局部感染。如流感病毒、轮状病毒等的感染。

(2)血液播散:病毒在局部组织增殖后进入血流播散,形成病毒血症。如麻疹病毒。

(3)神经播散:有些病毒侵入机体后需要通过神经播散,如狂犬病毒从咬伤部位的肌肉神经接头处,沿神经轴突到达中枢神经系统;疱疹病毒可潜伏在神经节内,复发时沿传出神经纤维播散到体表皮肤黏膜细胞,引起局部皮肤黏膜的病变。

(二)病毒感染的致病机制

1.病毒对宿主细胞的直接损伤

(1)细胞破坏、死亡,即溶细胞型感染:多见于裸露病毒体引起的急性感染,如脊髓灰质炎病毒。细胞死亡的原因主要有:病毒早期蛋白对细胞代谢的抑制,阻断细胞核酸和蛋白质合成;病毒衣壳蛋白对细胞的毒性;细胞溶酶体膜通透性增高,释放水解酶导致细胞自溶;细胞免疫反应导致细胞损伤;诱导细胞发生凋亡,如 HIV、腺病毒感染细胞后可激活细胞的死亡基因,诱导细胞发生凋亡。

(2)细胞膜结构与功能改变,即稳定状态感染:主要见于包膜病毒体引起的感染,可表现为急性或持续性感染。受染细胞短时间内并不立即死亡,但可导致:①细胞膜抗原改变,如出现病毒抗原、细胞损伤暴露新的抗原等。②细胞膜融合,如麻疹病毒、呼吸道合胞病毒由于有融合蛋白,可使感染细胞互相融合,形成多核巨细胞,导致细胞功能障碍。③细胞内形成包涵体,如疱疹病毒、狂犬病毒感染细胞可使细胞内出现包涵体,导致细胞死亡。包涵体的形态、位置和染色性可在光学显微镜下观察,有助于病毒感染的诊断。

(3)细胞转化,即整合感染:见于逆转录病毒和 DNA 病毒引起的感染。如 DNA 病毒中的 HBV、HSV、EBV 等可将基因整合在宿主细胞 DNA 上。若病毒整合部位恰好是细胞的原癌基因或抗癌基因附近,可导致原癌基因激活或抗癌基因失活,使细胞分裂失去控制成为肿瘤细胞。

2.免疫病理损伤

免疫病理损伤包括体液免疫引起的病理损伤和细胞免疫引起的病理损伤。如受染细胞膜抗原改变,出现病毒抗原、细胞损伤暴露新的抗原等,可以被特异性抗体和细胞毒性 T 细胞(Tc 细胞)识别,通过免疫应答导致感染细胞的损伤和破坏。

(三)病毒感染的类型

1.隐性感染

肠道病毒感染大多数为隐性感染,如脊髓灰质炎病毒、甲型肝炎病毒的感染。呼吸道病毒感染约 1/3 表现为隐性感染。一般地,隐性感染的病毒最终被清除,机体产生特异性免疫力,可抵抗再次感染。

2.显性感染

经呼吸道、皮肤等感染后,受感染者多数可产生明显的临床症状,引起各种疾病。根据感染持续时间、病程长短又可分为急性感染和持续性感染两类。

(1)急性感染:机体感染病毒后经短暂的潜伏期后迅速发病,病情重、病程短、恢复快。

(2)持续性感染:根据病毒和机体之间互相作用的不同,持续性感染又可表现为以下三种类型:①慢性感染。如 HBV 的感染,临床症状似波浪式,表现为反复发作,迁延不愈。②潜伏感染。疱疹病毒的感染大多可引起潜伏感染。③慢发感染。潜伏期更长,潜伏期无任何症状,一旦发作即呈进行性加剧,死亡率极高,如麻疹病毒的缺损病毒感染引起的亚急性硬化性全脑炎(SSPE)。

(四)病毒感染的实验室检查

病毒感染的实验室检查包括病毒分离与鉴定、病毒核酸与抗原的直接检出以及特异性抗体的检测。各种检查方法都要根据疾病的症状与体征采取适宜的标本送检。

1.标本的采集原则

(1)尽早采取在发病初期(急性期)的标本,较易检出病毒,越迟阳性率越低。

(2)采取适宜的感染部位标本。如呼吸道感染采取鼻咽洗漱液或咯痰;肠道感染采取粪便;脑内感染采取脑脊液;皮肤感染采取病灶组织;有病毒血症时采取血液。

(3)冷藏速送。病毒离活体后在室温下很易死亡,故采得标本应尽快送检。若距离实验室较远,应将标本放入装有冰块或干冰的空器内送检。病变组织则应保存于 50% 的甘油缓冲盐水中。污染标本,如鼻咽分泌液、粪便等应加入青霉素、链霉素或庆大毒素等,以免杂菌污染细胞或鸡胚而影响病毒分离。

(4)检测特异性抗体需要采取急性期与恢复期双份血清,第一份尽可能在发病后立即采取,第二份在发病后 2～3 周采取。

2.病毒的分离培养和鉴定

(1)动物培养:动物试验是最原始的病毒分离培养方法。常用小鼠、田鼠、豚鼠、家兔及猴等。接种途径根据各病毒对组织的亲嗜性而定。

(2)鸡胚培养:用受精孵化的活鸡胚培养病毒比用动物更加经济简便。根据病毒的特性可分别接种在鸡胚绒毛尿囊膜、尿囊腔、羊膜腔、卵黄囊、脑内或静脉内,如有病毒增殖,则鸡胚发生异常变化或羊水、尿囊液出现红细胞凝集现象,常用于流感病毒等检测。

(3)细胞培养:用分散的活细胞培养称细胞培养。细胞培养适用于绝大多数病毒生长,是病毒实验室最常用的技术。所用细胞包括:①原代细胞,如人胚肾细胞、兔肾细胞;②二倍体细胞,如 WI-38 细胞系;③传代细胞培养,如 Hela、Hep-2、Vero 细胞系等。根据病毒对细胞的亲嗜性,选用敏感的细胞系。

3.病毒特异性抗体的检测

参见免疫学相关内容。

4.病毒感染的快速检查

(1)形态学检查:如光学显微镜下检测包涵体,电子显微镜下可直接检测病毒颗粒。

(2)免疫学检查:检测病毒抗原或抗体,可用免疫标记技术,如免疫荧光(FIA)、放射免疫(RIA)、酶免疫(EIA)和酶联免疫吸附试验(ELISA),也可用蛋白印记技术、反向间接凝集试验等。

5.病毒核酸检测

如核酸杂交、聚合酶链反应(PCR)等,具有特异性强、敏感性高、快速的特点。

(五)病毒感染的防治原则

1.病毒感染的预防

(1)人工主动免疫:疫苗接种是预防病毒感染的最根本措施。常用的疫苗有:①减毒活疫苗,如脊髓灰质炎疫苗、甲肝疫苗、风疹疫苗、腮腺炎疫苗。②灭活疫苗,如乙脑疫苗、流感疫苗、甲肝疫苗、狂犬疫苗。③基因工程疫苗,如乙肝疫苗等。

(2)人工被动免疫:用于特异性治疗和紧急预防。常用的制剂包括高效价免疫血清,如治疗狂犬病可用高效价狂犬免疫血清;高效价乙肝病毒表面抗体免疫血清可预防乙肝的母婴传播;对甲型肝炎、麻疹和脊髓灰质炎可采用丙种球蛋白和胎盘球蛋白注射进行紧急预防。

2.病毒感染的治疗

(1)化学制剂:常用的核苷类药物,如无环鸟苷(ACV)可有效抑制单纯疱疹病毒的复制,可治疗新生儿疱疹和生殖器疱疹。

(2)生物制剂:干扰素和干扰素诱生剂。具有广谱抗病毒、抗肿瘤和免疫调节作用。

(3)免疫制剂:如特异性抗体、治疗性疫苗均在研究中。白细胞介素、肿瘤坏死因子等可调节机体的免疫功能。

(4)中草药:如板蓝根、大青叶、艾叶等可抑制病毒复制,黄芪等可增强机体免疫功能。

第三节　其他病原生物

6.8　课件

一、真菌概述

(一)真菌的生物学特性

真菌(fungus)是一大类有典型的细胞核和完善的细胞器,不分根、茎、叶和不含叶绿素的真核细胞型微生物。

1.真菌的形态与结构

真菌比细菌大几倍至几十倍,结构比细菌复杂,其细胞壁不含肽聚糖,细胞膜含有固醇。

真菌可分为单细胞和多细胞两类。单细胞真菌呈圆形或卵圆形,有酵母菌(yeast)和类酵母菌(yeast-like fungi),对人致病的类酵母菌有新生隐球菌(图6-8)和白假丝酵母菌等。多细胞真菌大多长出菌丝和孢子,交结成团,称为丝状菌,又称霉菌。各种丝状菌长出的菌丝和孢子形态不同,是鉴别真菌的重要标志。

(1)菌丝:在适宜情况下,真菌的孢子长出芽管,逐渐延长呈丝状,称菌丝。菌丝又可长出许多分枝,交结成团称菌丝体。菌丝按功能可分为:①向下生长深入被寄生物体或培养基中吸收营养的称为"营养菌丝";②向空中生长的称为"气生菌丝";产生孢子的气生菌丝称为"生殖菌丝"。菌

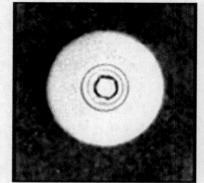

图6-8　新生隐球菌(墨汁负染法)

丝也可分为有隔菌丝和无隔菌丝。

　　菌丝可有多种形态,如螺旋状、球拍状、结节状、鹿角状和梳状等。不同种类的真菌可有不同形态的菌丝,故菌丝形态有助于鉴别(图6-9)。

　　(2)孢子:是真菌的繁殖结构。真菌的孢子与细菌的芽胞不同,其抵抗力不强。孢子分有性孢子和无性孢子两种,病原性真菌的孢子均为无性孢子,直接由菌丝生成。无性孢子根据其形态又可分为三种:①分生孢子,由生殖菌丝末端细胞分裂或收缩形成,也可在菌丝侧面出芽形成。体积较大,由多个细胞组成。有大分生孢子和小分生孢子之分。②叶状孢子,由菌丝的细胞直接形成,包括芽生孢子、

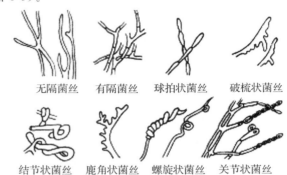

无隔菌丝　　有隔菌丝　　球拍状菌丝　　破梳状菌丝

结节状菌丝　鹿角状菌丝　螺旋状菌丝　关节状菌丝

图6-9　真菌的各种菌丝

厚膜孢子和关节孢子。③孢子囊孢子。菌丝末端膨大成孢子囊,内含有许多孢子,孢子成熟则破囊而出。真菌的各种孢子见图6-10。

　　2.培养特性

　　真菌的营养要求不高,常用含葡萄糖的沙保培养基。培养真菌的最适酸碱度是pH4.0～6.0。浅部感染真菌的最适温度为22～28℃,而深部感染真菌为37℃。另外需要较高的湿度和氧气。

　　真菌一般生长缓慢,其菌落可有两类:①酵母型菌落,是单细胞真菌的菌落形式。菌落光滑湿润,形态与一般细菌菌落相似。②丝状菌落,是多细胞真菌的菌落形式,由许多疏松的菌丝体构成。菌落呈棉絮状、绒毛状或粉末状,并能显示各种不同的颜色。

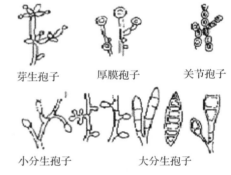

芽生孢子　　　厚膜孢子　　　关节孢子

小分生孢子　　　　　大分生孢子

图6-10　真菌的各种孢子

　　3.抵抗力

　　真菌对干燥、日光、紫外线及一般化学消毒剂有较强的抵抗力,但不耐热,60℃ 1h菌丝和孢子均被杀死。对2%苯酚、2.5%碘酊或10%甲醛溶液较敏感。对作用于细菌的抗生素不敏感。灰黄霉素、二性霉素B、克霉唑、酮康唑等对多种真菌有抑制作用。

(二)真菌的致病性、检查与防治

　　1.真菌的致病性

　　真菌的种类繁多,其致病因素也不尽相同。不同的真菌主要通过下列几种形式致病:

　　(1)致病性真菌感染:主要是一些致病力强的外源性真菌感染。浅部真菌如皮肤癣菌在皮肤局部大量繁殖后通过机械刺激和代谢产物的作用,引起局部炎症和病变。深部真菌感染后能在吞噬细胞内生存、繁殖,引起慢性肉芽肿或组织溃疡坏死。

　　(2)条件致病性真菌感染:主要由一些内源性真菌引起,如假丝酵母菌等。它们在机体免疫力下降时如肿瘤、糖尿病、免疫缺陷、长期使用广谱抗生素或应用导管、插管等情况下才会引起感染。

　　(3)真菌超敏反应性疾病:某些真菌的孢子或菌丝可作为抗原,通过吸入或食入引起某

些人群的超敏反应,如荨麻疹、变应性皮炎与过敏性哮喘等。

(4)真菌性中毒症:某些真菌在其生长过程中可产生毒素,如粮食作物中的黄曲霉毒素、霉变甘蔗中的节菱胞菌等。有些真菌则本身即有毒性,如毒菇等,人误食后可引起急、慢性中毒,称为真菌中毒症。

(5)真菌毒素与肿瘤:目前有150多种真菌可产生毒素,其中可引起肿瘤的最主要的是黄曲霉毒素。这种毒素毒性很强,小剂量即有致癌作用,是人肝癌的重要诱因。

2.真菌的免疫性

机体对真菌的免疫包括非特异性免疫和特异性免疫。皮脂腺分泌的不饱和脂肪酸和乳酸具有抗真菌作用,学龄前儿童皮脂腺发育不完善故易患头癣。另外,正常菌群的拮抗作用和吞噬细胞的吞噬作用,也在抗真菌的非特异性免疫中发挥重要作用。

抗真菌的特异性抗体不能直接杀灭真菌,但可促进吞噬并抵制真菌吸附于体表。真菌感染的恢复主要依靠特异性淋巴细胞释放 IFN-γ 和 IL-2 等细胞因子而发挥细胞免疫作用。

3.真菌的检查与防治

(1)标本:浅部感染真菌的检查可取毛发、皮屑、指(趾)甲屑等标本,深部感染真菌的检查可根据病情取痰、血液、脑脊液等标本。

(2)检查方法:

①直接镜检:毛发、皮屑、指(趾)甲屑等标本经 10% KOH 溶液浸泡并加温软化后,镜检,若见菌丝或孢子,即可初步诊断患有真菌癣。假丝酵母菌感染:取痰或尿液等做革兰染色镜检。隐球菌感染:取脑脊液,离心沉淀,取沉淀物做墨汁负染色后镜检。

②分离培养:直接镜检不能确诊时可做培养检查。各种标本(经处理或不经处理)接种在沙保培养基上,经 25～28℃培养数日或数周(或血平板上 37℃培养),观察菌落特征。必要时做小培养,经培养后于镜下观察菌丝、孢子的形态以供鉴定。深部真菌还可用血清学方法检测。

真菌无特异性预防方法,主要靠注意个人的清洁卫生以及防止滥用抗生素、免疫抑制剂等。用抗真菌药物,如咪康唑、氟康唑、伊曲康唑等,对表皮癣菌和深部真菌均有疗效。

二、寄生虫概述

(一)寄生现象与生活史

1.寄生现象

两种生物在一起生活,其中一方受益,另一方受害,受害者提供营养物质和居住场所给受益者,这种现象称为寄生。凡长期地或暂时地寄居于另一种生物体内或体表,获得营养,并对其产生损害的一类低等动物称为寄生虫,被寄生并受害的一方称为宿主(host)。不同种类的寄生虫完成其生活史所需宿主的数目不相同,有的仅需一个宿主,有的需要两个或更多。根据寄生虫不同发育阶段对宿主的需求,可将宿主分为:①寄生虫成虫或有性生殖阶段所寄生的宿主,称为终宿主(definitive host)。②寄生虫幼虫或无性生殖阶段所寄生的宿主,称为中间宿主(intermediate host)。若寄生虫在其发育过程中需两个以上中间宿主,则依顺序称为第一中间宿主、第二中间宿主等。③某些寄生虫除寄生于人体外,还能寄生于某些脊椎动物体内,这些脊椎动物在流行病学上作为人体寄生虫病的重要传染源,称其为保虫宿主(reservoir host)。

2.寄生虫的生活史

在一定的环境条件下寄生虫完成一代生长、发育和繁殖的整个过程称寄生虫的生活史(life cycle)。寄生虫的生活史包括寄生虫侵入宿主的途径、虫体在宿主体内移行及定居、离开宿主的方式以及发育过程中所需的宿主(包括传播媒介)种类和内外环境条件等。总之，寄生虫完成生活史除需要适宜的宿主外，还受外界环境的影响。寄生虫的生活史需要经历许多阶段，其中具有感染人体能力的发育阶段称为感染阶段(infective stage)。

(二)寄生虫的致病性与免疫

1.寄生虫对宿主的作用

(1)掠夺营养：寄生虫需从宿主体内获取营养物质，它以宿主的消化或半消化食物、血液等为食，引起宿主的营养不良、贫血等。

(2)机械性损害：寄生虫感染宿主及在宿主体内移行、定居、占位等过程中都可能对宿主造成局部损伤、压迫或堵塞等机械性损害。如钩虫丝状蚴侵入皮肤、蛔虫堵塞胆管、猪囊尾蚴压迫脑组织等均可对宿主造成损害。

(3)毒性作用与免疫病理损伤：寄生虫排泄物、分泌物、死亡虫体、虫体对宿主有毒性及免疫损伤作用。如溶组织内阿米巴分泌的蛋白水解酶破坏肠壁组织，血吸虫卵所致的虫卵结节。

2.宿主对寄生虫的免疫作用

寄生虫侵入宿主，可激发宿主各种类型的抗寄生虫损害的防御机制，机体通过非特异性和特异性免疫抑制、杀伤或消灭侵入的寄生虫。

(1)非特异性免疫(先天性免疫)：这种免疫是在宿主进化过程中形成的，具有遗传性和种的特性。这种免疫还表现为皮肤黏膜的屏障作用、吞噬细胞的吞噬作用及炎症反应等。

(2)特异性免疫(获得性免疫)：宿主感染寄生虫后，多数可产生特异性免疫，能识别寄生虫特异性抗原。特异性免疫大致可分为消除性免疫(sterilizing immunity)和非消除性免疫(non-sterilizing immunity)两种类型。

①消除性免疫：仅极少数寄生虫感染人体后人体能产生这一类免疫应答。宿主不但清除体内寄生虫，而且对再感染同种寄生虫产生完全抵抗力。如利什曼原虫引起的"东方疖"可获得持久的抵抗力。

②非消除性免疫：寄生虫感染人体后产生的获得性免疫多表现为非消除性免疫。这种免疫不能清除或不能完全清除已经建立感染的寄生虫，但对同种寄生虫的再感染具有一定的抵抗力。此种免疫包括以下三种常见的免疫类型：

带虫免疫(premunition)：某些原虫(如疟原虫)感染人体后产生的获得性免疫对再感染有一定的抵抗力，但体内原虫未被完全清除，仍保持低密度水平，这种免疫状态称为带虫免疫。

伴随免疫(concomitant immunity)：在某些蠕虫(如血吸虫)感染中所产生的获得性免疫，对已寄生的成虫无影响，但对再感染有一定抵抗力，并随体内活虫体消失而逐渐失去，这种免疫称为伴随免疫。

寄生虫性超敏反应：是指致敏机体再次接触同一种抗原时所发生的异常免疫应答。常可导致机体组织损伤，产生免疫病理变化，在寄生虫病的致病机制中有重要意义。

(三)寄生虫病的流行、实验诊断与防治原则

1. 寄生虫病流行的基本环节

寄生虫病的流行和传播,也与其他传染病一样,必须具备三个基本环节,即传染源、传播途径、易感人群。

(1)传染源:人体寄生虫病的传染源包括有寄生虫感染的患者、带虫者和保虫宿主。寄生虫病可以在人与脊椎动物之间相互传播,通常把这些寄生虫病称为人兽共患寄生虫病(parasitic zoonoses)。有些病原可能在人迹罕至的原始森林或荒漠地区的动物之间自然传播着,人是在进入该地区后才被传播的,所以寄生虫病的流行具有自然疫源性的特点。

(2)传播途径:寄生虫从传染源排出,借助于某些传播因素,进入另一宿主的全过程称为传播途径。寄生虫的感染期侵入人体的常见途径有经口感染、经皮肤感染、经媒介节肢动物感染、接触感染、自体感染、经胎盘感染等。

(3)易感人群:易感人群是指对寄生虫缺乏免疫力或免疫力低下的人群。一般而言,人对各种人体寄生虫缺乏有效的天然防御功能,普遍易感。人体感染寄生虫后产生的获得性免疫也以非消除性免疫多见,故随着寄生虫从人体的消失,免疫力也逐渐下降。非流行区的人群比流行区的人群易感,儿童比成人易感。

2. 影响寄生虫病流行的因素

(1)自然因素:包括地理环境和气候因素,如温度、湿度、雨量、光照等。地理环境会影响到中间宿主的滋生与分布,如肺吸虫的中间宿主溪蟹和蝲蛄只适于生长在山区小溪,因此肺吸虫病大多只在丘陵、山区流行;气候条件会影响到寄生虫在外界的生长发育及其中间宿主和媒介昆虫的滋生,如血吸虫毛蚴的孵化和尾蚴的逸出除需要水外,还与温度、光照等条件有关。

(2)社会因素:包括社会制度、经济状况、文化、医疗卫生、防疫保健以及人的生产方式和生活习惯等。如肝吸虫病的流行,与当地居民的饮食习惯是密切相关的。

上述两大影响因素特别是自然因素,体现出寄生虫病的流行具有地方性和季节性的特点。

3. 寄生虫病的实验诊断

(1)病原学诊断:病原学检查是用适当、有效的方法从被检者血液、组织液、排泄物或活组织中查到寄生虫的某一发育阶段,这是诊断寄生虫感染及寄生虫病的最可靠方法。但是,病原学诊断方法检出率较低,对轻度感染需反复检查,以免漏诊;对于在组织中或器官内寄生而不易取得材料的寄生虫,如异位寄生,其检出效果不理想,则须应用免疫学诊断方法。

(2)免疫学诊断:寄生虫侵入人体,刺激机体产生免疫反应,利用免疫反应原理在体外进行抗原抗体的检测,达到诊断的目的,称为免疫学诊断。它包括皮内反应和血清学诊断。其中,皮内反应操作简单,其阳性检出率可达90%以上,但特异性较低,一般用于流行区对可疑患者起过筛作用;血清学诊断不但可用作辅助诊断,也可作为治疗患者的依据。近年来国内外发展起来的高新技术方法,如单克隆抗体技术、DNA探针技术、基因扩增技术等,为寄生虫病的诊断或寄生虫虫种分类提供了新的途径。

4. 寄生虫病的防治原则

根据寄生虫病流行的基本环节和影响因素,采取综合性的防治措施,有效地控制和消灭寄生虫病。

(1)控制与消灭传染源:在寄生虫病传播过程中,传染源是主要环节。在流行区采取普

查普治患者和带虫者以及保虫宿主是控制传染源的重要措施。在非流行区,监测和控制来自流行区的流动人口,是防止传染源输入和扩散的重要手段。

(2)切断传播途径:不同的寄生虫病其传播途径不尽相同,应根据寄生虫生活史和当地生产实际,采取有效措施切断传播途径。如防治肠道寄生虫病应加强粪便管理,搞好环境和个人卫生;生活史为间接型的寄生虫防治,则要控制或杀灭媒介节肢动物和中间宿主。

(3)保护易感人群:加强宣传教育工作,普及卫生知识,提高群体和个人的防护意识,如改变不良的饮食习惯和行为习惯,增强体质,提高抵抗力。

【复习思考题】

一、单选题

1.用来测量细菌大小的单位是 （ ）
   A. cm　　B. mm　　C. μm　　D. nm　　E. pm

2.不属于细菌基本结构的是 （ ）
   A.细胞壁　B.细胞膜　C.中介体　D.核质　E.芽胞

3.不是大肠杆菌细胞壁的组成成分的是 （ ）
   A.肽聚糖　B.脂蛋白　C.外膜　D.磷壁酸　E.脂多糖

4.下列关于革兰阳性菌的叙述,错误的是 （ ）
   A.细胞壁的基本成分是肽聚糖　　B.有大量的磷壁酸
   C.有糖蛋白脂质外膜　　D.对青霉素敏感
   E.有的革兰阳性菌具有表面蛋白

5.革兰阳性菌特有的成分是 （ ）
   A.肽聚糖　B.磷壁酸　C.脂蛋白　D.脂多糖　E.外膜

6.细菌细胞壁的基本成分是 （ ）
   A.外膜　B.脂多糖　C.脂蛋白　D.磷壁酸　E.肽聚糖

7.维持细菌固有形态的结构是 （ ）
   A.细胞壁　B.细胞膜　C.细胞质　D.荚膜　E.鞭毛

8.细菌的特殊结构不包括 （ ）
   A.菌毛　B.鞭毛　C.芽胞　D.质粒　E.荚膜

9.对外界抵抗力最强的细菌结构是 （ ）
   A.荚膜　B.芽胞　C.鞭毛　D.核糖体　E.中介体

10.下列有关菌毛的描述,错误的是 （ ）
   A.多见于G⁻菌　　B.是细菌的运动器官
   C.有普通菌毛和性菌毛之分　　D.性菌毛能传递遗传物质
   E.普通菌毛与细菌黏附有关

11.缺乏下列何种结构细菌在一定条件下仍可存活 （ ）
   A.核质　B.细胞质　C.细胞膜　D.细胞壁　E.以上均可

12.细菌生长繁殖所需条件不包括 （ ）
   A.营养物质　B.温度　C.光线　D.气体　E.酸碱度

13.大多数病原菌属于 （ ）
   A.兼性厌氧菌　　B.专性厌氧菌　　C.专性需氧菌

　　　　D. 微需氧菌　　　　　　　　　E. 以上均不是

14. 细菌的繁殖方式主要是 （　　）

　　A. 裂殖法　　　B. 芽生法　　　C. 复制法　　　D. 二分裂法　　　E. 以上均不是

15. 细菌最易出现变异的生长期是 （　　）

　　A. 迟缓期　　　B. 对数期　　　C. 稳定期　　　D. 衰亡期　　　E. 以上均可

16. 研究细菌性状最好选用哪个生长期的细菌 （　　）

　　A. 迟缓期　　　B. 对数期　　　C. 稳定期　　　D. 衰亡期　　　E. 以上均可

17. 不属于细菌合成代谢产物的是 （　　）

　　A. 抗生素　　　B. 抗毒素　　　C. 细菌素　　　D. 色素　　　E. 热原质

18. 输液引起的输液反应最可能是由于该液体中含有 （　　）

　　A. 细菌芽胞　　B. 侵袭性酶　　C. 外毒素　　　D. 热原质　　　E. 色素

19. 与细菌致病作用无关的代谢产物是 （　　）

　　A. 热原质　　　B. 外毒素　　　C. 细菌素　　　D. 内毒素　　　E. 侵袭性酶

20. 杀灭病原微生物的方法称 （　　）

　　A. 消毒　　　　B. 灭菌　　　　C. 防腐　　　　D. 清洁　　　　E. 无菌

21. 灭菌是指 （　　）

　　A. 物体中无活菌存在　　　　　　　　B. 杀死细菌繁殖体的方法

　　C. 抑制微生物生长繁殖的方法　　　　D. 杀死物体上所有微生物的方法

　　E. 杀死物体上病原微生物的方法

22. 热力灭菌的原理是 （　　）

　　A. 氧化作用　　　　　　　B. 破坏核酸　　　　　　　C. 蛋白质变性凝固

　　D. 改变细胞壁的通透性　　E. 干扰细菌的酶系统和代谢

23. 杀灭细菌芽胞最常用而有效的方法是 （　　）

　　A. 紫外线照射　　　　　　B. 干烤灭菌法　　　　　　C. 间歇灭菌法

　　D. 流通蒸汽灭菌法　　　　E. 高压蒸汽灭菌法

24. 下列关于煮沸法的描述，错误的是 （　　）

　　A. 常用于食具的消毒

　　B. 煮沸 100℃ 5min 可杀死细菌的繁殖体和芽胞

　　C. 可用于一般手术器械、注射器、针头的消毒

　　D. 不足以杀死所有芽胞

　　E. 水中加入 1‰～2‰ 碳酸氢钠溶液，可提高沸点到 105℃

25. 实验室常用干烤法灭菌的器材是 （　　）

　　A. 玻璃器皿　　　　　　　B. 移液器头　　　　　　　C. 滤菌器

　　D. 手术刀、剪　　　　　　E. 橡皮手套

26. 紫外线杀菌原理是 （　　）

　　A. 使菌体蛋白变性凝固　　　　　　　B. 破坏 DNA 构型

　　C. 与细菌核蛋白结合　　　　　　　　D. 影响细胞膜的通透性

　　E. 破坏细菌细胞壁肽聚糖结构

27. 消毒剂作用原理是 （　　）

A. 损伤细菌细胞膜　　　　　　B. 使菌体蛋白变性　　　C. 使菌体蛋白凝固

D. 干扰细菌的酶系统和代谢　　E. 以上均对

28. 用于饮水、游泳池水消毒的常用消毒剂是　　　　　　　　　　　（　　）

A. 氯　　　　B. 高锰酸钾　　　C. 石炭酸　　　　D. 过氧乙酸　　　E. 烷化剂

29. 一般不用于皮肤黏膜消毒的是　　　　　　　　　　　　　　　　（　　）

A. 2%红汞溶液　　　　　　　　　　　　B. 0.1%高锰酸钾溶液

C. 0.1%新洁尔灭(苯扎溴铵)溶液　　　　D. 5%过氧乙酸溶液

E. 3%过氧化氢溶液

30. 血清、抗生素等可用下列哪种方法除菌　　　　　　　　　　　　（　　）

A. 巴氏消毒法　　　　　　　　B. 滤菌器过滤　　　　C. 加热 56℃ 30min

D. 紫外线照射　　　　　　　　E. 高压蒸汽灭菌法

31. 酒精消毒最适宜浓度是　　　　　　　　　　　　　　　　　　　（　　）

A. 100%　　　B. 95%　　　C. 75%　　　D. 50%　　　E. 30%

32. 判断消毒灭菌是否彻底的主要依据是　　　　　　　　　　　　　（　　）

A. 鞭毛蛋白变性　　　　　　　B. 菌体 DNA 变性　　　C. 芽胞被完全消灭

D. 繁殖体被完全消灭　　　　　E. 以上均不是

33. 卡介苗的获得是通过　　　　　　　　　　　　　　　　　　　　（　　）

A. 抗原变异　　B. 毒力变异　　　C. 耐药性变异　　D. 结构变异　　E. 以上均可

34. 下列有关 L 型细菌特性的描述,错误的是　　　　　　　　　　　（　　）

A. 抗原性改变　　　　　　　　　　　　B. 呈高度多形性

C. 革兰染色多为阴性　　　　　　　　　D. 对青霉素不敏感

E. 需用低渗含血清培养基

35. 细菌致病性强弱主要取决于细菌的　　　　　　　　　　　　　　（　　）

A. 基本结构　　　　　　　　　B. 特殊结构　　　　　C. 分解代谢产物

D. 侵袭力和毒素　　　　　　　E. 侵入机体的部位

36. 与细菌侵袭力无关的物质是　　　　　　　　　　　　　　　　　（　　）

A. 荚膜　　　　B. 菌毛　　　C. 侵袭性酶　　　D. 黏附素　　　E. 毒素

37. 与 LPS 作用无关的是　　　　　　　　　　　　　　　　　　　（　　）

A. 发热反应　　　　B. 休克　　　C. DIC　　　D. 白细胞反应　　　E. 骨骼肌痉挛

38. 类毒素是指　　　　　　　　　　　　　　　　　　　　　　　　（　　）

A. 抗毒素经甲醛处理后的物质

B. 细菌素经甲醛处理后的物质

C. 外毒素经甲醛处理后脱毒而保持抗原性的物质

D. 内毒素经甲醛处理后脱毒而保持抗原性的物质

E. 外毒素经甲醛处理后脱毒并改变抗原性的物质

39. 不是内毒素特性的是　　　　　　　　　　　　　　　　　　　　（　　）

A. 细菌的细胞壁裂解后才游离出来　　　　B. 毒性稍弱

C. 抗原性弱　　　　　　　　　　　　　　D. 耐热

E. 经甲醛处理可脱毒成为类毒素

40. 类毒素的性质是 （　　）
　　A. 有抗原性和毒性　　　　　　B. 没有抗原性而有毒性
　　C. 有半抗原性　　　　　　　　D. 既没有抗原性,也没有毒性
　　E. 没有毒性,有抗原性

41. 化脓性球菌侵入血流后在其中大量繁殖,又播散至其他脏器引起化脓性病灶,称为
　　　　　　　　　　　　　　　　　　　　　　　　　　　　　　　　　（　　）
　　A. 菌血症　　　B. 毒血症　　　C. 败血症　　　D. 病毒血症　　　E. 脓毒血症

42. 细菌不侵入血流,只有毒素侵入血流引起全身症状称为 （　　）
　　A. 毒血症　　　B. 菌血症　　　C. 败血症　　　D. 脓毒血症　　　E. 内毒素血症

43. 细菌由局部侵入血流,但不在血中繁殖,经血播散至远部组织称为 （　　）
　　A. 内毒素血症　　　　　　　　B. 毒血症　　　　　　　　C. 败血症
　　D. 菌血症　　　　　　　　　　E. 脓毒血症

44. 下列关于带菌者的描述,正确的是 （　　）
　　A. 体内带有正常菌群　　　　　　　　　B. 体内带有条件致病菌
　　C. 病原菌潜伏在体内,不向体外排菌　　D. 感染后临床症状明显,传染他人
　　E. 携带某病原菌但无临床症状,不断向体外排菌者

45. 传染病最危险的传染源是 （　　）
　　A. 患者　　　B. 带菌者　　　C. 患者家属　　　D. 患病动物　　　E. 食具

46. 下列关于病毒特征的叙述,错误的是 （　　）
　　A. 非细胞型微生物　　　　B. 只含一种核酸　　　　C. 必须在活细胞内寄生
　　D. 以出芽方式增殖　　　　E. 对干扰素敏感

47. 大多数病毒的形态属于 （　　）
　　A. 球形　　　B. 杆形　　　C. 砖形　　　D. 弹形　　　E. 蝌蚪形

48. 大多数包膜病毒体对乙醚敏感是因为 （　　）
　　A. 包膜含大量脂类　　　　B. 病毒衣壳含脂质　　　　C. 核酸对乙醚敏感
　　D. 包膜含大量蛋白　　　　E. 包膜表面有乙醚受体

49. 保存病毒的最适宜温度是 （　　）
　　A. 4℃　　　B. −10℃　　　C. −20℃　　　D. −70℃　　　E. 室温

50. 目前可用特异性免疫球蛋白紧急预防的是 （　　）
　　A. 甲型肝炎病毒　　　　B. 乙型肝炎病毒　　　　C. 丙型肝炎病毒
　　D. 流感病毒　　　　　　E. 脊髓灰质炎病毒

51. 预防病毒感染最有效的办法是用 （　　）
　　A. 化学药物　　　　B. 免疫血清　　　　C. 疫苗主动免疫
　　D. 干扰素　　　　　E. 以上都不是

52. 潜伏感染的特点是 （　　）
　　A. 一旦发作呈进行性加剧　　　　B. 潜伏状态检测不到任何病毒指标
　　C. 症状多为亚急性　　　　　　　D. 不侵犯神经系统
　　E. 病毒很快被清除

53. 在儿童初次感染时表现为水痘,老年复发则引起带状疱疹的病毒是 （　　）

A. HSV-1　　B. CMV　　　　C. VZV　　　　　D. EBV　　　　　E. HSV-2

54.下列有关病毒抵抗力的叙述,不正确的是 （　　）

A.大多数病毒耐冷不耐热　　　　B.现有的抗生素对病毒无效

C.长期保存需置−70℃　　　　　D. X 线、γ 射线和紫外线能灭活病毒

E.保存病毒以酸性培养基为宜

55.属于多细胞真菌的是 （　　）

A.白假丝酵母菌　　　　　　B.新生隐球菌　　　　　C.皮肤丝状菌

D.酵母菌　　　　　　　　　E.葡萄球菌

56.浅部真菌的最适生长温度是 （　　）

A.22～28℃　　　　　　　　B.30～32℃　　　　　C.32～35℃

D.37℃　　　　　　　　　　E.18～22℃

57.成虫或有性生殖阶段寄生的宿主称 （　　）

A.第一中间宿主　　　　　　B.终宿主　　　　　　C.第二中间宿主

D.中间宿主　　　　　　　　E.保虫宿主

58.火焰灼烧灭菌法适合的对象是 （　　）

A.培养基　　　　　　　　　B.接种环　　　　　　C.手术器械

D.敷料　　　　　　　　　　E.一次性注射用具

59.皮肤消毒一般用 （　　）

A.2.5％碘酒后再用 75％酒精　　　　　B.95％酒精

C.2.5％碘酒后再用 95％酒精　　　　　D.75％酒精后再用 2.5％碘酒

E.3.5％碘酒

60.下列哪种糖发酵试验可鉴别肠道致病菌和非致病菌 （　　）

A.葡萄糖　　B.乳糖　　　　C.甘露醇　　　　D.蔗糖　　　　　E.麦芽糖

二、名词解释

消毒　灭菌　败血症　病毒　干扰素　真菌性中毒症　寄生虫的生活史

三、问答题

1.简述细菌的基本结构与特殊结构的医学意义。

2.简述内毒素与外毒素的主要区别。

3.简述医院感染的概念及分类。

4.简述病毒体的结构、化学组成及其生物学意义。

5.举例说明病毒侵入机体的途径。

6.简述病毒持续性感染的类型。

7.简述真菌的致病性和防治原则。

8.简述寄生虫对人体的危害。

第七章　呼吸道感染的病原生物

学习要点

　　常见呼吸道感染病原生物所致疾病的名称；结核分枝杆菌的生物学性状、致病性、免疫性、微生物学检查方法、流行现状与防治原则；脑膜炎奈瑟菌的主要血清群、抵抗力和防治原则；流感病毒的分型、流行与防治原则；风疹病毒的传播途径、垂直传播的防止措施。

第一节　呼吸道感染的病原菌

> **【相关链接】** 　　　　　　　　　　结核病与卡介苗
>
> 　　结核病是严重危害人类健康的慢性传染病，世界上有些地区因艾滋病、吸毒、免疫抑制剂应用、贫穷等原因，发病率有上升趋势。世界卫生组织报道，2010 年全球新患结核病的人数为 850 万，死于结核病的人数为 140 万。中国是全球 22 个结核病高负担国家之一，也是全球 27 个耐多药结核病流行严重的国家之一。根据 2010 年全国第五次结核病流行病学调查结果，目前我国结核病年发病人数约为 130 万，据估算全国有活动性肺结核患者 500 多万。
>
> 　　卡介苗（BCG）是一种用来预防儿童结核病的疫苗，接种后可使儿童产生对结核病的特殊抵抗力。目前，世界上多数国家已将卡介苗列为计划免疫必须接种的疫苗之一。卡介苗接种的主要对象是新生婴幼儿，接种后可预防发生儿童结核病，特别是能防止那些严重类型的结核病，如结核性脑膜炎。

一、结核分枝杆菌

　　结核分枝杆菌俗称结核杆菌（tubercle bacillus），是人类结核病的病原体，因有分枝生长的趋势而得名，又因能抵抗盐酸酒精的脱色作用而称为抗酸杆菌。

7.1　微课　　　7.2　微课

（一）生物学性状

1.形态与染色

　　细长略弯曲，大小为 $(1\sim4)\mu m \times 0.4\mu m$，在痰液或组织中常呈单个或聚集成团（图 7-1）。经抗酸染色，结核分枝杆菌呈红色，其他非抗酸性细菌及细胞杂质等呈蓝色。

2.培养特性

　　结核分枝杆菌为专性需氧菌，这一特性使典型的结核病变总是发生于通气最好的肺部上叶，也易生长在肾脏。最适 pH 为 6.4～6.8，温度为 37℃。营养要求高，生长慢。常用罗氏等培养基(含蛋黄、甘油、马铃薯等)。接种后 2~4 周才出现干燥、坚硬、表面呈颗粒状、乳酪色或黄色、形似菜花样的菌落。在液体培养基内呈粗糙皱纹状菌膜生长。

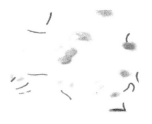

图 7-1　结核分枝杆菌

3. 抵抗力

本菌细胞壁中含有大量脂类,对理化因素的抵抗力较强。耐干燥,在干燥痰内可存活 6~8 个月,黏附在尘埃上保持传染性 8~10d;耐酸碱,在 3% HCl 或 4% NaOH 溶液中能耐受 30min,因而常以酸碱处理污染的标本,杀死杂菌并消化黏稠物质,提高检出率;对湿热、紫外线、酒精的抵抗力弱。在液体中加热 62~63℃ 15min 死亡,直射日光下 2~7h 死亡,75% 酒精内数分钟即死亡。

4. 变异性

结核分枝杆菌可发生形态、菌落、毒力、免疫性和耐药性变异。卡-介(Calmette-Guerin)二氏(图 7-2)将牛型结核分枝杆菌培养于胆汁、甘油、马铃薯培养基中,经 13 年 230 次传代,使其毒力发生变异,成为对人无致病性,而仍保持良好免疫性的菌苗株,称为卡介苗(BCG)。本菌对链霉素、利福平、异烟肼等抗结核药物较易产生耐药性,临床已出现对多种抗结核药同时耐药的耐多药菌株。在治疗过程中要注意 L 型细菌的变异,以防治疗不彻底。

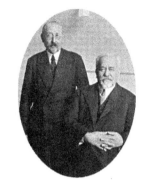

图 7-2　Leon Calmette(右)
和 Camile Guerin(左)

(二)致病性

1. 致病物质

结核分枝杆菌无内毒素,也不产生外毒素和侵袭性酶类,其致病作用主要靠菌体成分,特别是胞壁中所含的大量脂质。脂质含量与结核分枝杆菌的毒力呈平行关系。

(1)脂质:主要是磷脂、脂肪酸和蜡质,它们大多与蛋白质或多糖结合成复合物。①磷脂:能刺激单核细胞增生,并可抑制蛋白酶的分解作用,使病灶组织溶解不完全,形成干酪样坏死;②索状因子:使细菌在液体培养基中形成索状生长,损伤线粒体和抑制氧化磷酸化、抑制白细胞游走,引起慢性肉芽肿,具有佐剂活性;③蜡质 D:为胞壁中的主要成分,是一种糖肽脂与分枝菌酸的复合物,具有佐剂作用,能激发机体产生迟发型超敏反应;④硫酸脑苷脂:能抑制吞噬细胞中的吞噬体与溶酶体融合,使结核分枝杆菌能够在吞噬细胞内长期存活。

(2)蛋白质:有数种,其中重要的蛋白质是结核菌素,它与蜡质 D 结合,能引起较强的迟发型超敏反应。也可刺激机体产生相应的抗体,虽无保护作用但在微生物学检查中有意义。

(3)荚膜:属于微荚膜,主要成分是多糖,它有助于结核分枝杆菌的黏附与入侵,还可抑制吞噬体与溶酶体融合。

2. 所致疾病

结核分枝杆菌的致病作用可能与细菌在组织细胞内顽强增殖引起的炎症反应,菌体成分及代谢产物的毒性作用和机体对菌体成分产生的迟发型超敏反应性损伤有关。

结核分枝杆菌可通过呼吸道、消化道和破损的皮肤黏膜侵入机体,引起多种组织器官的结核病,其中以肺结核最常见。人类肺结核有两种表现类型。

(1)原发感染:原发感染是首次感染结核分枝杆菌,多见于儿童。结核分枝杆菌随同飞沫和尘埃通过呼吸道进入肺泡,被巨噬细胞吞噬并在细胞内大量生长繁殖,释放出的结核分枝杆菌或在细胞外繁殖侵害,或被另一巨噬细胞吞噬再重复上述过程,如此反复引起渗出性炎症病灶,称为原发灶。原发灶内的结核分枝杆菌可经淋巴管扩散至肺门淋巴结,引起淋巴管炎和淋巴结肿大。原发灶、淋巴管炎和淋巴结肿大称为原发综合征。X线胸片显示哑铃状阴影为其主要特征。随着特异性细胞免疫的建立,原发灶大多可纤维化或钙化而痊愈。只有极少数免疫力低下者可发生恶化,病菌经气管、淋巴或血流扩散,引起全身粟粒性结核或结核性脑膜炎。

(2)继发感染(原发后感染):多见于成人,多呈慢性过程,大多为内源性感染,极少由外源性感染所致。继发性感染的特点是病灶局限,一般不累及邻近的淋巴结,主要表现为慢性肉芽肿性炎症,形成结核结节、纤维化或干酪样坏死,甚至形成空洞。病变常发生在肺尖部位,起病缓慢,病程长,有低热、乏力、盗汗、食欲差、体重减轻并伴有咳嗽、咯血、胸痛等症状。

肺外感染可见血行播散引起的脑、肾、骨、皮肤等结核,痰菌被咽入消化道可引起肠结核。

(三)免疫性与超敏反应

1.免疫性

人类对结核分枝杆菌的感染率很高,但发病率却较低,这表明人体对结核分枝杆菌有强的免疫力,主要是细胞免疫,属于传染性免疫,即只有当结核分枝杆菌在机体内存在时才有免疫力,一旦体内结核分枝杆菌消亡,免疫力也随之消失。

2.免疫与超敏反应

在机体产生抗结核免疫的同时,也导致了迟发型超敏反应的发生,两者均是T细胞介导的结果,是同时出现、伴随发生的。结核菌素试验是基于该机制建立的。

3.结核菌素试验

(1)结核菌素:有两种,一种是旧结核菌素(简称OT),主要成分是结核蛋白,另一种是纯蛋白衍生物(简称PPD)。PPD有两种,即PPD-C和BCG-PPD,PPD-C由人结核杆菌提取,后者由卡介苗制成。

(2)试验方法:目前临床普遍采用的是卡介苗PPD,使用5个单位PPD注入受试者前臂掌侧皮内,72h后观察皮肤有无出现红肿、硬结和水疱。硬结直径5~9mm者为弱阳性(+),表明机体有结核分枝杆菌感染或接种了卡介苗,迟发型超敏反应较弱;硬结直径10~19mm者为一般阳性(++),表明机体有结核分枝杆菌感染或接种卡介苗成功,对结核分枝杆菌有迟发型超敏反应和特异性免疫力;硬结直径≥20mm者(+++)或局部发生水疱者(++++)为强阳性,表明机体可能有活动性结核,应做进一步检查。虽有红肿但无硬结或硬结直径不到5mm者为阴性。阴性者表示未感染过结核分枝杆

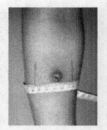

图7-3 结核菌素试验

菌(图7-3)。但应注意以下几种情况结核菌素反应均可转为阴性:①受试者处于原发感染早期,超敏反应尚未发生;②老年人反应低下;③严重的结核病患者或患其他传染病;④继发性细胞免疫低下等。

(3)实际应用:①选择卡介苗(BCG)接种对象及接种后效果的判断;②作为婴幼儿结核病的辅助诊断;③在未接种卡介苗(BCG)人群中做结核分枝杆菌感染的流行病学调查;④测定肿瘤患者的细胞免疫功能。

(四)微生物学检查

1.标本

根据结核分枝杆菌感染的类型,采取不同部位的标本,最主要的是痰(晨痰、夜间痰或即时痰)标本,其他还有尿液、粪便、脑脊液、穿刺液标本等。

2.直接涂片染色镜检

标本直接厚膜涂片或浓缩集菌后涂片用抗酸染色、镜检,若找到抗酸性杆菌,再做进一步的分离培养鉴定。

3.分离培养

将集菌处理并经中和后的标本接种于固体培养基上,37℃培养,每周观察一次,一般2～6周形成菌落。根据菌落特点、涂片染色及动物试验等进行鉴定。

4.血清学试验

用 ELISA 等方法测定待检标本中的抗体,明显增高者有助于活动性结核病诊断。还可用聚合酶链反应(PCR)检测结核分枝杆菌 DNA,敏感性极高,但特异性不强。

(五)防治原则

1.预防

卡介苗(BCG)接种是预防结核病的有效措施之一,接种对象为新生儿及未接种过卡介苗且结核菌素试验阴性儿童。一般多采用皮内法接种,接种后免疫力可维持5年左右。

2.治疗

治疗结核病应遵循早期、联合、规则、适量、全程和督导的原则,尤以联合和规则用药为重要。传统以链霉素、异烟肼、利福平等为第一线抗结核药物,其他为第二线抗结核药物。目前,国内外均推行三药联合方案,即以异烟肼、利福平和吡嗪酰胺为主要治疗药物的联合应用。因耐药菌株出现较多,因此由患者体内分离的结核菌株在治疗过程中应做药敏试验,以指导临床合理用药。

案例分析

患者,男,30岁。主诉午后低热月余,今日出现咳嗽、咯血,伴食欲低下、全身乏力而就诊入院。入院查体:晨起体温 36.5℃,午后 37.8℃,脉搏 80 次/min,左侧颈部可扪及淋巴结肿大,直径约 3cm,左肺闻及湿啰音,右肺未闻及异常。X 线检查:左肺上叶底部可见直径约 2cm 密度增高阴影区。

讨论:可能的致病菌是什么? 对该患者如何进一步确诊?

附:麻风分枝杆菌

麻风分枝杆菌(*M. laprae*)简称麻风杆菌,是麻风病的病原菌。麻风是一种慢性传染病,主要表现为皮肤、黏膜和神经末梢的损害,晚期可侵犯深部组织和器官,形成肉芽肿。本病曾在世界各地流行,但目前已较少见。

麻风杆菌的形态、染色与结核分枝杆菌相似,革兰染色和抗酸染色均为阳性。患者渗出物标本中可见到大量呈索状排列的麻风杆菌存在于细胞内,该细胞的胞浆呈泡沫状,称为麻风细胞。麻风杆菌迄今仍不能人工培养。

麻风患者是麻风病的唯一传染源。患者的鼻分泌物、痰、汗液、乳汁、精液或阴道分泌物可有麻风杆菌排出。通过呼吸道或直接接触经破损的皮肤黏膜进入机体。本菌潜伏期长，发病慢，病程长。临床表现有瘤型、结核样型、界线类和未定类。麻风病的诊断主要靠微生物学检查，尚无特异的预防方法。隔离是目前唯一可行的方法。

二、白喉棒状杆菌

白喉棒状杆菌（*Corynebacterium diphtheriae*），简称白喉杆菌，属于棒状杆菌属，是引起小儿白喉的病原菌。

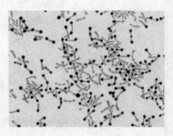

图 7-4　白喉棒状杆菌

（一）生物学性状

1. 形态与染色

白喉杆菌细长略弯，一端或两端膨大呈棒状，革兰染色阳性。用美兰或奈瑟法染色，菌体内可见深染或与菌体着色不同的颗粒，称为异染颗粒（图 7-4），是本菌形态特征之一，在细菌鉴定中有重要意义。

2. 培养特性

白喉杆菌为需氧菌或兼性厌氧菌，在含凝固血清的吕氏血清斜面上生长迅速。涂片染色异染颗粒明显。分离培养常用亚碲酸钾血平板，菌落呈黑色。

3. 抵抗力

白喉杆菌对湿热和一般消毒剂抵抗力不强。煮沸 1min、5％苯酚中 1min 死亡，但对干燥、寒冷和日光的抵抗力较其他无芽胞的细菌强，在日常物品、食品及衣服上可存活数日至数周。本菌对青霉素、氯霉素、红霉素等敏感。

（二）致病性和免疫性

1. 致病物质

本菌的致病物质主要是白喉毒素。只有携带编码毒素基因（tox＋）的 β-棒状杆菌噬菌体侵入白喉杆菌才能产生该外毒素。此毒素由 A 和 B 两个亚单位构成，B 亚单位能与宿主易感细胞表面特异性受体结合，并通过易位作用使 A 亚单位进入细胞；A 亚单位影响细胞蛋白质的合成，引起细胞变性死亡或功能受损。

2. 所致疾病

白喉的传染源是白喉患者及恢复期带菌者。本菌存在于假膜及鼻咽腔或鼻分泌物内，随飞沫、污染物品或饮食而传播。细菌侵入易感者上呼吸道，在咽部黏膜生长繁殖并分泌外毒素及侵袭性物质，引起局部渗出性炎症和坏死性炎症以及全身中毒症状。由血管渗出的纤维蛋白将炎性细胞、黏膜坏死组织和细菌凝聚在一起形成灰白色膜状物，称为假膜。此假膜在咽部与黏膜下组织紧密粘连不易拭去。若假膜扩展至有纤毛结构的气管、支气管内，假膜就容易脱落而引起呼吸道阻塞，成为白喉早期致死的主要原因。本菌不侵入深部组织或血流，但其产生的外毒素可被吸收入血，并迅速与易感组织细胞如心肌、神经细胞和肾上腺细胞等结合，在临床上引起各种表现，如心肌炎、软腭麻痹、声音嘶哑、肾上腺功能障碍等症状，多发生在病后 2～3 周，成为白喉晚期致死的主要原因。

3. 免疫性

人对白喉普遍易感，隐性感染、患病或预防接种后均可获得持久免疫力。机体能产生中和外毒素的抗体(IgG 及 SIgA)。抗毒素可阻止毒素 B 亚单位与易感细胞膜受体结合,使 A 亚单位不能进入细胞。新生儿可从母体获得被动免疫。

(三)微生物学检查

1.标本

用无菌棉拭子采取假膜边缘部渗出物,作镜检或培养用。

2.方法

直接涂片:用美兰、革兰染色或奈瑟染色法染色镜检;分离培养:用吕氏血清斜面或亚碲酸钾培养基。如发现典型的革兰阳性棒状杆菌并有明显的异染颗粒,结合临床症状可做出初步诊断,根据形态与染色、生化反应或毒力试验等做最后鉴定。

(四)防治原则

1.特异性预防

有人工主动免疫和人工被动免疫两种。注射白喉类毒素是预防白喉的主要措施。目前多采用白喉类毒素、百日咳疫苗和破伤风类毒素三联制剂,有效率较高,但也需多次免疫。对密切接触过白喉患者的易感儿童,应肌内注射 1000～2000 单位白喉抗毒素做紧急预防,用前做皮试以防超敏反应的发生。

2.治疗原则

及时隔离和治疗患者。早期足量使用白喉抗毒素和青霉素、红霉素等广谱抗生素。

案例分析

患儿,男,3 岁,上幼儿园。主诉:发热、咽痛 7d,伴有烦躁、哭闹,就诊入院。入院查体:患儿咽后壁和悬雍垂处有一灰白色莢膜,呈片状,不易擦去,颌下及颈部淋巴结肿大。化验检查:莢膜涂片或培养白喉棒状杆菌(+)。心电图未见异常。

讨论:白喉棒状杆菌的形态特征有哪些? 其主要的致病因素是什么? 对该患儿如何治疗? 对其他小朋友应如何进行预防?

三、脑膜炎奈瑟菌

脑膜炎奈瑟菌(*Neisseria. meningitidis*)属奈瑟菌属,俗称脑膜炎球菌,是流行性脑脊髓膜炎(简称流脑)的病原体。

(一)生物学性状

1.形态与染色

肾形或豆形,革兰染色阴性,成双排列,在患者脑脊液中可见中性粒细胞内典型形态(图 7-5)。

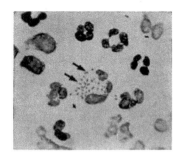

图 7-5　脑膜炎奈瑟菌

2.培养特性

营养要求较高,常用血琼脂平板或巧克力色平板。专性需氧,初次分离培养需 5%～10% CO_2 环境才能生长。经培养后形成 1.0～1.5mm 的无色、透明、光滑、似露滴状的菌落。在血琼脂平板上不溶血。该菌能产生自溶酶,有自溶现象。

3.抗原构造与分类

主要有荚膜多糖抗原与外膜蛋白抗原。

(1)荚膜多糖抗原:为群特异性抗原,根据荚膜多糖抗原,可分为 A、B、C、D、H、I、K、L、X、Y、Z、29E 和 W135 等 13 个血清群,其中 C 群致病力最强,我国流行的主要是 A 群,带菌者以 B 群为主。

(2)外膜蛋白抗原:为型特异性抗原,根据此抗原的不同各群又可分为若干血清型。

4.抵抗力

抵抗力很弱,对干燥、寒冷、热、紫外线等极度敏感,此与标本采集有关。在室温中 3h 死亡。对常用消毒剂也很敏感,在 1%苯酚、75%酒精、0.1%苯扎溴铵中均迅速死亡。对磺胺药、青霉素等抗生素敏感。

(二)致病性与免疫性

1.致病物质

主要致病物质是内毒素。新分离菌株有荚膜与菌毛。荚膜有抗吞噬作用,菌毛可黏附至咽部黏膜上皮细胞表面,有利于细菌的入侵。

2.所致疾病

本菌可寄居于正常人的鼻咽部,但多为带菌者。病菌通过飞沫传播。根据病菌毒力、数量与机体免疫力强弱的不同,常表现为普通型或者暴发型流脑,患者主要为儿童。

3.免疫力

以体液免疫为主。母体的 IgG 类抗体可通过胎盘进入胎儿,故 6 个月内婴儿患流脑者甚少。儿童因血-脑屏障发育尚不成熟,发病率较高。

(三)微生物学检查

1.标本

取患者的脑脊液、血液或瘀斑渗出液。带菌者检查可取鼻咽拭子。脑膜炎奈瑟菌对低温与干燥极敏感,故标本采取后应注意保暖保湿并立即送检。接种的培养基宜预温,最好床边接种。

2.检查方法

有直接涂片镜检、分离培养与鉴定。有条件的可用免疫学方法快速诊断,如对流免疫电泳、SPA 协同凝集试验、ELISA 等方法。

(四)防治原则

及时隔离治疗患者与带菌者,控制传染源。对易感儿童注射流脑荚膜多糖抗原疫苗进行特异性预防,常用 A、C 二价或 A、C、Y、W135 四价混合多糖疫苗。对流脑的治疗首选青霉素等抗生素。

案例分析

患儿,男,5 岁,高热 3d,伴呕吐、头痛,就诊入院。体检:全身皮肤有瘀点、瘀斑,颈项强直等脑膜刺激征阳性。化验检查:脓性脑脊液,中性粒细胞内可见革兰染色阴性双球菌。

讨论:可能的诊断是什么?结合病例提出防治措施。

四、肺炎链球菌

肺炎链球菌(*Streptococcus pneumoniae*)简称肺炎球菌。5%～10%正常人上呼吸道中携带此菌。有毒株是引起人类疾病的重要病原菌。

(一)生物学性状

1.形态与染色

菌体呈矛头状,多成双排列,宽端相对,尖端相背,有较厚荚膜,革兰染色阳性(图7-6)。

2.培养特性

营养要求及在血平板上菌落特征基本同甲型链球菌,培养时间稍久菌落中央下陷呈脐窝状。在血清肉汤中培养因细菌自溶而使浑浊的培养液渐变澄清。

3.抗原构造与分类

(1)荚膜多糖抗原:按此抗原不同分为84个血清型,个别型还可分成不同的亚型。其中有20多个型可引起疾病。

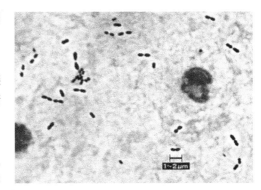

图7-6　肺炎链球菌

(2)菌体抗原:

1)C多糖:存在于细胞壁中,为各型肺炎链球菌所共有,可与血清中一种正常蛋白质(C反应蛋白)出现沉淀反应。C反应蛋白(CRP)在急性炎症患者中含量剧增。可用C多糖测定CRP,辅助诊断活动性风湿热等疾病。

2)M蛋白:具有型特异性,类似A群链球菌的M蛋白,但与菌的毒力无关。

4.抵抗力

抵抗力较弱,56℃ 15～30min即被杀死。对一般消毒剂敏感。有荚膜株抗干燥能力较强。对青霉素、红霉素、林可霉素等敏感。

(二)致病性与免疫性

1.致病物质

有荚膜、肺炎链球菌溶素O、脂磷壁酸和神经氨酸酶等。

2.所致疾病

主要引起大叶性肺炎,第3型肺炎链球菌产生大量荚膜物质,毒力强,病死率高。儿童以第14型肺炎链球菌感染最常见。可继发胸膜炎、脓胸、中耳炎、脑膜炎和败血症等。

3.免疫力

肺炎链球菌在正常人的口腔及鼻咽部经常存在,一般不致病,只形成带菌状态,只有在免疫力下降时才致病,尤其在呼吸道病毒感染后,婴幼儿、年老体弱者易发生肺部感染。感染后可建立较牢固的型特异性免疫。其免疫机制主要是产生荚膜多糖型特异抗体,起调理作用,增强吞噬功能。

(三)微生物学检查

1.标本

包括痰、脓液、血液、脑脊液等标本。

2.检查方法

采用涂片染色镜检,革兰染色呈阳性球菌,呈矛头状成双排列,宽面相对,尖端相背。若标本可见大量炎性细胞同时存在时有重要的参考价值。

(四)防治原则

预防肺炎链球菌感染关键在于养成良好的卫生习惯,保持环境卫生。必要时对体弱儿童及老年人可用疫苗进行预防接种,如用细菌荚膜多糖制备的多糖疫苗进行预防,效果较好。

患者在发热期间,应卧床休息,吃容易消化的食物,多喝水。磺胺类药物、青霉素等对肺炎等疾病的治疗较为有效。

由于肺炎球菌对多种抗生素敏感,早期治疗通常患者可很快恢复。青霉素 G 为首选治疗药物。但目前已发现肺炎球菌对青霉素、红霉素、四环素的耐药菌株。

第二节　呼吸道感染的病毒

呼吸道病毒是指以呼吸道为侵入门户,引起呼吸道局部病变和(或)呼吸道外组织器官病变的病毒,常见的有流感病毒、麻疹病毒、风疹病毒等。急性呼吸道感染中90%以上是由病毒所致,尤其在上呼吸道感染中最为常见。

一、流行性感冒病毒

流行性感冒病毒(influenza virus)简称流感病毒,是流行性感冒的病原体,包括人流感病毒和动物流感病毒。流感病毒分甲(A)、乙(B)、丙(C)三型,其中甲型流感病毒特别容易发生变异,常可造成全球流感大流行,如1918—1919 年的大流行,造成约 4000 万人死亡。乙型流感病毒抗原变异性较小,一般呈局部流行。丙型流感病毒抗原稳定仅引起散发流行,主要侵犯婴幼儿。

7.3　微课

(一)生物学性状

1.形态与结构

流感病毒多呈球形,直径 80～120nm,结构由核衣壳和包膜两部分组成。

(1)核心:病毒的核心为核衣壳,由病毒的核酸、核蛋白和 RNA 多聚酶组成。病毒核酸为分成 7～8 个节段的单负链 RNA,每一个节段均为独立基因组,能编码一种结构或功能蛋白,这一特点使病毒在复制中易发生基因重组,导致新病毒株的出现。核酸外包绕的为核蛋白,核蛋白抗原性稳定,具有型特异性。

(2)包膜:流感病毒包膜分为两层。外层主要来源于宿主细胞膜的脂质双层,其上镶嵌的血凝素和神经氨酸酶两种刺突组成。血凝素(HA)与病毒吸附和穿入宿主细胞有关,而神经氨酸酶(NA)则有利于成熟的病毒从感染的细胞释放和集聚病毒的扩散。两种刺突均为病毒基因编码的糖蛋白,是划分流感病毒亚型的依据。内层为基质蛋白 1(M1 蛋白),具有保护核心与维持病毒外形的作用。M1 蛋白抗原性较稳定,具有型特异性。

2.分型与变异

根据核蛋白和 M1 蛋白的不同将流感病毒分为甲、乙、丙三型。甲型流感病毒抗原性易发生变异,根据 HA 和 NA 抗原性不同,分为若干亚型。已发现 HA 包括 H1～H16 亚型,NA 包括 N1～N9 亚型。在人群间流行的甲型流感病毒主要有 H1、H2、H3 和 N1、N2 几个亚型。1997 年首次发生禽流感病毒 H5N1 直接感染人的情况,此后类似的报道逐渐增多,涉及报道的亚型有 H5N1、H7N7、H9N2 和 H7N9。2013 年春,我国部分地区出现的 H7N9 禽流感病毒流行,再次敲响了禽流感病毒直接感染人的警钟。

流感病毒的变异与流感的流行密切相关,抗原变异幅度的大小直接影响流感流行的规模。由于基因组自发的点突变引起的变异属量变,变异的幅度小,仅引起甲型流感周期性的局部中、小型流行,这种变异称为抗原漂移。由于点突变累积或基因组发生重排引起的变异属质变,变异的幅度大,产生新的亚型,由于人群失去原有免疫力,往往引起甲型流感大流行,甚至世界性大流行,这种变异称为抗原转变,2013 年在我国流行的 H7N9 禽流感病毒,其基因组来自东南亚地区野鸟与中国上海、浙江、江苏鸡群的基因重排。甲型流感病毒根据其 HA 和 NA 抗原性不同分为甲 0 型(原甲型)、甲 1 型(亚甲型)、甲 2 型(亚洲甲型)和甲 3 型(香港甲型)等若干亚型(表 7-1)。

表 7-1　甲型流感病毒各亚型的表面抗原及其流行年代

亚型名称	流行年代	亚型抗原
原甲型	1918—	H1N1
亚甲型	1947—	H1N1
亚洲甲型	1957—	H2N2
香港甲型	1968—	H3N2
香港甲型与新甲型	1977—	H3N2、H1N1
甲型 H1N1	2009—	H1N1

流感病毒的抗原性变异实际上是一个连续的由量变到质变的过程。每个亚型内由于病毒基因的突变加上人群免疫力的选择而不断出现新的小变种,并引起中、小规模的流行。当小变异累积到一定程度而发生质变,形成新的亚型,便引起世界性大流行。

3.培养特性

流感病毒可在鸡胚和培养细胞中增殖,但不引起明显的病变,需用血凝或血凝抑制试验等监测流感病毒并判定其效价。

4.抵抗力

不耐热,56℃ 30min 被灭活,0～4℃能存活数周,－70℃或冷冻真空干燥可长期保存,对干燥、紫外线、甲醛、脂溶剂等敏感。

（二）致病性与免疫性

流感的传染源主要是患者,其次是隐性感染者,猪和禽等部分动物也可能成为传染源。病毒随飞沫传播而侵入易感者呼吸道黏膜上皮细胞内增殖,引起细胞变性、坏死和脱落。潜伏期 1～4d,起病急,有畏寒、发热、头疼、全身肌肉酸痛等全身症状,伴有乏力、鼻塞、流涕、咽痛、咳嗽等呼吸道症状。发热可高达 38～40℃,持续 1～5d,小儿发热的温度比成人高,可出现呕吐、腹痛、腹泻等症状。由于流感病毒及坏死组织的毒素样物质进入血流,表现为全身症状重,呼吸道症状轻。流感属于自限性疾病,若无并发症,5～7d 可自愈。年老体弱、免疫力低下、婴幼儿等流感患者常继发金黄色葡萄球菌、肺炎链球菌、流感嗜血杆菌等细菌感染性肺炎，或并发不明原因的脑病。

病后对同型（甲型流感则为同亚型）病毒有免疫力，呼吸道局部的 SIgA 和血清中抗 HA 中和抗体在预防感染和阻止疾病发生中有重要作用。

（三）微生物学检查

在流感流行期间，根据典型的临床症状可以做出初步诊断，但确诊或流行监测，特别是对新变异株的监测，有赖于实验室检查。

取急性期患者咽漱液或鼻咽拭子，进行鸡胚培养以分离病毒；也可取患者发病 5d 内（急性期）和发病后 2～4 周（恢复期）的双份血清以血凝抑制试验等检测抗体滴度，以辅助诊断；快速诊断包括检测病毒抗原和病毒核酸，可在感染 24～72h 内做出辅助诊断。

（四）防治原则

流行期间应尽量避免人群聚集，公共场所要注意空气流通，也可用乳酸蒸气进行空气消毒。免疫接种是预防流感最有效的方法，但必须与当前流行株的型别基本相同。目前使用的流感疫苗有灭活疫苗、裂解疫苗和亚单位疫苗，以灭活疫苗为主。近年来有鼻腔喷雾接种的减毒活疫苗，有利于在呼吸道局部产生 SIgA。现在常规使用的流感疫苗包括了在人群中流行的 H3N2 和 H1N1 两种甲型流感病毒株，以及乙型流感病毒株，即三价灭活疫苗。

目前尚无特效的治疗方法，常用的金刚烷胺和金刚乙胺可以阻止甲型流感病毒的穿入和脱壳，具有预防和治疗作用，但对其他型别流感病毒无效，且具有较高耐药率。利巴韦林具有广谱的抗病毒作用，对流感病毒具有较强的抑制作用，但存在不良反应的安全风险。神经氨酸酶抑制剂奥司他韦和扎那米韦是新的抗流感药物，对甲型和乙型均有效，也已出现了耐药病毒株。干扰素和一些中草药对流感治疗也有一定疗效。

二、麻疹病毒

7.4 微课

麻疹病毒（measles virus）是麻疹的病原体。在使用麻疹减毒活疫苗前，麻疹是 6 个月至 5 岁婴幼儿最常见的急性呼吸道传染病，发病率几乎达 100％，常因并发症的发生导致死亡。

（一）生物学性状

病毒颗粒呈球形，较大，直径约为 150nm。核衣壳呈螺旋对称结构，有包膜，包膜上有血凝素（H）和融合因子（F）两种刺突，无神经氨酸酶。核酸为一条完整的单负链 RNA，不分节段，不易发生基因重组和变异，故麻疹病毒抗原性较稳定，只有一个血清型。细胞培养因融合因子的作用引起细胞融合形成多核巨细胞，核内及胞浆中可出现嗜酸性包涵体。麻疹病毒对理化因素抵抗力较弱。

（二）致病性与免疫性

急性期的麻疹患者为传染源。通过飞沫传播，也可通过鼻腔分泌物污染玩具、用具感染易感人群。潜伏期约 1～2 周，病毒先在呼吸道上皮细胞内增殖，然后进入血流，进而侵入全身淋巴组织和单核-吞噬细胞系统,在其细胞内增殖后再次入血形成第二次病毒血症。临床表现主要有发热、咳嗽、流涕、流泪、眼结膜充血、口颊黏膜出现灰白色外绕红晕的黏膜斑(Koplik 斑),对临床的早期诊断有一定意义。随后 1~2d 患者皮肤相继出现红色斑丘疹。麻疹一般可自愈。年幼体弱患者,由于麻疹感染过程中机体免疫力进一步降低,常因继发细菌感染而出现中耳炎、肺炎甚至脑炎等并发症,严重者可导致死亡。极个别患者在发病后 2~17年(平均为 7 年),可出现慢性进行性中枢神经系统疾患,称亚急性硬化性全脑炎(SSPE),患者大脑功能发生渐进性衰退,表现为反应迟钝,神经精神异常,运动障碍,病程 6~9个月,最后导致昏迷而死亡。

麻疹病后可获牢固免疫力,极少发生再感染。

(三)实验室检查

临床诊断一般无需进行实验室检查。必要时可采取呼吸道标本进行细胞培养,观察多核巨细胞及包涵体,并辅以血清学诊断。此外,亦可进行核酸杂交和 PCR。

(四)防治原则

应用麻疹减毒活疫苗进行人工自动免疫可获得极好的预防效果。应用麻-风-腮三联疫苗,一针就可预防麻疹、风疹、腮腺炎这三类疾病。患者应注意隔离,防止传播。对接触麻疹患者的易感者,可肌内注射胎盘球蛋白或丙种球蛋白进行紧急预防。

案例分析

患儿,男,3 岁,因发热、流泪、流涕、眼结膜充血、咳嗽、皮肤出现红色斑丘疹 2d,就诊。查体:患儿面部、颈部有红色斑丘疹,口腔右侧颊部可见中心灰白伴红晕的黏膜斑。实验室检查:麻疹病毒 IgM 抗体(+)。

讨论:该患儿最可能患了何种疾病? 应当采取哪些恰当、有效的预防措施防止其他小朋友发病?

三、风疹病毒

风疹病毒(rubella virus)是风疹的病原体,为单正链 RNA 病毒,直径约为 60nm,核衣壳呈二十面体对称结构,包膜上有具血凝活性的刺突。只有一个血清型,人是其唯一自然宿主。

病毒经呼吸道传播,在呼吸道黏膜上皮细胞增殖后,经病毒血症播散全身,表现为发热,麻疹样出疹,但较轻,伴耳后和枕下淋巴结肿大。病后可获得持久免疫力。孕妇在妊娠 20 周内感染风疹病毒易引起垂直传播,病毒通过胎盘感染胎儿,引起胎儿死亡或出生后表现为先天性心脏病、先天性耳聋、白内障等畸形及其他风疹综合征,并且妊娠月数越小,风疹病毒对胎儿危害越大,表现越严重。

风疹减毒活疫苗接种是预防风疹的有效措施,接种对象是风疹抗体阴性的育龄妇女。抗体阴性的孕妇,如接触风疹患者应立即注射大剂量丙种球蛋白进行紧急预防。

四、冠状病毒

冠状病毒(coronavirus)是引起普通感冒的常见病原体之一,10%~15%的普通感冒是由人冠状病毒引起的。病毒直径为80～160nm,为单正链RNA病毒。核衣壳呈螺旋状,具有包膜,其上有排列间隔较宽的突起,使整个病毒颗粒外形呈冠状而得名。病毒对乙醚、三氯甲烷、酯类、紫外线及理化因子敏感。目前从人体分离的冠状病毒主要有HCoV-229E、HCoV-OC43、HCoV-NL63、HCoV-HKU1、SARS-CoV(引发严重急性呼吸综合征)、MERS-CoV(引发中东呼吸综合征)和2019新型冠状病毒。

冠状病毒经飞沫传播,粪-口途径亦可传播。若已有呼吸道感染,则可使病情急剧加重,甚至引起肺炎。病后虽可产生血清抗体,但免疫力不强,再感染仍可发生。对此病毒的防治尚无有效方法。

SARS冠状病毒与以前分离到的冠状病毒有较大区别。2002年11月,在中国广东及东南亚等地区流行了病因不明的具有高度传染性的非典型肺炎。2003年2月底,美国疾病预防控制中心(CDC)将这一疾病命名为严重急性呼吸综合征(severe acute respiratory syndrome,SARS)。2003年4月16日,世界卫生组织(WHO)宣布SARS的病原体是一个在人类中从未见过的新型冠状病毒,命名为SARS冠状病毒(SARS-CoV)。

SARS患者可通过呼吸道分泌物、粪便及尿液排出病毒。主要通过气溶胶和飞沫侵入鼻或肺黏膜而传播,具感染性的物质如粪便或尿液产生的气溶胶被人体吸入后,其中的病毒侵入黏膜也可导致病毒的传播。人被SARS冠状病毒感染后,潜伏期一般4～5天,首发症状为发热,体温一般高于38℃,主要表现为头痛、乏力、关节痛、干咳、胸闷等症状,肺部X线检查出现双侧或单侧阴影。严重患者肺部病变进展快,出现急性呼吸窘迫和进行性呼吸衰减,病死率较高。

机体感染SARS冠状病毒后,可产生抗SARS冠状病毒的特异性抗体,也可出现特异性的细胞免疫应答,具有保护作用;但也可能导致免疫损伤,引起细胞凋亡和严重的炎症反应。

2019新型冠状病毒引起的新冠疫情最早于2019年12月在中国武汉进入人们的视野,2019年1月30日世界卫生组织(WHO)宣布此次疫情已经构成国际关注的突发公共卫生事件。2020年2月11日,世界卫生组织(WHO)在总部所在地日内瓦宣布,将新型冠状病毒肺炎正式命名为"Corona Virus Disease 2019",简称"COVID-19",当天,国际病毒分类学委员会将"新型冠状病毒"命名为"Severe Acute Respiratory Syndrome-Corona Virus-2",简称"SARS-CoV-2"。

基于目前的流行病学调查,新型冠状病毒肺炎的潜伏期为1～14d,多为3～7d,以发热、干咳、乏力为主要表现。少数患者伴有鼻塞、流涕、咽痛、肌痛和腹泻等症状。重症患者多在发病一周后出现呼吸困难和(或)低氧血症,严重者可快速进展为急性呼吸窘迫综合征、脓毒症休克、难以纠正的代谢性酸中毒和出凝血功能障碍及多器官功能衰竭等。值得注意的是重型、危重型患者病程中可为中低热,甚至无明显发热。轻型患者仅表现为低热、轻微乏力等,无肺炎表现。从目前收治的病例情况看,多数患者预后良好,少数患者病情危重。老年人和有慢性基础疾病者预后较差。儿童病例症状相对较轻。

第三节 其他呼吸道病原生物

其他呼吸道病原生物的主要特性见表7-2。

表 7-2　其他呼吸道病原生物的主要特性

病原名称	生物学性状	致病特点	所致疾病
腮腺炎病毒	球形,单负链 RNA、有包膜	病毒通过飞沫或唾液污染食具、玩具传播	腮腺炎、睾丸炎(约 20%)、卵巢炎(约 5%)、无菌性脑膜炎及获得性耳聋等
副流感病毒	球形、单股 RNA、有包膜	儿童易感染	小儿哮喘病、支气管炎、肺炎、普通感冒等
呼吸道合胞病毒	球形、单股 RNA、有包膜	通过呼吸道、手和污染物品传播,每年冬季均有流行	婴幼儿喘息性支气管炎、肺炎、成人普通感冒
腺病毒	球形、双股 DNA、无包膜	主要经呼吸道、消化道和眼结膜传播。多发生在婴儿和儿童	急性咽炎、咽结膜炎、流行性角膜结膜炎、原发性非典型性肺炎、胃肠炎
鼻病毒	球形、单股 RNA、无包膜	普通感冒最重要的病原体	婴幼儿支气管炎、肺炎、成人普通感冒等
水痘-带状疱疹病毒	球形、双股 DNA、有包膜	儿童初期感染引起水痘。青春期后复发引起带状疱疹	水痘、带状疱疹
新生隐球菌	圆形,外周包有肥厚荚膜,不易着色	主要通过呼吸道的外源性感染居多;属于人体正常菌群,也可发生内源性感染	肺部感染、慢性脑膜炎、脑脓肿、退行性中枢神经系统疾病
曲霉菌	170 多种,最适生长温度 25~30℃	主要经呼吸道感染,如烟曲霉菌、黄曲霉菌;少数为机会致病菌	曲霉菌病(肺部曲霉菌病多见)、肝癌
肺炎衣原体	形态多样,不能体外培养,只能胞内寄生	四季均可发生,几乎每人均受过感染,而且常常反复感染	地方性和流行性肺炎
肺炎支原体	缺乏细胞壁,在高渗低琼脂培养基中可长出油煎蛋样小菌落	主要经飞沫传染,潜伏期 2~3 周,发病率以青少年最高	原发性非典型肺炎

【复习思考题】

一、单选题

1.结核分枝杆菌的特点不包括　　　　　　　　　　　　　　　　　　　(　　)

　　A.抗酸染色阳性　　　　　　　　B.专性需氧,营养要求高

　　C.生长缓慢　　　　　　　　　　D.对外界抵抗力低,不易产生耐药性

　　E.细胞壁脂质是其主要致病物质

2.结核分枝杆菌与致病有关的是　　　　　　　　　　　　　　　　　　(　　)

　　A.内毒素　　B.菌体成分　　C.外毒素　　D.侵袭性酶类　　E.菌毛

3.与结核分枝杆菌致病无关的物质是　　　　　　　　　　　　　　　　(　　)

　　A.结核杆菌索状因子　　　　B.磷脂　　　　C.结核杆菌内毒素

  D. 蜡脂   E. 硫酸脑苷脂

4. 结核分枝杆菌常用的染色法是   (   )

  A. 革兰染色   B. 抗酸染色   C. 镀银染色   D. 瑞氏染色   E. 墨汁染色

5. 耐酸耐碱的细菌是   (   )

  A. 霍乱弧菌   B. 志贺菌   C. 结核分枝杆菌

  D. 副溶血性弧菌   E. 军团菌

6. 肺炎链球菌引起的感染常为   (   )

  A. 内源性感染   B. 外源性感染   C. 医源性感染

  D. 交叉感染   E. 继发感染

7. 脑膜炎奈瑟菌的主要致病物质是   (   )

  A. 荚膜   B. 菌毛   C. 内毒素   D. 自溶酶   E. 红疹毒素

8. 直接涂片镜检脑膜炎奈瑟菌时,最常用的标本是   (   )

  A. 泌尿生殖道的脓性分泌物   B. 痰液   C. 脑脊液

  D. 呕吐物或剩余食物   E. 伤口坏死组织或渗出物

9. 下列关于甲型流感病毒抗原转变的叙述,错误的是   (   )

  A. HA 和(或)NA 变异幅度大   B. 产生流感病毒新亚型

  C. 属质变   D. 由不同型别的流感病毒基因重组造成

  E. 由病毒基因点突变造成

10. 流感病毒分型的依据是   (   )

  A. 血凝素   B. 神经氨酸酶

  C. 核蛋白和基质蛋白的抗原性   D. 流行病学特征

  E. 所致疾病的临床特征

11. 下列病毒抗原性不稳定的是   (   )

  A. 麻疹病毒   B. 风疹病毒   C. 狂犬病毒

  D. 甲型流感病毒   E. 水痘-带状疱疹病毒

12. 流行性腮腺炎较常见的并发症是   (   )

  A. 亚急性硬化性全脑炎   B. 肺炎   C. 肝炎

  D. 睾丸炎或卵巢炎   E. 肾炎

13. 不属于呼吸道感染病原的是   (   )

  A. 脑膜炎奈瑟菌   B. 麻疹病毒   C. 水痘病毒

  D. 轮状病毒   E. 流感病毒

14. 亚急性硬化性全脑炎(SSPE)的病原是   (   )

  A. 风疹病毒   B. 麻疹病毒   C. 疱疹病毒   D. 轮状病毒   E. HIV

15. 未接种麻疹疫苗又与麻疹患者密切接触的儿童应及早   (   )

  A. 服用抗生素   B. 服用中草药   C. 隔离

  D. 注射母亲全血   E. 注射丙种球蛋白

16. 6 个月龄内婴儿对麻疹、白喉等疾病的免疫力源自   (   )

  A. 出生时即接种了相应疫苗   B. 胚胎期感染

  C. 从母体获得 IgG   D. 从母体获得 IgM

E. 出生后 3 个月体内合成 IgG

17. 下列关于风疹病毒致病性的叙述,错误的是　　　　　　　　　　（　　）

A. 儿童是易感者,感染后引起风疹综合征

B. 孕妇感染可导致胎儿先天感染

C. 成人感染者可出现出疹后脑炎

D. 通过病毒血症播散引起全身感染

E. 经呼吸道传播

18. 儿童获得性耳聋的最常见病原是　　　　　　　　　　　　　　（　　）

　A. 冠状病毒　　　　　　　　B. 柯萨奇病毒　　　　　　　C. 风疹病毒

　D. 麻疹病毒　　　　　　　　E. 腮腺炎病毒

19. 风疹病毒活疫苗的接种对象是　　　　　　　　　　　　　　　（　　）

　A. 产妇　　　B. 新生儿　　　C. 学龄前儿童　　D. 育龄妇女　　E. 妊娠期妇女

20. 预防易感儿童患麻疹最有效的措施是　　　　　　　　　　　　（　　）

　A. 注射麻疹减毒活疫苗　　　　　　　　B. 注射麻疹灭活疫苗

　C. 注射人血清丙种球蛋白　　　　　　　D. 注射人胎盘血清丙种球蛋白

　E. 隔离患儿,防止传播

21. 为预防风疹和先天性风疹综合征,禁忌接种风疹减毒活疫苗的人群是　（　　）

　A. 育龄期妇女　　　　　　　　　　　　B. 婚前女青年(结婚登记时)

　C. 注射过抗风疹人血清免疫球蛋白的非孕妇　　D. 妊娠期妇女

　E. 1 岁以上的儿童

22. 不能垂直传播的病毒是　　　　　　　　　　　　　　　　　　（　　）

　A. 人类免疫缺陷病毒　　　　B. 风疹病毒　　　　　　　　C. 乙型肝炎病毒

　D. 巨细胞病毒　　　　　　　E. 流感病毒

23. 在急性呼吸道感染中,最常见的病原微生物是　　　　　　　　（　　）

　A. 细菌　　　B. 支原体　　　C. 衣原体　　　D. 病毒　　　E. 真菌

24. 不引起呼吸道感染的一组病毒是　　　　　　　　　　　　　　（　　）

　A. 冠状病毒、脊髓灰质炎病毒　　　　　B. 风疹病毒、乙型肝炎病毒

　C. 人类免疫缺陷病毒、轮状病毒　　　　D. 麻疹病毒、ECHO 病毒

　E. 腮腺炎病毒、柯萨奇病毒

25. 2019 年 12 月,进入人们视野的新型冠状病毒肺炎的病原体是　　（　　）

　A. SARS-CoV　　　　　　　　B. SARS-CoV-2　　　　　　　C. MERS-CoV

　D. 变异的流感病毒　　　　　　E. 肺炎衣原体

26. 患者,男性,32 岁。主诉午后低热月余,出现咳嗽、咯血,伴有食欲低下、全身乏力而
　就诊。可能是结核分枝杆菌感染,通常取痰液做什么检查　　　　（　　）

　A. 革兰染色　　　　　　　　　B. 抗酸染色　　　　　　　　C. 镀银染色

　D. 瑞氏染色　　　　　　　　　E. 墨汁染色

27. 患儿发热、咽痛,伴有烦躁而就诊。查体:患儿咽后壁和悬雍垂处有一灰白色假膜,
　颌下及颈部淋巴结肿大。化验检查:假膜涂片培养白喉棒状杆菌(＋)。检查白喉棒
　状杆菌的形态特征需看到　　　　　　　　　　　　　　　　　　（　　）

A. 菌毛　　　B. 鞭毛　　　　　C. 芽胞　　　　　D. 异染颗粒　　　E. 荚膜

28. 患者,女 40 岁。外观健康,结核菌素试验阳性,不记得儿时是否接种过卡介苗。下列
    哪一项解释是错误的　　　　　　　　　　　　　　　　　　　　　　　　　（　　）
    A. 不需要接种卡介苗　　　　　　　　　B. 可能已感染过结核杆菌
    C. 对结核病有免疫力　　　　　　　　　D. 需要接种卡介苗
    E. 可能接种过卡介苗

29. 患儿,男,5 岁。高热 3d,伴有呕吐头痛而就诊入院。体检:皮肤有瘀点,颈项强直等
    脑膜刺激征阳性。化验检查:脓性脑脊液,中性粒细胞内可见革兰染色阴性双球菌。
    可能的诊断是　　　　　　　　　　　　　　　　　　　　　　　　　　　　（　　）
    A. 脑膜炎球菌引起的流脑　　　　　　　B. 肺炎链球菌引起的大叶性肺炎
    C. 新型隐球菌引起的脑膜炎　　　　　　D. 金黄色葡萄球菌引起的败血症
    E. 沙门菌引起的菌血症

30. 一外地民工之子,3 岁。近 2d 来出现发热、打喷嚏、流涕、咳嗽、畏光、流泪、眼结膜充
    血、分泌物增多、眼睑水肿等。在发病前 1 周曾和出疹患者有密切接触史,否认预防
    接种史。此患者最可能的诊断是　　　　　　　　　　　　　　　　　　　　（　　）
    A. 麻疹　　　B. 水痘　　　　　C. 带状疱疹　　　D. 猩红热　　　E. 风疹

二、名词解释

结核菌素试验　BCG　抗原转变

三、问答题

1. 结核分枝杆菌的致病性和免疫性有何特点?
2. 流感病毒的变异对其流行有什么影响?
3. 风疹病毒的传播途径及其危害有哪些?

第八章　消化道感染的病原生物

学习要点

　　常见消化道感染病原生物所致疾病的名称；沙门菌的致病性、微生物学检查方法和防治原则；霍乱的主要症状、标本采集、常用诊断方法和特异性防治措施；细菌性食物中毒的常见病原菌；脊髓灰质炎病毒致病特点、常用疫苗的使用方法；甲肝病毒和戊肝病毒的致病特点、防治原则；似蛔蛔线虫、蠕形住肠线虫、链状带绦虫、布氏姜片吸虫、卫氏并殖吸虫、华支睾吸虫的致病性和防治原则。

第一节　消化道感染的病原菌

> **【相关链接】**　　　　　　　　肠出血性大肠埃希菌
>
> 　　肠出血性大肠埃希菌（Enterohemorrhage *E. Coli*，EHEC）是大肠埃希菌的一个亚型，可引起感染性腹泻，因能引起人类的出血性肠炎而得名，在 1982 年一次出血性结肠炎流行中被分离出。2011 年 5—6 月，德国出现大规模出血性大肠埃希菌疫情，已经确定受污染的豆芽是病菌来源。

一、埃希菌属

　　埃希菌属（*Escherichia*）细菌多为肠道中的正常菌群，其中以大肠埃希菌（*E. Coli*，俗称大肠杆菌）最为重要。大肠埃希菌是条件致病菌，当机体免疫力下降或移居肠外组织或器官，可引起肠道外感染。某些特殊菌型也可在肠内致病，导致腹泻，被称为致病性大肠杆菌。大肠埃希菌在环境卫生与食品卫生学中常用作被粪便污染的检测指标。

（一）生物学性状

1. 形态与染色

　　革兰阴性短小杆菌，引起肠外感染菌株常有微荚膜，有普通菌毛和性菌毛。

2. 培养与生化

　　营养要求不高，普通培养基上能生长，能发酵葡萄糖等多种糖类，产酸产气。发酵乳糖，可与沙门菌、志贺菌等肠道致病菌相鉴别。

3. 抗原构造

　　大肠埃希菌抗原主要有 O、H 与 K 三种。O 抗原有 170 种以上，是血清学分型的基础，也是感染后刺激机体产生免疫应答的主要抗原成分。

（二）致病性

1.肠外感染

主要是细菌移位至肠外的组织或器官而引起感染,其中以泌尿系统感染为主,如尿道炎、膀胱炎、肾盂肾炎等。也可引起腹膜炎、胆囊炎、阑尾炎、手术创口感染等。在婴儿、老年人或免疫功能低下者,可引起败血症。还可引起新生儿脑膜炎。

2.肠内感染

某些血清型(ETEC、EPEC、EIEC、EHEC、EAEC)的大肠埃希菌能引起肠道内感染,多为外源性感染,主要引起腹泻。与食入污染的食品及饮水有关。

（三）微生物学检查

1.标本

血液、脓液、脑脊液、中段尿等可作为肠外感染标本;肠内感染患者则取粪便。

2.分离培养与鉴定

各标本可增菌、分离培养,培养后观察菌落并做涂片染色镜检、生化反应进行鉴定。必要时做血清学定型试验、ELISA、基因探针杂交试验等检测肠毒素,并同时做药敏试验。尿路感染除确定致病菌为大肠埃希菌外,还需菌落计数,每毫升≥10万个才有诊断价值。

二、志贺菌属

志贺菌属($Shigella$)是引起细菌性痢疾(简称菌痢)的病原菌,俗称痢疾杆菌,包括痢疾志贺菌(A群)、福氏志贺菌(B群)、鲍氏志贺菌(C群)与宋内志贺菌(D群)4个群。我国以福氏与宋内志贺菌引起感染为多见。

（一）生物学性状

1.形态与染色

革兰阴性小杆菌,有菌毛,无鞭毛。

2.培养与生化

营养要求不高,在普遍琼脂平板上大多数生长形成中等大小的光滑型菌落。分解葡萄糖,产酸,不产气,多数不分解乳糖。

3.抗原构造

志贺菌属细菌有K与O两种抗原。根据O群特异抗原的不同可以将志贺菌属分为4群。

4.抵抗力

志贺菌的抵抗力比其他肠道杆菌弱,加热60℃ 10min可被杀死。志贺菌对酸及一般消毒剂敏感。在粪便中,由于其他肠道菌分解糖产酸,使本菌数小时内死亡,故粪便标本应迅速送检。

（二）致病性与免疫性

1.致病物质

致病物质主要是侵袭力与内毒素,有的菌株尚产生外毒素。

(1)侵袭力:是志贺菌致病首要因素,其菌毛能黏附于回肠末端与结肠黏膜的上皮细胞表面,继而穿入上皮细胞内生长繁殖,引起炎症反应。细菌一般不侵入血流。

(2)内毒素:志贺菌所有菌株都有强烈的内毒素。内毒素作用于肠黏膜,使其通透性增高,促进对内毒素的吸收,引起发热、意识障碍,甚至中毒性休克等一系列症状。内毒素直接破坏肠黏膜,可形成炎症、溃疡、出血,呈现典型的脓血黏液便。内毒素尚能作用于肠壁自主神经系统,使肠功能发生混乱,肠蠕动失调与痉挛,尤其是直肠括约肌痉挛最明显,因而出现腹痛、里急后重等特殊症状。

A群志贺菌还能产生外毒素,有类似霍乱弧菌肠毒素的作用,可引起水样腹泻。

2.所致疾病

志贺菌引起菌痢。传染源是患者与带菌者,主要经粪-口途径传播。其中痢疾志贺菌感染的患者病情较重,福氏志贺菌感染易转变为慢性,病程迁延。主要类型有:①急性菌痢。发病急,常有发热、腹痛、脓血黏液便、里急后重等症状。若治疗不彻底,可转为慢性。急性感染中有一种中毒性痢疾,以小儿为多见,无明显的消化道症状,主要表现为全身中毒症状,死亡率高。②慢性菌痢。病程在两个月以上者属慢性。其症状不典型者易被误诊影响治疗或形成慢性带菌状态。

3.免疫性

机体对志贺菌免疫主要依靠 SIgA 的作用,它能阻止志贺菌黏附于肠黏膜上皮细胞。

(三)微生物学检查

1.标本

取材应挑取粪便的脓血或黏液部分。若不能及时送检,宜将标本保存于 30% 甘油缓冲盐水或专门运送培养基内。中毒性菌痢患者可取肛拭。

2.分离培养与鉴定

标本直接接种肠道选择培养基或经增菌培养后再分离培养,37℃孵育 18~24h,挑取无色半透明可疑菌落,做革兰染色镜检、生化反应与血清学试验,以确定其菌群与菌型,并做药敏试验。

3.快速检测法

可用协同凝集试验、PCR、基因探针杂交等方法进行快速检测。

(四)防治原则

对患者与带菌者要早发现,早治疗,加强食品卫生管理。菌痢的特异预防有赖于减毒活疫苗,如链霉素依赖株(sd 株)。目前已有多价志贺菌 sd 活疫苗可供使用。治疗志贺菌感染的抗生素颇多,但很易出现多重耐药菌株。

三、沙门菌属

沙门菌属($Salmonella$)细菌型别很多,其血清型有 2500 种以上,引起肠热症的伤寒沙门菌、甲型副伤寒沙门菌、肖氏沙门菌(原称乙型副伤寒沙门菌)和希氏沙门菌(原称丙型副伤寒沙门菌)是主要病原菌。有些是人畜共患病原菌,可引起食物中毒或败血症,如鼠伤寒沙门菌、猪霍乱伤寒沙门菌、肠炎沙门菌等。

8.1　微课

(一)生物学性状

革兰阴性杆菌,无芽胞,一般无荚膜,大多数有周身鞭毛。兼性厌氧菌,营养要求不高,在普通琼脂平板上形成中等大小、无色半透明的 S 型菌落。不发酵乳糖与蔗糖,能发酵葡萄糖、麦芽糖与甘露醇。除伤寒沙门菌不产气外,其他沙门菌均产酸产气。

沙门菌属细菌的抗原主要有 O 与 H 两种,少数菌中尚有 Vi 抗原。Vi 抗原可阻止 O 抗原与其相应抗体的凝集反应。Vi 抗原不稳定,经 60℃加热、苯酚处理或人工传代培养后易消失。

(二)致病性与免疫性

1.致病物质

致病物质主要有侵袭力与内毒素,个别菌尚能产生肠毒素。

沙门菌有毒株能侵入小肠黏膜上皮细胞。细菌被巨噬细胞吞噬后,并不被杀死,而在其中继续生长繁殖,这可能与沙门菌 O 抗原与 Vi 抗原的保护作用有关。沙门菌死亡后释放出的内毒素,可引起宿主体温升高、白细胞数下降,大剂量时导致中毒症状与休克。内毒素可激活补体旁路途径释放趋化因子,吸引白细胞,导致肠道局部炎症反应。个别沙门菌(如鼠伤寒沙门菌)可产生肠毒素,其性质类似于肠产毒素性大肠杆菌的肠毒素。

2.所致疾病

沙门菌经口传染,人类因食用患病或带菌动物的肉、乳、蛋等而患病。

(1)肠热症:包括伤寒与副伤寒。伤寒由伤寒沙门菌引起,副伤寒由甲型副伤寒沙门菌、肖氏沙门菌和希氏沙门菌引起。其病程如图 8-1 所示,它与微生物学检查的标本采集有关。

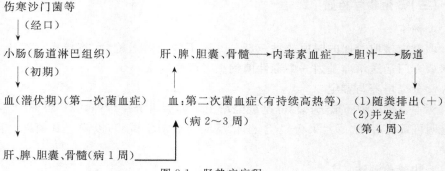

图 8-1　肠热症病程

伤寒、副伤寒的致病机制与临床症状基本相似,只是副伤寒的病情较轻,病程较短。有少数伤寒或副伤寒患者成为无症状带菌者,为人类伤寒与副伤寒的重要传染源。

(2)胃肠炎(食物中毒):是最常见的沙门菌感染症状,约占 70%。由摄入大量鼠伤寒沙门菌、猪霍乱沙门菌、肠炎沙门菌等污染的食物引起。常见的食品主要为畜、禽肉类食品。

(3)败血症:多见于儿童与免疫力低下的成人。病菌以猪霍乱沙门菌、鼠伤寒沙门菌、肠炎沙门菌等常见。经口感染后,病菌早期就进入血液循环,有高热、寒战、厌食、贫血等严重症状,并可导致脑膜炎、骨髓炎、心内膜炎等。

3.免疫性

患肠热症后,可获牢固细胞免疫力。胃肠炎恢复与肠道局部产生 SIgA 有关。

(三)微生物学检查法

1.标本

肠热症:根据病程的不同采取不同的标本。第 1 周取外周血,自第 2 周起取粪便与尿液。全程可取骨髓。胃肠炎:取粪便、呕吐物与可疑食物。败血症:取血液。

2.分离培养与鉴定

血液与脊髓液需要增菌,然后再划种于血琼脂平板,粪便与经离心的尿沉淀物等直接接种于肠道选择培养基上。孵育后,挑取可疑菌落做革兰染色镜检,并做生化反应与玻片凝集试验进行鉴定。

3.肥达试验

肥达试验是用已知伤寒沙门菌菌体(O)抗原与鞭毛(H)抗原,以及甲型副伤寒沙门菌、肖氏沙门菌和希氏沙门菌 H 抗原,检测患者血清中的沙门菌抗体,辅助诊断肠热症的定量凝集试验:

肥达试验结果的判断必须结合以下三点作综合分析。

(1)正常值:因沙门菌隐性感染或预防接种,血清中可含有一定量的抗体。一般是伤寒伤门菌 O 凝集效价≥1∶80,H 凝集效价≥1∶160,副伤寒 H 凝集效价≥1∶80 才有诊断价值。

(2)O 与 H 抗体的区别:O 抗体为 IgM,出现时间早,持续时间短,且特异性低。H 抗体为 IgG,出现较晚,持续时间长达数年,且特异性高。因此,O、H 凝集效价均超过正常值,则肠热症的可能性大;如两者均低,患病可能性小;若 O 抗体不高、H 抗体高,有可能是预防接种或沙门菌的 L 型菌感染;若 O 抗体高、H 抗体不高,则可能是感染早期或与伤寒沙门菌 O 抗原有交叉反应的其他沙门菌感染。

(3)有少数患者,在整个病程中,肥达试验始终在正常范围内,这可能是早期使用抗生素治疗或免疫功能低下等所致。

4.伤寒带菌者的检出

一般先用血清学方法检测可疑者 Vi 抗体效价,若≥1∶10,再反复取粪便等标本进行分离培养,以确定是否为伤寒带菌者。

(四)防治原则

加强饮水、食品卫生管理,切断传播途径。伤寒、副伤寒的特异性预防,国内主要用皮下注射死疫苗,即伤寒、副伤寒三联疫苗。近年来使用伤寒 Vi 荚膜多糖活疫苗,效果较为理想。由于出现由质粒介导的多重耐药菌株,应在药敏试验的指导下选用抗生素治疗。

案例分析

患者,男性,40 岁,持续高热 1 周,近日体温有所下降,但出现腹泻,且全身中毒症状明显。查体:肝脾大,皮肤见玫瑰疹。化验:血白细胞减少,中性粒细胞占 60%;血细菌培养阴性。

讨论:引起消化道感染的细菌有哪些? 该患者可能的诊断是什么? 依据是什么? 还需做哪些检查?

四、霍乱弧菌

【相关链接】 　　　　　　　　**霍乱**

1831 年,没有人想到一场将持续几十年的霍乱大潮即将来临。在第一波霍乱菌的袭击中,英国至少有 14 万人死亡,一些小村庄几乎全村覆灭。霍乱,被描写为"曾摧毁地球的最可怕的瘟疫之一"。

霍乱弧菌($V.cholerae$)是引起烈性传染病霍乱的病原体。在人类历史上,曾发生过 7 次世界性霍乱大流行,前 6 次均由霍乱弧菌古典生物型引起,第 7 次大流行由霍乱弧菌 EI Tor 生物型引起。霍乱为我国法定的甲类传染病。

(一)生物学性状

1.形态与染色

典型形态呈弧形或逗点状,但经人工培养后,细菌常呈杆状。革兰染色阴性。有菌毛,有些菌株有荚膜,在菌体一端有一根单鞭毛,运动活泼。取霍乱患者米泔水样便或培养物做悬滴观察,可见呈穿梭样或流星状运动的细菌。

2.培养特性

兼性厌氧,营养要求不高,耐碱不耐酸,在 pH8.8~9.0 的碱性蛋白胨水或碱性琼脂平板上生长良好,形成中等大小的光滑型菌落。

3.抗原结构与分型

霍乱弧菌有耐热的 O 抗原与不耐热的 H 抗原。根据 O 抗原不同,可将霍乱弧菌分成 155 个血清群,引起霍乱的为 O1 群和 O139 群。O1 群霍乱弧菌又可分为 2 个生物型,即古典生物型与 EI Tor 生物型。

4.抵抗力

本菌对热和一般消毒剂敏感,100℃煮沸 1~2min 或 55℃作用 10min 即死亡;不耐酸,在正常胃酸中仅能存活 4min,而在低温、潮湿、碱、低盐及低营养物的不良环境条件下可长期存活。对有效氯敏感,按 1 份漂白粉加 4 份水的比例处理患者排泄物或呕吐物 1h,或用0.1%高锰酸钾溶液浸泡蔬菜、水果 30min,均可达到消毒目的。

(二)致病性与免疫性

1.致病物质

(1)鞭毛与菌毛:霍乱弧菌活泼的鞭毛运动有助于细菌穿过肠黏膜表面黏液层而接近肠壁上皮细胞,依靠细菌的菌毛黏附到小肠黏膜,并迅速生长繁殖。

(2)霍乱肠毒素(CE):是目前已知的致泻毒素中最为强烈的毒素,是肠毒素的典型代表。由 A 与 B 两个亚单位组成。A 亚单位具有酶活性,是 CE 的毒性部位。B 亚单位是结合单位,可与小肠黏膜上皮细胞结合,使 A 亚单位进入细胞并活化,导致胞内腺苷环化酶活性增加,促使细胞内 ATP 转变为 cAMP,cAMP 促进肠黏膜细胞的分泌功能,造成肠液大量分泌,导致严重的呕吐与腹泻。

2.所致疾病

人类是霍乱弧菌的唯一易感者。传播途径主要是通过污染的水源或食物经口感染。当胃酸缺乏或因大量饮水或暴饮暴食使胃酸稀释而导致酸性降低时,细菌进入小肠,黏附于肠黏膜表面并迅速繁殖,产生肠毒素而致病。霍乱弧菌感染可从无症状或轻型腹泻到严重的致死性腹泻。典型病例一般在摄入含菌食物后 2~3d 突然出现剧烈呕吐与腹泻,排出如米泔水样腹泻物,造成严重失水、失电解质,引起代谢性酸中毒。严重者可导致肾衰竭、休克,甚至死亡。

3.免疫性

病后机体可获得牢固免疫力。霍乱的免疫主要依靠肠道黏膜局部产生的 SIgA。SIgA 可与菌毛等黏附因子结合,阻止霍乱弧菌黏附至肠黏膜上皮细胞;还可与霍乱肠毒素 B 亚单位结合,阻断肠毒素与小肠上皮细胞受体作用。

(三)微生物学检查

霍乱是烈性传染病,对首例患者的病原学诊断应快速、准确,并及时作出疫情报告。

1.标本

取患者米泔水样便、呕吐物、肛拭等。霍乱弧菌不耐酸与干燥。为避免因粪便发酵产酸而使病菌死亡,标本应及时培养或放入 Cary-Blair 保存液中运输。

2.直接镜检

革兰阴性弧菌,用悬滴法观察细菌呈穿梭样运动有助于诊断。

3.分离培养

将标本接种于碱性蛋白胨水中增菌,37℃孵育 6～8h 后直接镜检并做分离培养。挑选可疑菌落进行生化反应和免疫学反应以鉴定细菌。

(四)防治原则

做好入境检疫工作,加强水粪管理,注意个人卫生。对患者要严格隔离治疗,必要时封锁疫区,以防疫情蔓延。

长期以来使用 O1 群霍乱弧菌死疫苗肌内注射,保护期为 3～6 个月。国内研制的肠溶胶囊剂型口服霍乱疫苗是目前世界上最好的霍乱疫苗。

治疗方面,主要是及时补充液体与电解质。抗生素的使用可减少肠毒素的产生,加速细菌的清除。常用的抗生素有四环素、强力霉素、呋喃唑酮、氯霉素等。

五、幽门螺杆菌

幽门螺杆菌(*H. pylori*)是螺杆菌属的代表种,与胃窦炎、十二指肠溃疡和胃溃疡关系密切,可能与胃癌的发生也有关。

菌体细长弯曲呈"S"形或"C"形,革兰染色阴性,单极多鞭毛,运动活泼。微需氧,营养要求高,生长缓慢。生化反应不活泼,不分解糖类,但尿素酶丰富,快速尿素酶试验呈强阳性。

8.2 微课

我国属于幽门螺杆菌高感染区,在人群中感染率高达 61%,十二指肠溃疡患者的平均感染率是 95%,胃溃疡患者平均感染率是 84%。幽门螺杆菌的致病因子有尿素酶、黏附素、空泡毒素和细胞毒素等。尿素酶可以分解尿素,产生氨,围绕细菌周围形成"氨云",中和胃酸,从而使细菌安全穿过黏液层到达胃上皮细胞。机体通过污染食物、水或胃镜等消毒不严的器械而导致感染。

微生物学检查可用纤维胃镜采集胃、十二指肠黏膜组织标本。直接涂片染色镜检,见到形态典型的弯曲菌即可初步诊断。快速尿素酶试验可用于本菌的快速诊断。幽门螺杆菌的[13]C-尿素或[14]C-尿素呼气试验更方便、可靠和快速,已在临床广泛使用。

治疗本菌感染主要采用在胶体铋制剂或质子泵抑制剂的基础上加上两种抗生素的三联疗法,如奥美拉唑(质子泵抑制剂)+阿莫西林+克拉霉素(或甲硝唑)。由于抗生素的广泛使用,耐药性呈上升趋势。

六、食物中毒病原菌

食物中毒可分为细菌性食物中毒、化学性食物中毒、霉菌毒素与霉变食品中毒和有毒动植物中毒,本节主要介绍的是细菌性食物中毒。

细菌性食物中毒以胃肠道症状为主,常伴有发热。有较明显的季节特点,好发于夏秋气温和湿度较高的季节,常常为集体突然暴发,一般病程短,预后良好(肉毒毒素中毒例外)。常见的细菌性食物中毒病原菌有副溶血性弧菌、肉毒梭菌、沙门菌、葡萄球菌、蜡样芽胞杆菌等。各种病原菌引起的食物中毒都有其特有的潜伏期、临床表现及常见的中毒食品(表 8-1)。

表 8-1　引起食物中毒的病原菌特点

病原菌名称	主要生物学特性	食物中毒特点
副溶血性弧菌	G⁻,菌体呈弧状、杆状、丝状等多种形态,本菌有显著的嗜盐特性	是沿海地区夏秋季节最为常见的一种食物中毒,致病因子主要是溶血毒素。多因食入未煮熟的海产品或腌制品所致,如蟹类、海蜇、海虾与各种贝类等
肉毒梭菌	G⁺,粗短杆菌,带芽胞菌体呈汤匙状或网球拍状。肉毒梭菌的芽胞抵抗力很强,但肉毒毒素不耐热	肉毒毒素是已知毒素中最强的一种神经毒素,作用于颅神经核、外周神经末梢的神经肌肉接头处,阻碍乙酰胆碱释放,导致肌肉弛缓型麻痹。食入被毒素污染的食物如罐头肉制品、豆制品而发生食物中毒。婴儿肉毒病常为食入被肉毒梭菌芽胞污染的食品(如蜂蜜)所致,严重者造成婴儿死亡
葡萄球菌	G⁺,葡萄串状排列。其中的金黄色葡萄球菌的致病作用最强	食入含葡萄球菌肠毒素的食物后,经 1～6h,出现以呕吐为主的急性胃肠道症状,一般不发热,多数患者 1～2d 内自行恢复,预后良好。引起中毒的食品主要以剩饭、奶油糕点、牛奶及其制品、鱼虾、熟肉制品等
沙门菌	G⁻,杆菌,无芽胞,一般无荚膜,大多有周身鞭毛。兼性厌氧菌,营养要求不高	是沙门菌感染中最常见的,约占 70%。由摄入大量被鼠伤寒沙门菌、猪霍乱沙门菌、肠炎沙门菌等污染的食物引起。引起中毒的食品主要是动物性食品,如各种肉类、蛋类、家禽、水产类以及乳类等
产气荚膜梭菌	G⁺,粗大杆菌,有芽胞,在体内形成明显的荚膜。厌氧,在牛奶培养基中的"汹涌发酵"是本菌的特点	A 型产气荚膜梭菌的某些菌株可产生肠毒素,食入被污染的食物而引起食物中毒。潜伏期约 10h,临床表现为腹痛、腹胀、水样腹泻。无热、无恶心、无呕吐。1～2d 后自愈。如不进行细菌学检查常难确诊
蜡样芽胞杆菌	G⁺,主要存在于土壤、空气、尘埃、昆虫里面	进食受到蜡样芽胞杆菌污染的剩菜、剩饭、凉拌菜、奶、肉、豆制品即可导致食物中毒。呕吐型中毒一般在进食后 1～5h 出现症状。腹泻型中毒一般在进食后 8～16h 出现症状,预后较好
变形杆菌	G⁺,广泛分布在自然界中,如土壤、水、垃圾、腐败有机物及人或动物的肠道内	食用被变形杆菌污染的食品前未彻底加热,其产生的毒素可引起中毒,其中以鱼、蟹和肉类染菌率较高。进食后 2～30h 出现上腹部刀绞样痛和急性腹泻,伴有恶心、呕吐、头痛、发热。病程较短,一般 1～3d 可恢复。夏秋季节发病率较高

第二节　消化道感染的病毒

肠道病毒在分类上属于小 RNA 病毒科,其共同特性是:①病毒体呈球形,直径约 20～30nm,为 20 面体对称结构,无包膜;②基因组为单正链 RNA;③在宿主细胞浆内增殖,迅速引起细胞病变;④耐乙醚,耐酸,在 pH3～5 条件下稳定,56℃ 30min 可使病毒灭活(甲型肝炎病毒 60℃ 1h 仍可存活），大多数对紫外线、干燥敏感；⑤临床表现多样化，主要经粪-口途径传播，先在肠道细胞内增殖，但所致疾病多在肠道外。人类肠道病毒有人脊髓灰质炎病毒、人柯萨奇病毒、埃可病毒、甲型肝炎病毒等。

一、脊髓灰质炎病毒

脊髓灰质炎病毒（poliovirus，PV）是脊髓灰质炎的病原体。病毒可侵犯脊髓前角运动神经细胞，引起肢体肌肉弛缓性麻痹，多见于儿童，故又称为小儿麻痹症。

8.3 微课

（一）生物学性状

病毒体呈球形，直径 27～30nm，有 4 种衣壳蛋白，分别称为 VP1、VP2、VP3、VP4。VP1、VP2 和 VP3 均暴露在病毒衣壳的表面，是与中和抗体结合的部位，VP1 还与病毒吸附有关。VP4 位于衣壳内部，与病毒脱壳穿入细胞有关。

根据抗原性不同病毒分为Ⅰ型、Ⅱ型和Ⅲ型。三型之间无交叉免疫。病毒对外界环境的抵抗力较强，在污水和粪便中可存活数月；在胃肠道能耐受胃酸、蛋白酶和胆汁的作用。

（二）致病性与免疫性

传染源为患者和无症状带病毒者，主要经粪-口途径传播。病毒先在咽部扁桃体和肠道下段上皮细胞、肠系膜淋巴结内增殖，约有 90％以上的感染者表现为隐性或轻症感染。少数免疫力较弱者，病毒在肠道局部增殖后侵入血流，引起第一次病毒血症。随后扩散至全身的淋巴组织或其他易感的神经外组织中进一步增殖，引起第二次病毒血症和临床症状，患者表现为发热、头痛、乏力、咽痛和呕吐等非特异症状，并迅速恢复。极少数患者，病毒可侵入中枢神经系统，主要在脊髓前角运动细胞内增殖并引起病变。轻者引起暂时性肢体麻痹，重者可造成永久性弛缓性肢体麻痹，甚至发展为延髓麻痹，导致呼吸、心脏功能衰竭而死亡。

病后可获得对同型病毒的牢固免疫力。以体液免疫为主，其中 SIgA 能清除咽喉部和肠道内病毒，防止其进入血流。血流中 IgM、IgG 类中和抗体可以阻止病毒进入神经系统。

（三）实验室检查

病毒分离可取粪便标本进行病毒的细胞培养，若出现细胞病变，用中和试验进一步鉴定其型别。血清学试验则用发病早期和恢复期双份血清做中和试验。

（四）防治原则

除了隔离患者、消毒排泄物以及加强饮食卫生、保护水源等一般预防措施外，更重要的是对婴幼儿和儿童进行人工主动免疫。

疫苗接种是预防脊髓灰质炎最有效的措施。脊髓灰质炎疫苗有灭活脊髓灰质炎疫苗（inactivated polio vaccine，IPV，即 Salk 疫苗）和口服减毒活疫苗（oral polio vaccine，OPV，即 Sabin 疫苗）。目前 IPV 和 OPV 均为三价病毒混合疫苗，免疫后都可获得抗三个型别脊髓灰质炎病毒的免疫力。口服 OPV 类似自然感染，既可诱发血清抗体，又可刺激肠道局部产生 SIgA，免疫效果好。口服 OPV 后疫苗病毒经粪便排出，再经粪-口途径传播给易感者，从而扩大了免疫人群，但有毒力变异的危险，可能会引起疫苗相关麻痹型脊髓灰质炎。

IPV 接种后抗三个型别的抗体产生率为 99％～100％，但不能有效刺激机体产生 SIgA。建议的免疫程序是先接种 1～2 剂 IPV，再口服 OPV，能保持较高的体液免疫和肠道黏膜免疫力,又可减少或预防疫苗相关麻痹型脊髓灰质炎的危险。

二、柯萨奇病毒与埃可病毒

柯萨奇病毒(Coxsackie virus,CV)包括 A、B 两组,其中 A 组柯萨奇病毒(Coxsackie virus A,CVA)有 23 个血清型,B 组柯萨奇病毒(Coxsackie virus B,CVB)有 6 个血清型。埃可病毒(enteric cytopathogenic human orphan virus,ECHO 病毒)包括 31 个血清型。柯萨奇病毒与埃可病毒的形态结构、生物学特性及感染、免疫过程与脊髓灰质炎病毒相似,患者与无症状带毒者是传染源,主要通过粪-口途径传播,也可通过呼吸道或眼部黏膜感染。其敏感的组织和细胞包括中枢神经系统、心、肺、胰、黏膜、皮肤等,因此临床表现多样化是其致病特点。病毒可在肠道中增殖,但很少引起肠道疾病。所致的疾病有无菌性脑膜炎、脊髓灰质炎样麻痹症、疱疹性咽峡炎、手足口病、流行性胸痛、心肌炎和心包炎等。而手足口病主要由 A 组柯萨奇病毒 16 型(CVA16)和肠道病毒 71 型引起,好发于 6 个月至 3 岁儿童,临床表现为手、足皮肤及口腔黏膜出现水疱,有时可蔓延至臀部和腿部皮肤,少数病例因脑神经、心肌感染而死亡。CVA16 引起的手足口病通常症状较轻。

实验室检查以病毒分离或血清学检查为主。标本包括咽拭、粪便和脑脊液等。

目前尚无疫苗进行特异性预防。

三、轮状病毒

人轮状病毒(human rotavirus,HRV)是婴幼儿急性胃肠炎的主要病原体。

病毒呈球形,直径 60～80nm,有双层衣壳,无包膜。壳粒从内向外呈放射状排列,犹如车轮状辐条结构而得名。基因组为双股 RNA。抵抗力较强,在污水和粪便中可存活数周。传染源是患者和无症状病毒携带者,粪-口为主要传播途径,易感者多为 6 个月至 2 岁婴幼儿。病毒侵入小肠黏膜绒毛细胞内增殖,造成微绒毛萎缩、变短、脱落,使小肠对水、电解质吸收障碍而引起水样腹泻,常伴有呕吐、腹痛、发热等症状。一般为自限性,可完全恢复。若腹泻严重并得不到及时治疗,可导致死亡。此病在我国好发于秋冬季,故又称秋冬季腹泻。感染后机体可产生多种型别特异性抗体,但起主要保护作用的是肠道局部的 SIgA。预防措施:控制传染源,切断传播途径。目前我国使用的轮状病毒减毒活疫苗为甜味的口服液,对重症腹泻的保护率达 90% 以上,治疗措施主要是及时输液,纠正电解质紊乱等支持疗法,以减少婴幼儿的死亡率。

四、肠道病毒 71 型

肠道病毒 71 型(enterovirus 71,EV71)于 1969 年首次在美国加利福尼亚的病毒性脑炎患儿粪便标本中分离得到,具有典型的肠道病毒形态和基因组结构。EV71 抵抗力较强,耐胃酸、胆汁,在室温下可存活数天,能抵抗乙醚、氯仿等有机溶剂,抵抗 70% 乙醇和 5% 甲酚皂溶液等常见消毒剂,但对 56℃ 以上高温、氯化消毒、甲醛及紫外线的抵抗力较差。

患者与无症状带毒者是传染源,通过粪-口途径,呼吸道飞沫或直接接触传播。病毒侵入后在淋巴组织中增殖入血形成第一次病毒血症,可在靶器官和靶组织繁殖,再次入血导致第二次病毒血症,引起严重病变。

EV71 是引起人类中枢神经系统感染的重要病原体,隐性感染常见,主要引起疱疹性咽颊炎、手足口病、无菌性脑炎、无菌性脑膜炎及类脊髓灰质炎等多种疾病,严重感染会引起死亡。手足口病多见于 6 个月～5 岁以下婴幼儿,流行病学资料显示,手足口病的重症和死亡病例多由 EV71 引起。2008 年 5 月我国将手足口病列为法定丙类传染病。

EV71 的实验室检查:可采集患者粪便或疱疹液标本进行病毒分离和鉴定;对已知病毒血清型可进行血清学检查;RT-PCR 检测病毒基因组能快速诊断。

我国自行研制的 EV71 疫苗是目前唯一可用于预防手足口病的疫苗,已于 2016 年上半年正式上市。

案例分析

患者,男,1 岁,既往体健,家族无特殊传染病史。

临床表现:急性起病,发热,伴咳嗽、流涎。精神差。心率增快(185 次/min,正常 120～140 次/min),血压正常(90/50mmHg,正常值 85～105/40～50mmHg),呼吸增快(45 次/min,正常值 30～40 次/min),呼吸音增粗。手、足、臀部有疱疹。

实验室检查:血常规:WBC 18.2×10^9/L,N 0.61,L 0.23(正常值 WBC 11×10^9/L,N 0.36,L 0.56)。

胸片:两肺纹理增多模糊,右肺大片高密度阴影,密度不均匀,边缘模糊。

讨论:该患者可能患何种疾病? 该疾病的病原体是什么? 如何检测该病原体?

五、甲型肝炎病毒

【相关链接】　　　　　　　　　肝炎病毒

肝炎病毒是专门侵犯人或动物肝细胞的一组病毒。

1973 年,Feinslone 首先用免疫电镜技术在急性期患者的粪便中发现甲型肝炎病毒(hapatitis A virus,HAV),属嗜肝 RNA 病毒。

1963 年,Blumberq 在两名多次接受输血治疗的患者血清中,发现一种异常的抗体,它能与一名澳大利亚土著人的血清起沉淀反应。直到 1967 年才明确这种抗原与乙型肝炎有关,1970 年在电子显微镜下观察到乙型肝炎病毒形态,1986 年将其列入嗜肝 DNA 病毒科。

1974 年,Golafield 首先报告输血后非甲非乙型肝炎。1989 年,Choc 等应用分子克隆技术获得本病毒基因克隆,并命名本病毒为丙型肝炎病毒(hepatitis C virus,HCV)。

1977 年,意大利学者 Rizzetto 用免疫荧光法在慢性乙型肝炎患者的肝细胞核内发现一种新的病毒抗原,并称为 δ 因子(Delta agent)。现已正式命名为丁型肝炎病毒(hepatitis D virus,HDV)。

1995 年初,美国学者首先发现一种输血后肝炎的致病病毒,称为庚型肝炎病毒(hepatitis G virus,HGV)。

1997 年,日本科学家从一个输血后肝炎患者血清中分离并克隆到 1 个 500 bp 片段(n22),证实其与输血后肝炎高度相关,并把该基因片段可能代表的病毒以患者名字命名为经输血传播性(肝炎)病毒。

目前,人类肝炎病毒最常见的是甲、乙、丙、丁和戊五个型别。其中,甲型和戊型肝炎病毒通过粪-口途径传播,主要引起急性肝炎。乙、丙、丁型肝炎病毒主要通过血液、接触和垂直传播,除引起急性肝炎外,部分可转为慢性肝炎,甚至转为肝硬化和肝癌,严重危害人类健康。

(一)生物学性状

1.形态与结构

病毒呈球形,直径约为 27nm,无包膜,衣壳呈 20 面体对称结构,有 HAV 的特异性抗原(HAVAg),每一个微粒由 4 种不同的多肽(即 VP1、VP2、VP3 和 VP4)所组成。在病毒的核心部位,为单股正链 RNA。抗原性稳定,只有一个血清型。

2.抵抗力

HAV 对乙醚、60℃加热 1h 及 pH3 的作用均有相对的抵抗力(在 4℃可存活数月),在海水、淡水、泥沙和毛蚶类水产品中可存活数天至数月,但加热 100℃ 5min 或用甲醛溶液、氯等处理,可使之灭活。

(二)致病性与免疫性

1.传染源

主要通过粪-口途径传播,传染源多为患者和隐性感染者。发病 2～3 周后,随着血清中特异性抗体的产生,血液和粪便的传染性逐渐消失。

2.传播途径

HAV 随患者粪便排出体外,通过污染水源、食物、海产品(如毛蚶等)、食具等经粪-口途径传播。也可通过输血或注射方式传播,但较为少见。

3.致病机制与免疫

HAV 多侵犯儿童及青年,潜伏期为 15～45d,HAV 侵入人体后,先在肠黏膜和局部淋巴结增殖,继而进入血流,最终侵入肝,在肝细胞内增殖。临床表现多从发热、疲乏和食欲不振开始,继而出现肝大、压痛、肝功能损害,部分患者可出现黄疸。其致病机制,除病毒的直接作用外(早期),机体的免疫病理损害也起一定的作用。人类感染 HAV 后,大多表现为亚临床或隐性感染,仅少数人表现为急性甲型肝炎。一般可完全恢复,不转为慢性肝炎,亦无慢性携带者。

在甲型肝炎的显性感染或隐性感染过程中,机体都可产生抗 HAV 的 IgM 和 IgG 抗体。前者在急性期和恢复期出现,后者在恢复后期出现,并可维持多年,病后有牢固免疫力。

(三)微生物学诊断

目前对 HAV 的微生物学检查,以检测其抗原、抗体为主,方法以酶联免疫吸附试验最为常用。抗 HAV 的 IgM 具有出现早、短期达高峰与消失快的特点,是甲型肝炎新近感染的标志。抗 HAV 的 IgG 检测有助于流行病学调查。

(四)防治原则

HAV 的预防应搞好饮食卫生,保护水源,加强粪便管理,并做好卫生宣教工作。注射丙种球蛋白及胎盘球蛋白,对于应急预防甲型肝炎有一定的效果。接种疫苗是最有效的预防措施,现有甲型肝炎病毒减毒活疫苗和灭活疫苗,基因工程疫苗正在研制中。

六、戊型肝炎病毒

戊型肝炎病毒(hepatitis E virus,HEV)属嵌杯状病毒科,核酸为 RNA,性质不稳定,低温保存易自行裂解。

HEV 的传播、致病等与 HAV 类似,不同之处是更易通过水源污染引起暴发流行,常在雨季或洪水后流行;成人多表现为急性肝炎,青壮年多见,呈自限性,常于4～6周内恢复。少部分可表现为重症肝炎,病死率高,尤其孕妇感染后病死率高达10%～20%。

预防同HAV,保护水源,注意饮食卫生和饮水卫生。重组戊型肝炎病毒基因工程疫苗已经研制成功并投入使用。

第三节　消化道感染的寄生虫

一、似蚓蛔线虫

似蚓蛔线虫简称蛔虫,为寄生人体的肠道线虫中体型最大者,是人体内最常见的寄生虫之一。成虫寄生于小肠,可引起蛔虫病。

(一)形态

1.成虫

虫体呈长圆柱状,头、尾两端略细,形似蚯蚓。活体呈粉红色或乳脂色,体表有细横纹和两条明显的侧线。口孔位于虫体顶端,有三个呈"品"字形排列的唇瓣,肛门开口于末端。雌虫长约20～35cm,尾端尖直。雄虫较雌虫小,长约15～31cm,尾端向腹面卷曲,尾端有一对交合刺。

2.虫卵

分为受精卵和未受精卵两种。受精蛔虫卵呈宽椭圆形,大小约为(45～75)μm×(35～50)μm。卵壳面有一层凹凸不平的蛋白质膜,常被胆汁染成棕色。卵内有一个大而圆的未分裂的卵细胞,两端与卵壳间有新月形空隙。未受精蛔虫卵多呈长椭圆形,大小约为(88～94)μm×(49～44)μm,卵壳与蛋白质膜均较受精蛔虫卵薄,卵壳内含大小不等的卵黄颗粒。若蛔虫卵的蛋白质膜脱落,卵壳则呈无色透明。

(二)生活史

成虫寄生于人体小肠,多见于空肠,以半消化食物为食。雌虫产的虫卵随粪便排出体外,受精卵在适宜的外界环境下,约经2周,卵内细胞发育为幼虫,再经1周,幼虫蜕皮1次后成为感染期卵。感染期卵被人食入后,在小肠内孵出幼虫,幼虫侵入小肠黏膜和黏膜下层的小静脉或淋巴管,由静脉入肝经右心到肺,穿破肺毛细血管进入肺泡,蜕皮2次后,再沿支气管、气管移行至咽,随宿主的吞咽动作重新到达小肠,在小肠内经第4次蜕皮后发育为成虫(图8-2)。从感染期虫卵进入人体到雌虫产卵约需2个月,雌虫每日排卵可多达24万个。成虫在人体内的寿命约为一年。

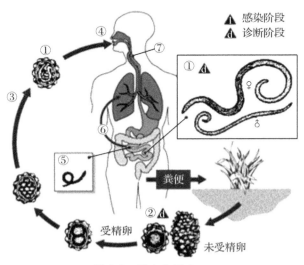

图8-2　蛔虫生活史

(三)致病性

蛔虫的致病包括幼虫移行过程与成虫对宿主的损害,以及宿主的反应。蛔虫对人体的致病作用主要由成虫引起。

1.幼虫的致病作用

幼虫在移行过程中侵入肠黏膜,经肝至肺,穿破肺毛细血管进入肺泡,可造成肺局部出血、炎性渗出和嗜酸性粒细胞浸润,引起肺蛔虫症,临床上可出现体温升高、咳嗽、哮喘、痰中带血丝。

2.成虫的致病作用

成虫在小肠内寄生,不但掠夺宿主的营养,而且影响小肠的消化吸收功能。患者可有脐周疼痛、食欲减退、消化不良、恶心、呕吐等。感染严重的儿童常可引起营养不良,甚至发育障碍。虫体的分泌物、代谢物还可使患者出现荨麻疹、夜间磨牙、惊厥等症状。

3.并发症

当宿主体温升高、食用刺激性食物或不适当的驱虫治疗时,可刺激虫体钻入开口于肠壁上的各种管道,引起各种并发症,如胆道蛔虫病、阑尾炎、胰腺炎等,其中以胆道蛔虫病最为常见,虫数多时可致肠梗阻。

(四)流行与防治

我国人体肠道寄生虫分布调查资料表明,蛔虫是感染率最高、分布最广的寄生虫。蛔虫的生活史比较简单、产卵量大,虫卵对外界的抵抗力强,使用未经无害化处理的粪便施肥及个人卫生习惯不良等是造成机体感染的重要因素。

应加强卫生宣传,注意个人生活习惯,防治食入感染期卵,减少感染机会。查治患者和带虫者。加强粪便管理及无害化处理,改善环境卫生,减少传播途径。

案例分析

患儿,女,6岁,幼儿园学生。半年来常述腹部脐周隐痛,未经治疗。2d前饮冷饮后突发剧烈腹痛,伴恶心、呕吐,急诊入院。

体检:痛苦面容,腹软,可扪及条索状物,诊断为蛔虫性肠梗死,经解痉、止痛、驱虫治疗后,排出10余条蛔虫。

讨论:蛔虫可引起哪些疾病?如何防治?

二、蠕形住肠线虫

蠕形住肠线虫俗称蛲虫。成虫主要寄生于人体回盲部,引起蛲虫病。

(一)形态

成虫虫体细小,呈乳白色。头端角皮膨大形成头翼。体两侧角皮突出形成头翼。咽管末端膨大呈球状,称咽管球。雌虫长8~13mm,宽0.3~0.5mm,体中部膨大,尾端直而尖细,尖细部可占体长的1/3。雄虫长2~5mm,宽0.1~0.2mm,体后端向腹面卷曲。

虫卵呈不对称椭圆形,无色透明,一侧较扁平,另一侧稍凸,大小为$(50\sim60)\mu m\times(20\sim30)\mu m$,壳厚,卵内通常含蝌蚪期胚胎。

(二)生活史

成虫寄生于人体回盲部,以肠腔内容物、组织或血液为营养。雌雄成虫交配后,雄虫很快死亡而被排出。子宫内充满虫卵的雌虫随肠腔内容物向下移行至直肠。当宿主入睡后,雌虫移行至肛门外,在肛周产卵。黏附在肛门周围皮肤上的虫卵在适宜条件下,约经6h发育成为感染期虫卵。感染期虫卵经各种途径进入人体,如通过污染的手指或食物经口感染人体。卵在十二指肠内孵出幼虫,沿小肠下行至盲肠附近发育为成虫。自感染期虫卵进入人体至发育为成虫产卵需2~6周,雌虫寿命约2~4周。

(三)致病性

蛲虫在肛门周围爬行和产卵,引起皮肤瘙痒是蛲虫病的主要症状,搔抓时常可引起继发感染和湿疹。此外,患者常有烦躁不安、失眠、食欲减退、消瘦、夜惊等症状。

(四)流行与防治

我国蛲虫感染率城市高于农村,儿童高于成人。有蛲虫感染的人是唯一的传染源,主要通过肛门-手-口自身体外反复感染,也可通过虫卵污染物品经手接触后经口感染。此外,还可通过吸入漂浮在空气中的虫卵而传播。

应做好宣传教育,讲究卫生,养成饭前便后洗手的良好卫生习惯,防止传播与反复感染。对托儿所、幼儿园儿童应定期普查普治。

案例分析

患儿,女性,3岁。近日来发现夜间睡觉不稳,有手抓肛门部位的现象,随即就诊。

实验室检查:虫卵(+),形似柿核,卵壳厚,无色透明。卵内有一幼虫。

讨论:根据该虫的生活史特点,应叮嘱家长如何做?应如何防治该类寄生虫病?

三、毛首鞭形线虫

毛首鞭形线虫简称鞭虫,引起鞭虫病。成虫虫体外形似马鞭,雌虫大于雄虫。虫卵呈纺锤形,黄褐色,两端各具一透明小栓。卵内含1个未分裂的卵细胞。

成虫主要寄生于盲肠,也可寄生于结肠、直肠及回肠下段,以血液和组织液为营养。虫卵随粪便排出,在适宜的环境下,经3~5周卵细胞发育为感染期卵。人因食入受感染期卵污染的食物、蔬菜或水而感染。幼虫在小肠内孵出,附着于肠黏膜上进一步发育,再移行至回盲部发育为成虫。从食入感染期卵到成虫产卵约为2个月,成虫寿命为3~5年。

案例分析

患者,女,16岁。主述:腹痛、腹泻数月,伴食欲不振、消瘦、乏力而就诊。体检:腹部检查未见异常。虫卵检查:阳性,虫卵呈纺锤形,卵壳较厚,两端各具一透明小栓,内含一卵细胞。追问病史,喜生食腌制的蔬菜与水果色拉。

讨论:患者为何种病原感染?其诊断依据是什么?如何防治?

四、链状带绦虫

链状带绦虫又称猪肉绦虫、猪带绦虫或有钩绦虫。成虫寄生于小肠内引起猪带绦虫病,幼虫寄生于人或猪的多种组织器官内引起囊尾蚴病。

8.4　微课

（一）形态

1.成虫

虫体扁长呈带状,乳白色,长约 2～4m,分节,头节似球形,直径约 0.6～1.0mm,有 4 个吸盘,顶端是顶突,其上有两圈小钩。颈部纤细,具有生发功能。链体的节片数有 700～1000 个,靠近颈部的幼节短而宽,中部的成节近方形,末端的孕节呈长方形。成节内具雌雄生殖器官各一套,孕节内有充满虫卵的子宫,子宫由主干向两侧分支,每侧分支数为 7～13。

2.虫卵

圆球形,卵壳薄而透明。镜检所见多为有胚膜的虫卵,直径为 31～43μm,胚膜较厚,棕黄色,具有放射状条纹,内含一个六钩蚴。

3.囊尾蚴

囊尾蚴简称囊虫,黄豆大小,(8～10)mm×5mm,乳白色半透明的囊状体,其内充满透明的囊液,形态结构与成虫头节相同。

（二）生活史

成虫寄生于人体小肠上段,以头节附着于肠壁上,孕节常以数节相连脱落至肠腔,随粪便排出体外。当孕节或虫卵被中间宿主猪食入,在消化液的作用下孵出六钩蚴,六钩蚴钻进小肠壁,随血循环或淋巴系统而到达宿主身体各部位,多寄生于肌肉、脑、眼等部位,约经 10 周发育为囊尾蚴。人若食生的或未熟透的含活囊尾蚴的猪肉而被感染,囊尾蚴受胆汁的刺激,翻出头节附着于肠壁上,继续发育为成虫,经 2～3 个月可随粪便排出孕节或虫卵,成虫的寿命可达 25 年以上。人误食虫卵或孕节后,六钩蚴可在人体内发育成囊尾蚴,而不能继续发育为成虫。因此,人也可成为猪带绦虫的中间宿主。

（三）致病性

成虫寄生于人体小肠可引起猪带绦虫病,临床症状一般不明显,少数患者可出现腹部不适、腹泻等胃肠道症状及头痛、头晕、失眠等神经系统症状。囊尾蚴对人体的危害比成虫大,可引起囊尾蚴病,又称囊虫病。最常见的是皮下肌肉囊虫病,若寄生的囊尾蚴较多,可有肌肉酸痛、发胀或麻木感;脑囊虫病危害最大,可引起癫痫、颅内压增高、恶心等;眼囊虫病可引起视力障碍,甚至失明。

（四）流行与防治

猪带绦虫在我国分布广泛。养猪方法不当及人的食肉习惯不良是引起本病流行的主要因素,患者以青壮年为主,农村多于城市。

应加强卫生宣传教育,改变个人不良饮食习惯;提倡建圈养猪;治疗患者和带虫者;对粪便进行无害化处理;加强猪肉检疫,控制人畜间相互感染。

案例分析

患者,男,35 岁,农民。2004 年,因突发"癫痫"入院就诊。既往无癫痫病史。入院后颅脑 MRI 检查发现脑内有一直径约 2cm 的高密度圆形阴影。化验检查:囊虫酶联免疫吸附试验阳性,诊断为脑囊虫病。

讨论:该患者可能的发病原因是什么,如何预防和治疗?

五、肥胖带绦虫

肥胖带绦虫又称牛带绦虫、牛肉绦虫或无钩绦虫。成虫寄生于人体小肠,引起牛带绦虫病。其与猪带绦虫的主要区别见表 8-2。

表 8-2　两种带绦虫的主要区别

区别点		猪带绦虫	牛带绦虫
成虫	虫体长度	2～4m	4～8m
	节片	700～1000 节,较薄,略透明	1000～2000 节,较厚,不透明
	头节	球形,直径约 1mm,有顶突和小钩	方形,直径为 1.5～2mm,无顶突和小钩
生活史	孕节子宫分支	不整齐,每侧 7～13 支	较整齐,每侧 15～30 支
	囊尾蚴	头节具小钩	头节无小钩
	感染阶段	猪囊尾蚴、猪带绦虫卵	牛囊尾蚴
	中间宿主	猪、人	牛
	终宿主	人	人
	孕节脱落	多为数节相连脱落	多为单节脱落
所致疾病		猪囊尾蚴病、猪带绦虫病	牛带绦虫病
实验诊断		粪检孕节及虫卵,手术摘除皮下结节查囊尾蚴,采用免疫学方法检测抗体	粪检孕节、肛门拭子法检获虫卵

六、细粒棘球绦虫

细粒棘球绦虫又称包生绦虫。成虫寄生于犬科食肉动物,幼虫(棘球蚴)寄生于人和多种食草类家畜及其他动物,引起一种严重的人畜共患病,称棘球蚴病或包虫病。棘球蚴病分布地域广泛,随着世界畜牧业的发展而不断扩散,现已成为全球性重要的公共卫生和经济问题。

(一)形态

1.成虫

细粒棘球绦虫较小,体长 2～7mm,平均 3.6mm。除头节和颈部外,整个链体只有幼节、成节和孕节各一节,偶或多一节。头节略呈梨形,具有顶突和 4 个吸盘。顶突富含肌肉组织,伸缩力很强,其上有两圈大小相间的小钩共 28～48 个,呈放射状排列。

2.虫卵

细粒棘球绦虫卵与猪带绦虫卵、牛带绦虫卵基本相同,在光镜下难以区别。

3.幼虫

细粒棘球绦虫幼虫为棘球蚴，呈圆形囊状体，随寄生时间长短、寄生部位和宿主不同，直径可由不足1cm至数十厘米。棘球蚴为单房性囊，由囊壁（角皮层、生发层）和囊内含物（生发囊、原头蚴、囊液等）组成。有的还有子囊和孙囊。囊壁外有宿主的纤维组织包绕（图8-3）。

囊腔内充满囊液，无色透明或微带黄色，内含多种蛋白、肌醇、卵磷脂和酶等，对人体有抗原性。囊内长出许多原头蚴。

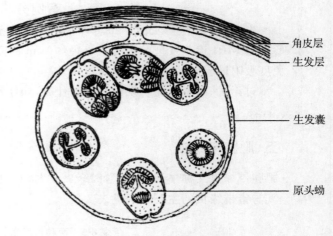

角皮层
生发层

生发囊

原头蚴

图 8-3　细粒棘球蚴模式图

(二)生活史

细粒棘球绦虫的终宿主是犬、狼和豺等食肉动物；中间宿主是羊、牛、骆驼、猪和鹿等偶蹄类，偶可感染马、袋鼠、某些啮齿类、灵长类和人。

成虫寄生在终宿主小肠上段，以顶突上的小钩和吸盘固着在肠绒毛基部隐窝内，孕节或虫卵随宿主粪便排出。孕节有较强的活动能力，可沿草地或植物蠕动爬行，致使虫卵污染动物皮毛和周围环境，包括牧场、畜舍、蔬菜、土壤及水源等。当中间宿主吞食了虫卵和孕节后，六钩蚴在其肠内孵出，然后钻入肠壁，经血循环至肝、肺等器官，经3～5个月发育成直径为1～3cm的棘球蚴。随棘球蚴囊的大小和发育程度不同，囊内原头蚴可由数千至数万，甚至数百万个。原头蚴在中间宿主体内播散可形成新的棘球蚴，在终宿主体内可发育为成虫（图8-4）。

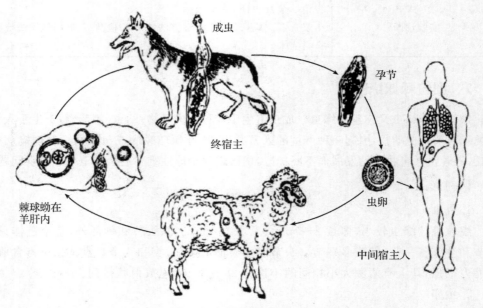

成虫

孕节

终宿主

棘球蚴在
羊肝内

虫卵

中间宿主人

图 8-4　细粒棘球绦虫生活史

(三)致病性

棘球蚴在人体内可发现于几乎所有部位,最多见的部位是肝(占 69.9%),多在右叶,肺(19.3%)次之,此外是腹腔(3%)以及原发在肝再向各器官转移(5.3%)。在肺和脾内棘球蚴生长较快,在骨组织内则生长极慢。巨大的棘球蚴多见于腹腔,它可以占满整个腹腔,推压膈肌,甚至使一侧肺叶萎缩。棘球蚴在人体内一般为单个寄生,但多个寄生也不少见,约占患者的 20%以上。

棘球蚴病俗称包虫病,棘球蚴对人体的危害以机械损害为主,严重程度取决于棘球蚴的体积、数量、寄生时间和部位。因棘球蚴生长缓慢,往往在感染后 5～20 年才出现症状。原发的棘球蚴感染多为单个,继发感染常为多发,可同时累及几个器官。由于棘球蚴的不断生长,压迫周围组织、器官,引起组织细胞萎缩、坏死,因此,临床表现极其复杂,常见症状有局部压迫和刺激症状、过敏症状、中毒和胃肠功能紊乱。

(四)流行与防治

细粒棘球绦虫有较广泛的宿主适应性,分布遍及世界各大洲牧区,主要以犬和偶蹄类家畜之间循环为特点,在我国主要是绵羊/犬动物循环。我国是世界上棘球蚴病流行最严重的国家之一,主要流行区在我国西部和北部广大农牧地区。主要中间宿主绵羊的感染率为3.3%～90%,家犬的感染率为 7%～71%。随着西部大开发战略的实施,对本病的防治日益成为重要的任务。

应加强健康教育,提高防病意识,避免感染;加强对屠宰场和个体屠宰户的检疫,及时处理病畜内脏,根除以病畜内脏喂犬和乱抛的陋习;定期为家犬、牧犬驱虫,以减少传染源。棘球蚴病的治疗,首选外科手术,术中应注意务必将虫囊取尽并避免囊液外溢造成过敏性休克或继发性腹腔感染。对早期的小棘球蚴,可使用药物治疗,目前以阿苯达唑疗效最佳,亦可使用吡喹酮、甲苯达唑等。

七、布氏姜片吸虫

布氏姜片吸虫简称姜片虫,寄生于人体小肠内,可引起姜片虫病。

(一)形态

1.成虫

虫体肥厚,背腹扁平,形似生姜片,活时为肉红色,死后为灰白色。虫体长 20～75mm,宽8～20mm,是寄生人体最大的吸虫。具有口、腹两个吸盘,口吸盘较小,位于虫体前端,腹吸盘比口吸盘大 4～5 倍,呈漏斗状,位于口吸盘后。两个睾丸高度分支呈珊瑚状,前后排列于虫体后半部;卵巢位于睾丸之前;子宫盘曲在卵巢与腹吸盘之间。

2.虫卵

虫卵呈椭圆形,淡黄色,壳薄而均匀,大小(130～140)μm×(80～85)μm,是医学蠕虫中的最大者;卵前端有一不明显的卵盖;卵内含一个卵细胞和 20～40 个卵黄细胞。

(二)生活史

成虫寄生于人和猪的小肠。虫卵随粪便排出体外,在适宜温度下,经 3～7 周发育孵出毛蚴。毛蚴进入中间宿主扁卷螺体内继续发育,经胞蚴、母雷蚴、子雷蚴各阶段的发育繁殖,形成尾蚴从螺体逸出。尾蚴附着于水生植物如菱、荸荠等物体表面形成囊蚴。人或猪因生食含有囊蚴的水生植物而感染,囊蚴在消化液作用下破壁而出,并吸附于小肠黏膜上经 1～3 个月发育为成虫(图 8-5)。成虫寿命为数月到四五年不等。

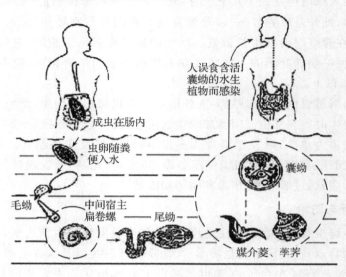

人误食含活囊蚴的水生植物而感染

成虫在肠内

虫卵随粪便入水

毛蚴

中间宿主扁卷螺 —— 尾蚴

囊蚴

媒介菱、荸荠

图 8-5　姜片虫生活史

(三)致病性

成虫吸附能力强,导致被吸附的肠黏膜及其附近组织发生炎症。患者可出现腹痛、腹泻、消化不良、倦怠无力等现象。感染严重者可出现营养不良、贫血、肠梗阻等症状,尤其是儿童,可出现消瘦、贫血、浮肿、腹水、智力减退、发育障碍等。

(四)流行与防治

我国除东北、内蒙古、新疆、西藏、青海、宁夏等地外,其余 18 个省(区、市)均有报道。其流行与存在传染源、中间宿主及媒介植物等有关,特别是居民有生食水生植物的习惯。

应加强卫生宣传教育,不生食菱、荸荠等水生植物,不饮生水;不用生的水生植物喂猪;加强粪便管理,开展普查普治工作,以控制传染源。

八、卫氏并殖吸虫

8.5　微课

卫氏并殖吸虫简称肺吸虫,成虫寄生于人体肺内,引起肺吸虫病。

(一)形态

1.成虫

虫体肥厚,腹面扁平,背侧略隆起,形似半粒黄豆。虫体长 7.5～12mm,宽 4～6mm,厚 3.5～5mm。活体红褐色,固定后灰白色。口、腹两吸盘大小相近。消化器官包括口、咽、食管及两支弯曲的肠管。雌雄同体,子宫、卵巢并列于腹吸盘之后,两个分支状睾丸左右并列于虫体后 1/3 处。

2.虫卵

虫卵呈椭圆形,两侧不对称,金黄色,大小为(80～118)μm×(48～60)μm。有一明显的卵盖,略倾斜,卵壳厚薄不一。卵内含一个卵细胞及十余个卵黄细胞。

(二)生活史

成虫主要寄生于肺内,虫卵可经气管随痰排出或被吞咽后随粪便排出体外。虫卵入水后,在适宜温度下约经 3 周孵出毛蚴,侵入第一中间宿主川卷螺,经胞蚴、母雷蚴、子雷蚴发育为尾蚴。尾蚴从螺体逸出,侵入第二中间宿主溪蟹或蝲蛄体内,约经 3 个月发育为成熟囊蚴。当人或其他终宿主食入含有活囊蚴的溪蟹或蝲蛄而感染,在小肠消化液的作用下,囊蚴脱囊而出发育为童虫。童虫穿过肠壁进入腹腔,再穿过膈肌入肺逐步发育为成虫(图 8-6)。从囊蚴感染至发育为成虫产卵,约需 2～3 个月。成虫寿命一般为 5～6 年,长者可达 20 年。

(三)致病性

卫氏并殖吸虫的致病主要是童虫、成虫在人体组织或器官中移行、游窜、寄生所引起。童虫移行、游窜引起肠壁出血、肝局部出血坏死,患者可有发热、食欲不振、乏力、嗜酸性粒细胞明显增多等急性期症状。虫体侵入肺引起肺囊肿,患者可出现咳嗽、胸痛、咯铁锈色痰等症状。童虫或有时成虫可寄生于肺外组织或器官,导致异位寄生,表现为脑型、腹型和皮肤型等临床类型。

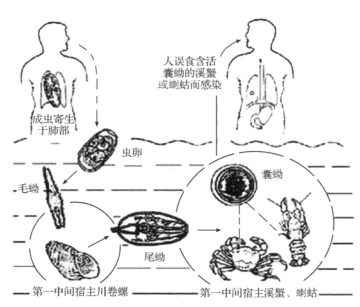

图 8-6　肺吸虫生活史

(四)流行与防治

卫氏并殖吸虫呈世界性分布,我国绝大部分省(区、市)均有本虫存在。能排出虫卵的人或食肉哺乳动物都是本病的重要传染源,由传染源排出的粪便污染水源,使中间宿主受感染,人们误食了含活囊蚴的溪蟹、蝲蛄等而被感染。

应加强卫生宣传教育,不生食或半生食溪蟹、蝲蛄;加强水源和粪便管理;治疗患者和带虫者。

九、华支睾吸虫

8.6　微课

华支睾吸虫简称肝吸虫,成虫寄生于人体的肝胆管内,引起肝吸虫病。

(一)形态

1.成虫

成虫体形狭长,背腹扁平似葵花子,虫体长 10～25mm,宽 3～5mm,活时呈淡红色,死后呈灰白色。口吸盘略大于腹吸盘,后者位于虫体的前 1/5 处。雌雄同体,一对睾丸前后排列于虫体后 1/3 处,呈分支状;卵巢呈分叶状,位于睾丸之前。

2.虫卵

虫卵形似芝麻,黄褐色,大小为(27～35)μm×(12～20)μm,是人体寄生虫虫卵中最小者。一端较窄,有明显的卵盖,另一端有一小疣状突起。虫卵随粪便排出时,卵内含有毛蚴。

（二）生活史

成虫寄生于人或哺乳动物的肝胆管内。成虫产出的虫卵随胆汁进入肠道,随粪便排出体外。虫卵在水中被第一中间宿主如沼螺、豆螺、涵螺等吞食,毛蚴在螺内孵出后经胞蚴、雷蚴等无性生殖阶段,产生大量尾蚴。尾蚴在水中游动,侵入第二中间宿主淡水鱼或虾体内发育成囊蚴。人因食了含有活囊蚴的淡水鱼或虾而感染(图 8-7)。囊蚴在十二指肠脱囊为童虫,童虫从胆总管进入肝胆管发育为成虫。成虫寿命可长达 20～30 年。

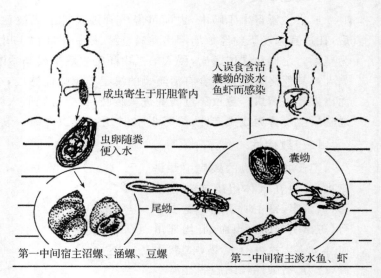

图 8-7　肝吸虫生活史

（三）致病性

成虫寄生于肝胆管内,可引起胆管壁增厚、管腔变窄而出现阻塞性黄疸;虫卵、死亡虫体及其碎片、脱落的胆管上皮可构成结石的核心,形成胆结石。继发细菌感染,可出现胆管炎、胆囊炎等。临床表现可有上腹部不适、腹痛、消化不良、黄疸,甚至肝硬化、腹水等。华支睾吸虫还可诱发肝癌或胆管上皮癌。

（四）流行与防治

肝吸虫主要分布于亚洲,在我国广东、广西、安徽、海南等省份人群感染率较高。其流行主要与中间宿主、终宿主的存在,粪便管理不当及人们不良的饮食习惯等有关。

应开展卫生宣传教育,改变不良的饮食习惯,改进烹调方法,生、熟食刀具要分开;加强粪便管理,防止粪便污染水源;积极查治患者与带虫者。

十、溶组织内阿米巴

溶组织内阿米巴又称痢疾阿米巴,主要寄生于人体结肠内,也可侵入其他组织器官,引起阿米巴痢疾和肠外阿米巴病。

（一）形态

溶组织内阿米巴生活史中有滋养体与包囊两个时期。

1.滋养体

根据虫体形态、寄生部位和致病性不同,分为大滋养体和小滋养体。①大滋养体又称组织型滋养体,大小为 20～60μm,内质含一个至数个红细胞,活体运动活泼,形态多变;②小滋养体又称共栖型或肠腔型滋养体,大小为 10～30μm,内质不含红细胞,活体运动缓慢。内质含一典型泡状核,直径 4～7μm,核膜薄,其内缘有一层排列整齐的染色质粒,核仁小、居中或稍偏位。

2.包囊

包囊呈球形,直径为 $10\sim20\mu m$,碘液染色后呈淡棕色,囊壁不着色,核 1～4 个,单核或双核包囊中可见糖原泡和拟染色体。四核包囊为成熟包囊,糖原泡和拟染色体已消失(图 8-8)。

单核包囊　　双核包囊　　四核包囊

(二)生活史

溶组织内阿米巴生活史简单,四核包囊是其感染期。受污染的食物或水被人吞食后,在小肠下段受碱性消化液的作用,虫体逸出,分裂形成 4 个小滋养体,以二分裂增殖。小滋养体随肠内容物下移,随着水分被吸收、营养物减少等肠内环境的改变,停止活动,虫体团缩,分泌囊壁,形成包囊,随粪便排出体外。在一定条件

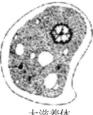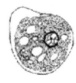

大滋养体　　　　小滋养体

图 8-8　溶组织内阿米巴包囊与滋养体

下,小滋养体侵入肠壁,吞噬红细胞和组织细胞,转变成大滋养体,破坏肠壁组织,导致肠壁溃疡。大滋养体又可进入肠腔转变成小滋养体。

(三)致病性

人体感染后,可表现为无症状带虫者、肠阿米巴病和肠外阿米巴病。在急性期,阿米巴侵入肠壁组织,突破黏膜肌层,在疏松的黏膜下层繁殖扩增,引起组织液化、坏死,形成口小底大的烧瓶样溃疡。阿米巴痢疾的典型临床特征为含脓血黏液便的急性腹泻,粪便呈酱红色,有腥臭味,腹痛伴里急后重。肠道病变处的滋养体可侵入血流,随血液循环流入肝、肺甚至脑、皮肤等,引起肝、肺、脑脓肿等肠外阿米巴病,其中以阿米巴肝脓肿最多见。

(四)流行与防治

阿米巴病呈世界性分布,多见于热带和亚热带地区。带虫者为主要的传染源,其外排包囊的量较大,且包囊对外界环境的抵抗力强,通过污染水源、食物、餐具等经口感染;包囊也可直接污染水源、食物等,经节肢动物携带而造成传播。

应加强粪便和水源管理,改善环境卫生,注意饮食卫生。治疗患者和带虫者,尤其是对从事饮食行业的工作人员应进行定期体检。

案例分析

患者,男,30 岁,农民。腹痛、腹泻 8d,自行口服氟哌酸治疗无效。近 3d 腹泻次数减少,但腹痛加剧,伴里急后重,大便呈果酱色。

入院查体:体温 $38.3℃$,呼吸平稳,20 次/min。心肺无杂音。腹软,左下腹有轻度压痛。尿常规检查无异常。粪检报告:粪便呈暗红色,有腥臭味,有黏液。滋养体(＋)。确诊为急性阿米巴痢疾。

讨论:该患者口服氟哌酸治疗无效的原因是什么? 患者确诊阿米巴痢疾的依据是什么?

十一、刚地弓形虫

刚地弓形虫又称弓形虫,广泛寄生于人和猫等多种动物有核细胞内,引起人畜共患的弓形虫病。弓形虫的生活史中有滋养体、包囊、裂殖体、配子体和卵囊 5 种形态,其中滋养体、假包囊与包囊和卵囊可对人体致病并与传播有关。猫科动物是弓形虫的终宿主兼中间宿主。弓形虫的中间宿主可为人、各种哺乳动物、鸟类等。

根据感染途径弓形虫病分为先天性与获得性两类。先天性弓形虫病是孕妇感染弓形虫经胎盘传播给胎儿所致,脑和眼为主要受累器官。在孕早期感染可导致流产、早产、死产或畸胎。获得性弓形虫病主要是经消化道感染,淋巴结受累最为常见。隐性感染者当免疫功能下降时,如艾滋病患者可出现急性期病变,引起多个组织和器官损害,常见症状有淋巴结肿大、视网膜脉络膜炎、脑炎、脑膜脑炎等,其中常以弓形虫脑炎而导致死亡。

第四节　其他引起消化道感染的病原生物

毛霉菌(mucor)广泛分布于自然界中,常引起食物霉变,在机体抵抗力下降或医疗操作中可成为条件致病菌,主要菌种为丝生毛霉菌,可引起脑型毛霉菌病、肺毛霉菌病等。

本菌可形成粗大的无隔菌丝,分枝少,菌丝体可长出孢子柄,末端有孢子囊孢子,沙保培养基上形成白色,逐渐变为黑色的菌落。治疗可用两性霉素 B 等药物。

【复习思考题】

一、单选题

1. 下列肠道杆菌中有胞内寄生特点的是　　　　　　　　　　　　　　　　　　( )
　　A. 大肠埃希菌　　　　　　B. 痢疾志贺菌　　　　　　C. 伤寒沙门菌
　　D. 变形杆菌　　　　　　　E. 肺炎克雷伯菌

2. 主要引起肠外感染的肠道杆菌是　　　　　　　　　　　　　　　　　　　　( )
　　A. 普通大肠埃希菌　　　　B. 痢疾志贺菌　　　　　　C. 伤寒沙门菌
　　D. 致病性大肠埃希菌　　　E. 甲型副伤寒沙门菌

3. 作为饮水和食品卫生检测指标的细菌是　　　　　　　　　　　　　　　　　( )
　　A. 大肠埃希菌　　　　　　B. 志贺菌　　　　　　　　C. 沙门菌
　　D. 霍乱弧菌　　　　　　　E. 脆弱类杆菌

4. 在致病过程中,常引起两次菌血症的细菌是　　　　　　　　　　　　　　　( )
　　A. 大肠埃希菌　　　　　　B. 伤寒沙门菌　　　　　　C. 霍乱弧菌
　　D. 肠炎沙门菌　　　　　　E. 痢疾志贺菌

5. 决定痢疾志贺菌致病力的首要因素是　　　　　　　　　　　　　　　　　　( )
　　A. 菌毛　　　B. 内毒素　　　C. 外毒素　　　D. 侵袭性酶类　　　E. 芽孢

6. 志贺菌一般引起　　　　　　　　　　　　　　　　　　　　　　　　　　　( )
　　A. 肠热症　　　B. 细菌性痢疾　　　C. 阿米巴痢疾　　　D. 慢性肠炎　　　E. 假膜性肠炎

7. 两次进入血流并以内毒素引起临床症状的细菌是　　　　　　　　　　　　　( )
　　A. 霍乱弧菌　　　B. 脑膜炎球菌　　　C. 结核杆菌　　　D. 志贺菌　　　E. 伤寒沙门菌

8. 感染后患者的免疫以细胞免疫为主的致病菌是　　　　　　　　　　　　　　( )

    A. 大肠埃希菌　　　　　　B. 痢疾志贺菌　　　　　　C. 伤寒沙门菌

    D. 变形杆菌　　　　　　　E. 霍乱弧菌

9. 霍乱弧菌的主要致病物质是　　　　　　　　　　　　　　　　　　　　（　　）

    A. 鞭毛　　　　B. 菌毛　　　　C. 荚膜　　　　D. 外毒素　　　　E. 内毒素

10. 霍乱弧菌常用的培养基是　　　　　　　　　　　　　　　　　　　　　（　　）

    A. 巧克力培养基　　　　　　B. SS 培养基　　　　　　　C. 碱性蛋白胨水

    D. 庖肉培养基　　　　　　　E. 血琼脂平板

11. 关于霍乱弧菌生物学性状,不正确的是　　　　　　　　　　　　　　　（　　）

    A. 霍乱弧菌的抵抗力较弱

    B. 霍乱弧菌耐碱不耐酸

    C. 在霍乱弧菌感染患者的粪便悬滴标本中可见"鱼群状穿梭"

    D. 因霍乱弧菌有芽胞而抵抗力强

    E. 霍乱弧菌有单端鞭毛,所以运动活泼

12. 下列关于霍乱的叙述,不正确的是　　　　　　　　　　　　　　　　　（　　）

    A. 属于烈性传染病　　　　　　　　　　B. 经口传播

    C. 标本取患者米泔样水便、呕吐物　　　D. 病后可获得短暂的免疫力

    E. 对霍乱的免疫力主要是 SIgA 的作用

13. 在人体肠道正常菌群中,数量占绝对优势的细菌是　　　　　　　　　　（　　）

    A. 大肠埃希菌　　　　　　B. 无芽胞厌氧菌　　　　　　C. 沙门菌

    D. 变形杆菌　　　　　　　E. 志贺菌

14. 可疑肉毒毒素中毒的患者,微生物学检查采集的标本应是　　　　　　　（　　）

    A. 患者的粪便　　　　　　B. 伤口的渗出液　　　　　　C. 患者的脑脊液

    D. 患者吃剩的食物　　　　E. 患者的血液

15. 可阻碍乙酰胆碱的释放,导致肌肉弛缓型麻痹的是　　　　　　　　　　（　　）

    A. 破伤风痉挛毒素　　　　　B. 肉毒毒素

    C. 脑膜炎奈瑟菌的内毒素　　D. 乙型溶血性链球菌溶素 O

    E. 霍乱肠毒素

16. 与胃溃疡有关的细菌是　　　　　　　　　　　　　　　　　　　　　　（　　）

    A. 空肠弯曲菌　　　　　　B. 志贺菌　　　　　　　　　C. 结核分枝杆菌

    D. 军团菌　　　　　　　　E. 幽门螺杆菌

17. 预防脊髓灰质炎最有效的特异性预防措施是　　　　　　　　　　　　　（　　）

    A. 注意饮食卫生　　　　　B. 口服脊髓灰质炎减毒活疫苗

    C. 注射丙种球蛋白　　　　D. 消灭蝇类

    E. 加强粪便管理

18. 引起婴幼儿急性胃肠炎的主要病原体是　　　　　　　　　　　　　　　（　　）

    A. 柯萨奇病毒　　　　　　B. 埃可病毒　　　　　　　　C. 轮状病毒

    D. 杯状病毒　　　　　　　E. 脊髓灰质炎病毒

19. 口服脊髓灰质炎活疫苗,产生的抗体主要是　　　　　　　　　　　　　（　　）

    A. IgG　　　　B. IgM　　　　C. SIgA　　　　D. IgD　　　　E. IgE

20. 下列关于脊髓灰质炎病毒的叙述,不正确的是 （　）
    A. 传播途径主要经粪-口　　　　B. 无包膜的小型病毒
    C. 可引起肠道外症状　　　　　　D. 感染过程只有一次病毒血症
    E. 对其免疫以体液免疫为主

21. 脊髓灰质炎患者的传染性排泄物主要是 （　）
    A. 鼻咽分泌物　　　　　　B. 眼分泌物　　　　　　C. 粪
    D. 尿　　　　　　　　　　E. 血

22. 下列理化因素中,不可灭活肠道病毒的是 （　）
    A. 紫外线　　B. 脂溶剂　　C. 氧化剂　　D. 56℃ 30min　　E. 0.3%甲醛

23. 脊髓灰质炎病毒的最常见感染类型是 （　）
    A. 隐性感染　　B. 急性感染　　C. 潜伏感染　　D. 慢发感染　　E. 慢性感染

24. 轮状病毒的常见感染类型是 （　）
    A. 隐性感染　　B. 急性感染　　C. 潜伏感染　　D. 慢发感染　　E. 慢性感染

25. 下列关于 HAV 的叙述,哪项是错误的 （　）
    A. 粪-口途径传播　　　　　　B. 传染源主要是患者　　　　　　C. RNA 病毒
    D. 检测两对半抗原抗体系统　　E. 长期带病毒者少见

26. 下列关于黄曲霉毒素的叙述,哪项是错误的 （　）
    A. 仅由黄曲霉菌产生　　　　　B. 在霉变花生、玉米等粮油作物中含量较高
    C. 能诱发肝癌　　　　　　　　D. 摄入量与肝癌发生率呈正比
    E. 致癌特点是以原发性肝癌最多

27. 吃生鱼粥或生拌鱼片可感染下列哪种寄生虫病 （　）
    A. 姜片虫病　　　　　　B. 卫氏并殖吸虫病　　　　　　C. 华支睾吸虫病
    D. 绦虫病　　　　　　　E. 血吸虫病

28. 溶组织内阿米巴的传染源是 （　）
    A. 急性阿米巴痢疾患者　　　　　B. 粪便中有包囊排出的带虫者
    C. 中间宿主　　　　　　　　　　D. 阿米巴肝脓肿患者
    E. 犬和猫

29. 蛔虫对人体最严重的危害是 （　）
    A. 营养不良　　　　　　　　　　B. 成虫的机械性刺激
    C. 幼虫移行对肺部的损伤　　　　D. 超敏反应
    E. 引起并发症

30. 蛲虫病的主要临床表现为 （　）
    A. 贫血　　　　　　　　　B. 失眠　　　　　　　　C. 腹痛
    D. 腹泻　　　　　　　　　E. 肛门及会阴部瘙痒

31. 布氏姜片吸虫的感染方式是 （　）
    A. 生食或半生食淡水鱼、虾　　　　B. 生食或半生食溪蟹、蝲蛄
    C. 生食或半生食猪肉　　　　　　　D. 生食或半生食水生植物
    E. 生食或半生食淡水螺

32. 生食水红菱可能感染 （　）

　　A. 肺吸虫　　　　　　　　　B. 布氏姜片吸虫　　　　　　C. 肝吸虫

　　D. 蛔虫　　　　　　　　　　E. 鞭虫

33. 在痰中可查到的寄生虫虫卵可能是　　　　　　　　　　　　　　　（　　）

　　A. 钩虫卵　　　　　　　　　B. 卫氏并殖吸虫卵　　　　　　C. 蛲虫卵

　　D. 血吸虫卵　　　　　　　　E. 蛔虫卵

34. 感染肺吸虫病主要是由于　　　　　　　　　　　　　　　　　　（　　）

　　A. 生食或半生食淡水鱼、虾　　　　B. 生食或半生食淡水螺类

　　C. 生食或半生食水生植物　　　　　D. 生食或半生食溪蟹、蝲蛄

　　E. 以上都不是

35. 人患囊尾蚴病的原因是误食　　　　　　　　　　　　　　　　　（　　）

　　A. 六钩蚴　　　　　　　　　B. 猪带绦虫囊尾蚴　　　　　　C. 猪带绦虫卵

　　D. 牛带绦虫囊尾蚴　　　　　E. 牛带绦虫卵

36. 猪带绦虫对人体的危害性比牛带绦虫大的主要原因是　　　　　　（　　）

　　A. 囊尾蚴寄生组织、器官造成的损害　　B. 吸收大量营养

　　C. 虫体代谢产物的毒素作用　　　　　　D. 六钩蚴的机械破坏作用

　　E. 头节的小钩和吸盘对肠壁的破坏损伤作用

37. 下列哪种人体寄生虫病可用活组织检查　　　　　　　　　　　　（　　）

　　A. 牛带绦虫病　　　　　　　B. 肝吸虫病　　　　　　　　　C. 蛲虫病

　　D. 囊尾蚴病　　　　　　　　E. 丝虫病

38. 能引起癫痫发作的寄生虫病是　　　　　　　　　　　　　　　　（　　）

　　A. 牛带绦虫病　　　　　　　B. 蛔虫病　　　　　　　　　　C. 猪囊尾蚴病

　　D. 钩虫病　　　　　　　　　E. 鞭虫病

39. 患者，女，吃了不洁瓜果，短时间内出现腹痛腹泻，后转为黏液脓便，粪便量少，便次
　　多，里急后重显著。瓜果可能被下列哪种细菌污染了　　　　　　（　　）

　　A. 痢疾杆菌　　　　　　　　B. 金黄色葡萄球菌　　　　　　C. 产气荚膜梭菌

　　D. 阿米巴原虫　　　　　　　E. 肉毒梭菌

40. 患者，男性，20 岁，喜食毛蚶。1 周前突然发病，畏寒、发热、全身乏力、食欲不振、厌
　　油腻，肝区疼痛，尿色渐加深至浓茶状。近日体温降低，巩膜和皮肤出现黄疸，最可
　　能的诊断是　　　　　　　　　　　　　　　　　　　　　　　　（　　）

　　A. 甲型肝炎　　　　　　　　B. 乙型肝炎　　　　　　　　　C. 丙型肝炎

　　D. 丁型肝炎　　　　　　　　E. 戊型肝炎

二、问答题

1. 引起肠道感染的病原菌有哪些？所致疾病有哪些？

2. 经口感染的寄生虫有哪些？其感染阶段各是什么？

3. 常见的人类肠道病毒有哪些？所致疾病有哪些？有何临床表现？

第九章　皮肤创伤感染的病原生物

学习要点

葡萄球菌和链球菌的致病物质、所致疾病及防治原则；破伤风梭菌感染条件、所致疾病与预防措施；狂犬病毒抵抗力、致病性、免疫性与特异性预防方法；日本血吸虫的感染阶段、主要致病阶段、流行范围与防治措施；疟原虫的生活史、疟疾发作、再燃与复发的原因及发作时的典型周期；其他引起皮肤创伤感染的病原生物所致疾病、防治措施。

第一节　创伤感染的病原菌

一、葡萄球菌

葡萄球菌（staphylococcus）为最常见的化脓性球菌，广泛分布于自然界、人与动物的体表以及同外界相通的腔道中，大多数为非致病菌，是医院感染的重要传染源。

9.1　微课

（一）生物学性状

1.形态与染色

球形或椭圆形，直径为 $0.8\sim1.0\mu m$，呈葡萄串状排列（图 9-1）。无鞭毛，无芽胞，一般不形成荚膜。革兰染色阳性，当菌体衰老、死亡或被中性粒细胞吞噬后常转为革兰染色阴性。

2.培养特性

营养要求不高，在普通培养基上生长良好。需氧或兼性厌氧。可形成中等大小、圆形、表面光滑、边缘整齐、不透明的凸起菌落。不同菌种产生不同的脂溶性色素而使菌落

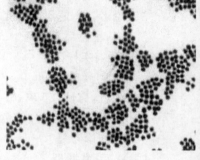

图 9-1　葡萄球菌

着色，如金黄色、白色、柠檬色等。多数致病性葡萄球菌在血琼脂平板上产生透明的溶血环。

3.抗原构造

抗原种类多，构造复杂，较重要的有：①葡萄球菌 A 蛋白（SPA），是菌细胞壁上的一种表面蛋白，90%的金黄色葡萄球菌含有 SPA。SPA 可与人的 IgG Fc 段发生非特异性结合，具有抗吞噬作用。可利用此特性进行协同凝集试验。②多糖抗原，为存在于细胞壁的半抗原。磷壁酸可介导葡萄球菌在黏膜表面的黏附。

4.分类

葡萄球菌属内有 32 个种，具有代表性的有金黄色葡萄球菌、表皮葡萄球菌与腐生葡萄球菌三种。其中，金黄色葡萄球菌多为致病菌，其他致病弱或不致病。

5. 抵抗力

葡萄球菌是无芽胞细菌中抵抗力较强的一种,耐干燥,耐热,加热 80℃30min 才能被杀死。对常用抗生素敏感,但易产生耐药性,金黄色葡萄球菌耐青霉素 G 的菌株已高达 90% 以上,尤其是耐甲氧西林金黄色葡萄球菌(MRSA)的增多,已成为医院感染最常见的致病菌。

(二)致病性与免疫性

1. 致病物质

金黄色葡萄球菌产生多种侵袭性酶与外毒素,其中起主要致病作用的是:

(1)血浆凝固酶:能凝固人或家兔血浆。非致病菌株一般不产生血浆凝固酶,故此酶是鉴定葡萄球菌有无致病性的重要指标之一。其致病作用是使血浆纤维蛋白凝固并包被于菌体表面,阻碍吞噬细胞的吞噬,同时保护病菌不受血清中杀菌物质的破坏,也与葡萄球菌的感染易于局限化及易形成血栓有关。

(2)葡萄球菌溶素:是损伤细胞膜的毒素。致病性葡萄球菌能产生多种溶素,除具有溶血作用外,还对白细胞、血小板、肝细胞、血管平滑肌细胞等有损伤作用。

(3)杀白细胞素:大多数致病性葡萄球菌产生此毒素。杀白细胞素只攻击中性粒细胞与巨噬细胞,作用部位主要在细胞膜。

(4)肠毒素:为一组耐热的蛋白质,100℃煮沸 30min 不被破坏,可抵抗胃肠液中蛋白酶的水解作用。当食入含毒素的食物后,可引起以呕吐为主要症状的食物中毒。

(5)表皮剥脱毒素:可裂解表皮的棘细胞层细胞,引起表皮与真皮的脱离,引起剥脱性皮炎,又称烫伤样皮肤综合征。多见于新生儿、婴幼儿与免疫功能低下的成人。

(6)毒性休克综合征毒素-1(TSST-1):TSST-1 是引起毒性休克综合征(TSS)的主要病因之一。

2. 所致疾病

当皮肤、黏膜受损或患慢性消耗性疾病(如糖尿病、结核、肿瘤)、机体免疫功能降低时,葡萄球菌可经伤口或消化道感染,易发生医院感染,表现为侵袭性与毒素性两种类型的疾病。

(1)侵袭性疾病:主要引起化脓性感染。有局部感染,主要由金黄色葡萄球菌引起的皮肤软组织感染,如疖、痈、毛囊炎、麦粒肿、伤口化脓等。也可引起肺炎、中耳炎、气管炎、脓胸等;全身感染可引起败血症、脓毒血症等。

(2)毒素性疾病:由葡萄球菌产生的有关外毒素引起,主要有:①食物中毒。进食含葡萄球菌肠毒素的食物后,经 1～6h 出现以呕吐为主的急性胃肠道症状,一般不发热,多数患者 1～2d 内自行恢复,预后良好。②烫伤样皮肤综合征。由表皮剥脱毒素引起。③毒性休克综合征。临床表现为起病急、高热、低血压、呕吐、腹泻、猩红热样皮疹、肾衰竭等,严重者可出现休克。此外,由于长期使用或滥用抗生素引起的一种菌群失调性肠炎,以腹泻为主要临床症状,称为假膜性肠炎。

葡萄球菌感染后获得的免疫力弱且持续时间短,故可发生重复感染。

(三)微生物学检查

1. 标本

不同疾病采取不同的标本,可采用脓汁、血液、穿刺液、脑脊液等。食物中毒者取剩余食物与患者的呕吐物等。

2. 方法

直接涂片革兰染色后镜检,根据细菌形态、排列与染色特性做出初步报告。再做分离培养,根据菌落形态、色素产生、溶血以及血浆凝固酶等试验进行鉴定。

(四)防治原则

注意个人卫生,对皮肤黏膜的创伤要及时处理。对饮食服务从业人员加强卫生管理,防止引起食物中毒。目前耐药菌株日益增多,故要根据药敏试验结果选用合适药物。医院内要做好消毒隔离工作,防止医源性感染。

二、链球菌

9.2 微课

链球菌(streptococcus)是另一类常见的化脓性球菌,广泛分布于自然界、人的鼻咽部、胃肠道与泌尿生殖道中。大多数不致病,少数致病菌可引起人类多种化脓性炎症、猩红热、新生儿败血症、细菌性心内膜炎、风湿热、肾小球肾炎等。

(一)生物学性状

1. 形态与染色

革兰染色阳性,呈球形或椭圆形,链状排列,链长短不一,在液体中成长链,固体中常呈短链(图9-2)。多数菌株在培养的早期形成荚膜。

2. 培养特性

需氧或兼性厌氧,少数为专性厌氧。营养要求较高,需在加入血液、血清等的营养培养基中才生长良好。在血琼脂平板上形成灰白色、表面光滑、边缘整齐的细小菌落。不同菌株产生不同的溶血现象。

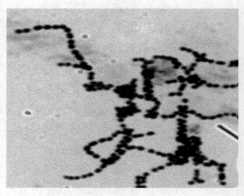

图9-2 链球菌

3. 生化反应

一般不分解菊糖,不被胆汁溶解,常用这两个生化反应来鉴别甲型溶血性链球菌与肺炎链球菌。

4. 抗原构造

抗原构造复杂,主要有三种。

(1)多糖抗原:又称C抗原,是细胞壁的多糖组分,具有群特异性。

(2)蛋白质抗原:具有型特异性,位于C抗原外层。A群链球菌有M、T、R与S四种不同性质的蛋白质抗原,M抗原与致病性有关。

(3)核蛋白抗原:无特异性,各种链球菌均相同,并与葡萄球菌有共同抗原。

5. 分类

链球菌的分类,常用下列两种方法:

(1)根据溶血现象可将链球菌分成3类。①甲型溶血性链球菌:菌落周围有狭小的草绿色溶血环,故这类菌也称草绿色链球菌,是鼻咽部与肠道的正常寄居菌之一,多为条件致病菌。②乙型溶血性链球菌:菌落周围有宽而透明的溶血环,这类菌也称溶血性链球菌,致病力强,常引起人类与动物的多种疾病。③丙型链球菌:不溶血,一般不致病,常存在于乳类与粪便中。

(2)根据抗原结构的不同进行分类:按链球菌细胞壁中多糖抗原的不同,可分成A、B、C、

D 等 20 个群。对人致病的链球菌菌株 90％属 A 群。

6.抵抗力

本菌抵抗力不强，加热 60℃ 30min 被杀死，对常用消毒剂、抗生素（青霉素、红霉素、四环素、磺胺药）都很敏感。

（二）致病性与免疫性

1.致病物质

链球菌中 A 群致病力最强。A 群链球菌也称化脓性链球菌或溶血性链球菌，是人类细菌感染常见的病原菌之一。有较强的侵袭力，并产生多种外毒素与胞外酶。

（1）链球菌溶素：根据对氧的稳定性，分为链球菌溶素 O（streptolysin O，SLO）与链球菌溶素 S（streptolysin S，SLS）两种。SLO 对氧敏感。SLO 对白细胞、血小板、神经细胞、心肌细胞等有毒性作用。SLO 抗原性强，85％～90％被链球菌感染的患者，于感染后 2～3 周至病愈后 1 年内可检出 SLO 抗体。检测此抗体可作为链球菌新近感染指标之一或作为链球菌感染后超敏反应性疾病的辅助诊断方法。SLS 对氧不敏感，无免疫原性，对多种组织细胞有毒性作用。

（2）致热外毒素：曾称红疹毒素或猩红热毒素，是引起人类猩红热的主要毒性物质。

（3）透明质酸酶：又名扩散因子，能分解细胞的透明质酸，使病菌易于在组织中扩散。

（4）M 蛋白：是 A 群链球菌细胞壁中的蛋白组分。M 蛋白有利于链球菌对上皮细胞的黏附，并具有抗吞噬作用。此外，M 蛋白与心肌、肾小球基膜有共同抗原，与链球菌感染后继发超敏反应性疾病有关。

（5）链激酶（streptokinase，SK）：又称溶纤维蛋白酶，能使血液中纤维蛋白酶原变成纤维蛋白酶，故可溶解血块或阻止血浆凝固，有利于病菌在组织中扩散。

（6）链道酶（streptodornase，SD）：又称 DNA 酶，能降解脓液中具有高度黏稠性的 DNA，使脓液稀薄，促进病菌扩散。

2.所致疾病

传染源为患者和带菌者，经皮肤伤口或飞沫传播疾病。疾病可分为化脓性、中毒性与超敏反应性三大类。

（1）化脓性炎症：经皮肤伤口感染，可引起痈、脓疱疮、蜂窝组织炎等局部皮肤与皮下组织感染，特点为病灶界限不清，脓性稀薄，细菌易于扩散；经呼吸道感染可引起扁桃体炎、咽喉炎、鼻窦炎，并可扩散引起中耳炎、脑膜炎等；经产道感染可引起产褥热。此外，细菌易经淋巴管与血流扩散而引起淋巴管炎、淋巴结炎与败血症。

（2）中毒性疾病：即猩红热，是由致热外毒素引起的中毒性疾病，主要症状为发热、咽炎、全身弥漫性鲜红色皮疹，疹退后出现明显脱屑。

（3）超敏反应性疾病：主要有风湿热与急性肾小球肾炎。

另外，B 群链球菌可引起新生儿脑膜炎、败血症等；甲型溶血性链球菌可引起亚急性细菌性心内膜炎。

3.免疫性

A 群链球菌感染后，血清中出现多种抗体，但是病后免疫力不强。

（三）微生物学检查

1.标本

根据所致疾病的不同，可采取脓汁、咽拭子、血液等标本。

2.方法

直接涂片革兰染色后镜检,发现有典型的链状排列球菌时可做出初步报告;分离培养后根据菌落特点、溶血现象、革兰染色特性与生化试验等进行判断。

3.抗链球菌溶血素O试验

抗链球菌溶血素O试验(antistreptolysin O test,ASO test),简称抗O试验,测定患者血清中抗链球菌溶血素O抗体的效价,用于风湿热、急性肾小球肾炎等疾病的辅助诊断。效价在500单位以上或逐步升高有辅助诊断意义。

(四)防治原则

链球菌感染的防治原则与葡萄球菌相同。注意空气、器械与敷料等的消毒,防止医院内感染。对急性咽峡炎与扁桃体炎患者,尤其是儿童,应彻底治疗,以防止急性肾小球肾炎、风湿热等疾病的发生。

三、铜绿假单胞菌

铜绿假单胞菌(*P. aezuginosa*)又称绿脓杆菌,广泛分布于自然界和正常人体,是一种常见的条件致病菌,也是医院感染的主要病原体。当机体免疫力降低时如大面积烧伤、长期使用免疫抑制剂等,可引起局部或全身性感染。其致病因素有内毒素、胞外酶和外毒素等。本菌几乎可感染人体的任何组织和部位,临床常见的有皮肤及皮下组织感染、中耳炎、脑膜炎、呼吸道感染、尿路感染、败血症等。烧伤病房的感染率可高达30%。

本菌为革兰阴性小杆菌,无芽胞,有菌毛,单端有1~3根鞭毛,运动活泼。专性需氧,在普通培养基上生长良好,可形成圆形、大小不一、有特殊气味的光滑型菌落。从自然界分离出的菌株常产生两种水溶性色素——绿脓素和荧光素,使培养基和菌落都呈灰绿色,有鉴定意义。在血平板上产生透明溶血环。

本菌对外界环境因素抵抗力较强。56℃需1h杀死细菌,对青霉素、磺胺药等多种抗生素不敏感,对庆大霉素、多黏菌素等较敏感,但易产生耐药性。

微生物学检查,可根据不同病情采集不同的标本做检查,涂片染色镜检、分离培养鉴定。

绿脓杆菌可由多种途径传播,主要是通过污染医疗器械及带菌医护人员引起的医源性感染,应对医院感染予以重视。治疗可用庆大霉素、多黏菌素等。

9.3 微课

四、破伤风梭菌

破伤风梭菌(*C. tetani*)大量存在于土壤、人与动物的肠道中,是破伤风的病原菌。

(一)生物学性状

革兰染色阳性,菌体细长杆状,无荚膜,有周鞭毛。芽胞圆形,比菌体大,位于菌体顶端,呈鼓槌状为本菌的典型特征(图9-3)。营养要求不高,需用厌氧培养。本菌的芽胞抵抗力很强,在干燥的土壤与尘埃中可存活数年,能耐煮1h,在5%苯酚中可存活10~15h。繁殖体对青霉素敏感。

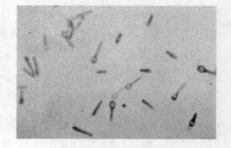

图9-3 破伤风梭菌

（二）致病性与免疫性

破伤风梭菌经伤口侵入人体引起破伤风。其感染的重要条件是伤口形成厌氧微环境：如伤口窄而深（如刺伤），有泥土或异物污染；创伤坏死组织多，局部组织缺血缺氧；伴需氧菌或兼性厌氧菌的混合感染等。

其主要致病物质是外毒素，即破伤风痉挛毒素，这是一种神经毒素，毒性极强，仅次于肉毒毒素。该毒素对中枢神经系统有特殊的亲和力，可阻止抑制性突触末端释放抑制性神经介质（甘氨酸与 γ-氨基丁酸），使肌肉活动的兴奋与抑制失调，以致伸肌与屈肌同时强烈收缩，造成肌肉强直痉挛，形成破伤风特有的牙关紧闭、角弓反张等症状。破伤风痉挛毒素具有免疫原性，经 0.3% 的甲醛作用后脱毒成为类毒素。

破伤风潜伏期可从几天至几周，与原发感染部位距离中枢神经系统的长短有关。病菌在创伤局部繁殖产生的外毒素，经血流或淋巴进入中枢神经系统，亦可经末梢神经轴索逆行而上到达中枢神经系统，最终形成破伤风特有的症状。新生儿破伤风常为分娩时使用不洁器械剪断脐带，病原菌自脐部侵入所致，俗称脐带风或七日风。

病后获得免疫力不强，可再感染。获得牢固免疫力的途径是人工免疫。

（三）微生物学检查

破伤风有典型的临床症状与病史，易诊断，故一般不进行微生物学检查。

（四）防治原则

破伤风一旦发病，疗效不佳，故预防极为重要。

1. 人工自动免疫

对易受伤的人群有计划地进行破伤风类毒素预防接种。方法是第一年基础免疫两次，第二年加强免疫一次，以后每隔 5～10 年加强一次。对 3～6 个月的儿童可采用百白破三联疫苗进行免疫，可同时获得对这三种常见病的免疫力。免疫程序为婴儿出生后第 3、4、5 个月连续免疫 3 次，2 岁、7 岁时各加强一次，以建立基础免疫。

2. 人工被动免疫

对伤口较深、混有泥土杂物的疑似患者除立即进行清创、扩创、防止厌氧微环境的形成外，可立即注射破伤风抗毒素（tetanus antitoxin，TAT）作为紧急预防或特异性治疗。使用抗毒素应早期、足量，因为一旦毒素与细胞受体结合，抗毒素就不能中和其毒性作用。使用 TAT 还必须先做皮肤试验，必要时可采用脱敏注射法或用人抗破伤风免疫球蛋白。青霉素等抗生素可杀灭伤口局部的病原菌。

案例分析

张某某，男，43 岁，在工地施工时不慎从 2m 高的脚手架上坠落，被一节弯起的钢筋扎伤了臀部。在工友帮助下，拔出钢筋，紧急送往医院。入院时，患者意识清晰，四肢活动正常，臀部有一直径为 1cm 左右的深伤口，污染较重。

讨论：患者被收治后，应马上采取哪些措施？为什么？

五、产气荚膜梭菌

产气荚膜梭菌（*C. perfringens*）广泛存在于土壤、人与动物肠道中，是气性坏疽的主要病原菌,亦可引起食物中毒与坏死性肠炎。

(一)生物学性状

革兰阳性粗大杆菌,芽胞呈椭圆形,位于次极端,比菌体小。在体内可形成明显的荚膜。本菌厌氧,在血琼脂平板上多数菌株有双层溶血环,内环是由 θ 毒素引起的完全溶血,外环是由 α 毒素引起的不完全溶血。本菌代谢十分活跃,可分解多种糖类,产酸产气。在牛奶培养基中能分解乳糖产酸,使酪蛋白凝固,同时产生大量的气体,可将凝固的酪蛋白冲成蜂窝状,并将液面封固的凡士林层上推,甚至冲走试管口棉塞,气势凶猛,称"汹涌发酵",是本菌的另一特点。

(二)致病性

1.致病物质

产气荚膜梭菌能产生多种外毒素,主要有 α、β、ε、τ 等 4 种毒素,以 α 毒素最重要,可分为 A、B、C 等 5 个血清型,对人致病的主要为 A 型,引起气性坏疽与食物中毒,C 型可引起坏死肠炎。α 毒素能分解细胞膜上的磷脂与蛋白形成的复合物,造成红细胞、白细胞、血小板与内皮细胞溶解,引起血管通透性增加并伴大量溶血、组织坏死、肝与心功能受损,在气性坏疽的形成中起主要作用。

2.所致疾病

(1)气性坏疽:致病条件与破伤风梭菌相似。战伤多见,但也见于平时的工伤、车祸等。细菌感染伤口后潜伏期短,一般仅为 8～48h,经局部繁殖,产生大量外毒素,在体内形成荚膜使侵袭性加强,病情险恶,如不及时治疗,常导致死亡。卵磷脂酶、胶原酶、透明质酸酶、DNA酶等分解破坏作用,使病菌易穿过肌肉结缔组织间隙,侵入四周正常组织,发酵肌肉与组织中的糖类,产生大量气体,造成气肿。同时血管通透性增加,水分渗出,局部水肿,进而挤压软组织与血管,影响血液供应,造成组织坏死。严重病例表现为组织胀痛剧烈,水气夹杂,触摸有捻发感,最后产生大块组织坏死,并有恶臭。病菌产生的毒素与组织坏死的毒性产物被吸收入血,引起毒血症、休克甚至死亡。此外,本菌也可经肠穿孔或子宫破裂进入腹腔引起内源性感染,消毒不严的人工流产术也可致子宫内膜炎。

(2)食物中毒:见第八章第一节。

(3)坏死性肠炎:由 C 型产气荚膜梭菌产生的 β 毒素引起,潜伏期短,发病急,腹痛严重,腹泻,粪便带血,可伴发腹膜炎、循环衰竭,死亡率可高达 40%。

(三)微生物学检查

气性坏疽病情严重,发展迅速,应尽早做出细菌学诊断,以便及早治疗。

1.直接涂片镜检

这是极有价值的快速检测法。从可疑深部创口取材涂片,革兰染色,镜检见革兰阳性粗大杆菌,白细胞甚少且形态不典型(因毒素作用,白细胞无趋化反应),并伴其他杂菌等三个特点即可报告初步结果。早期诊断能避免患者最终截肢或死亡。

2.分离培养与动物试验

将分泌物或坏死组织接种于血平板或疱肉培养基,厌氧培养,观察生长情况。取可疑菌落接种于牛乳培养基中观察"汹涌发酵"现象,并做生化反应鉴定。必要时做动物试验。

(四)防治原则

对伤口及时进行清创、扩创处理,破坏与消除厌氧微环境的形成,预防性地使用抗生素治疗可预防大多数感染,必要时截肢以防止病变扩散。大剂量使用青霉素等抗生素以杀灭病原菌与其他细菌。有条件者可使用 α 抗毒素与高压氧舱法治疗气性坏疽,有一定的效果。

六、无芽胞厌氧菌

无芽胞厌氧菌种类繁多,专性厌氧,包括革兰染色阳性、革兰染色阴性的杆菌与球菌。多数为寄居于人与动物体内的正常菌群,其数量在正常菌群中占有绝对优势,尤其在肠道菌群中,厌氧菌占 99.9%。常作为条件致病菌引起内源性感染,感染涉及临床各科。感染无特定的病型,多数对氨基糖苷类抗生素不敏感,造成临床诊断与治疗上的困难。

(一)无芽胞厌氧菌种类与分布

无芽胞厌氧菌共有 23 个属,与人类疾病相关的有 10 个属。

1.革兰阴性厌氧杆菌

有 8 个属,其中类杆菌属中的脆弱类杆菌最重要,占临床厌氧菌分离株的 25%,类杆菌分离株的 50%。

2.革兰阴性厌氧球菌

有 3 个属,引起疾病的主要是韦荣菌属的小韦荣球菌。

3.革兰阳性厌氧杆菌

有 7 个属,比较重要的是痤疮丙酸杆菌、迟钝真杆菌与齿双歧杆菌。可单独或与其他细菌混合感染,引起多种疾病。在临床厌氧菌分离株中占 22%。

4.革兰阳性厌氧球菌

有 5 个属,引起疾病的主要是寄居于阴道的消化链球菌,占临床厌氧菌分离株的 20%,仅次于脆弱类杆菌。

(二)致病性

1.致病条件

无芽胞厌氧菌为条件致病菌,引起内源性感染,其条件主要有:①寄居部位的改变,如手术、拔牙、肠穿孔等引起的创伤,使细菌移位;②局部厌氧微环境的形成,如组织坏死、供血不足、有异物或有需氧菌混合感染时,使局部组织缺氧而利于厌氧菌生长;③正常菌群失调,如长期使用抗生素,使对多种抗生素耐药的厌氧菌大量繁殖;④机体免疫力下降,如患慢性消耗性疾病、烧伤、手术、使用激素或免疫抑制剂,以及婴幼儿、老年人等。

2.致病物质

无芽胞厌氧菌致病力不强,细菌种类多,不同细菌致病物质不同。

3.感染特征

无芽胞厌氧菌的感染特征主要有:①内源性感染,感染部位可遍及全身,多呈慢性过程;②无特定病型,大多为化脓性感染,形成局部脓肿或组织坏死,也可侵入血流形成败血症;③分泌物或脓液黏稠,呈乳白色、粉红色、血色或棕黑色,有恶臭,有时有气体;④使用氨基糖苷类抗生素(链霉素、卡那霉素、庆大霉素)长期治疗无效;⑤分泌物直接涂片可见细菌,但使用普通培养法无细菌生长。

4.所致疾病

(1)败血症:败血症多数为脆弱类杆菌引起,其次为革兰阳性厌氧球菌。原发病灶可能来自胃肠道与盆腔内感染。

（2）中枢神经系统感染：最常见的为脑脓肿，主要继发于中耳炎、乳突炎、鼻窦炎等邻近感染，亦可经直接扩散与转移而形成。革兰阴性厌氧杆菌最为常见。

（3）口腔感染：大多起源于牙齿感染，主要由消化链球菌、产黑色素普雷澳菌等所致，引起齿槽脓肿、下颌骨髓炎、急性坏死性溃疡性齿龈炎（奋森咽峡炎）、牙周病等。

（4）呼吸道感染：厌氧菌可感染上下呼吸道的任何部位，如扁桃体周围蜂窝组织炎、吸入性肺炎、坏死性肺炎、肺脓肿与脓胸等。

（5）腹部感染：因手术、损伤、肠穿孔等原因使细菌寄居部位发生改变引起腹膜炎、腹腔脓肿等感染，常为以脆弱类杆菌为主的多种细菌混合感染。

（6）女性生殖道感染：无芽胞厌氧菌可引起盆腔脓肿、输卵管卵巢脓肿、子宫内膜炎、脓毒性流产等女性生殖道的一系列严重感染。主要由消化链球菌属细菌引起。

（7）其他：无芽胞厌氧菌尚可引起皮肤与软组织感染、心内膜炎等。

（三）微生物学检查

1. 标本采取

无芽胞厌氧菌大多是人体正常菌群，采集标本应注意：①避免正常菌群的污染。应采用严格的无菌操作技术从正常时无菌的部位采集标本，如血液、胸腹腔液、心包液、深部脓肿，以及手术切除或活检得到的组织标本等，进行检查。②避免接触空气。厌氧菌对氧敏感，暴露在空气中容易死亡，标本采取后宜立即放入特制的厌氧标本瓶中，或用无菌注射器抽取标本，排出空气，针头插入无菌橡皮塞中，迅速送检。

2. 方法

直接涂片镜检主要供培养、判断结果时参考。分离培养与鉴定是证实无芽胞厌氧菌感染的关键步骤。只能在厌氧环境中生长的才是专性厌氧菌。获得纯培养后，再根据细菌形态、染色特性、菌落特征、生化反应等进行鉴定。

目前已可用核酸探针杂交、PCR等检测方法对一些重要的无芽胞厌氧菌做出快速检测。

（四）防治原则

目前还无特异的预防方法。治疗中应通过药物敏感试验选择最有效的抗生素。

第二节 创伤感染的病毒

一、狂犬病病毒

狂犬病病毒在野生动物（狼、狐狸、鼬鼠、蝙蝠等）及家养动物（狗、猫、牛等）与人之间构成狂犬病的传播环节。人主要被病兽或带毒动物咬伤后感染。一旦受染，如不及时采取有效防治措施，可导致严重的中枢神经系统急性传染病，病死率高，在亚非拉发展中国家中每年有数万人死于狂犬病。

9.4 微课

（一）生物学性状

1. 形态结构

病毒颗粒呈子弹状，大小为$(130\sim300)\text{nm}\times(60\sim85)\text{nm}$，一端纯圆，一端平凹，有包膜。病毒包膜由外层糖蛋白 G 和内层基质蛋白 M2 组成，衣壳由核蛋白 N、磷蛋白 P（或称基质蛋白 M1)和聚合酶 L 蛋白组成,呈螺旋对称包裹病毒核酸,核酸是单负链 RNA。

2.培养

狂犬病病毒宿主范围广,可感染鼠、家兔、豚鼠、马、牛、羊、犬、猫等,侵犯中枢神经细胞(主要是大脑海马回锥体细胞)中增殖,于细胞浆中可形成嗜酸性包涵体(内基小体)。在人二倍体细胞、地鼠肾细胞、鸡胚、鸭胚细胞中培养增殖,借此可用于制备组织培养疫苗。

3.抗原性与变异

病毒包膜糖蛋白 G 和核蛋白 N 是狂犬病病毒的重要抗原。糖蛋白 G 可以刺激机体产生中和抗体、血凝抑制抗体和细胞免疫应答;核蛋白 N 具有型特异性,能够以核糖体蛋白的形式诱导机体产生保护性细胞免疫应答,并产生补体结合抗体和沉淀素抗体,但不产生保护性抗体。

狂犬病病毒可发生毒力变异,将野毒株在家兔脑内连续传 50 代后,家兔致病潜伏期逐渐缩短,由原来 4 周左右缩短至 4～6d,如再继续传代潜伏期不再缩短,称固定毒株(fixed strain)。固定毒株对人及动物致病力弱,脑外接种不侵入脑内增殖,不引起狂犬病。巴斯德首创用固定毒株制成减毒活疫苗,预防狂犬病。

4.抵抗力

狂犬病病毒对热、紫外线、日光、干燥的抵抗力弱,加热 100℃ 2min 或 56℃ 30～60min,即失去感染力,也易被强酸、强碱、甲醛、碘、乙酸、乙醚、肥皂水、离子型或非离子型去污剂灭活。于 4℃可保存 1 周,如置 50%甘油中于室温下可保持活性 1 周。

(二)致病性与免疫性

1.致病性

狂犬病是人畜共患性疾病,主要在野生动物及家畜中传播。人狂犬病主要被患病动物咬伤所致,或与畜密切接触有关。

人被咬伤后,病毒进入伤口,先在该部周围神经背根神经节内,沿着传入感觉神经纤维上行至脊髓后角,然后散布到脊髓和脑的各部位内增殖损害。在发病前数日,病毒从脑内和脊髓沿传出神经进入唾液腺内增殖,不断随唾液排出。潜伏期一般 1～2 个月,短者 5～10d,长者 1 年至数年。潜伏期的长短取决于咬伤部位与头部距离远近、伤口的大小、深浅、有无衣服阻挡,以及侵入病毒的数量。

人狂犬病的临床表现主要有狂躁型(占 80%)和麻痹型(占 20%)。狂躁型发病时,先感不安,头痛,发热,侵入部位有刺痛,继而出现神经兴奋性增强,脉速,出汗,流涎,多泪,瞳孔放大,吞咽时咽喉肌肉发生痉挛,见水或其他轻微刺激可引起发作,故又名"恐水病"。最后转入麻痹、昏迷、呼吸及循环衰竭而死亡,病程大约 5～7d。

2.免疫性

机体感染病毒后产生的抗体如中和抗体、血凝抑制抗体以及抗体依赖细胞毒作用等均可发挥抗病毒作用。特异性 IgG 抗体还能提高和调节 T 细胞对狂犬病病毒抗原反应,是接触狂犬病病毒后同时注射特异性抗体和疫苗的重要依据。细胞免疫也是抗狂犬病病毒主要免疫方法之一,如杀伤性 T 淋巴细胞针对靶抗原 G 蛋白、N 蛋白可溶解病毒,单核细胞产生 IFN 和 IL-2 对抑制病毒复制和抵抗病毒攻击起重要作用。

(三)实验室检查

将咬人的狗捕获,观察 10～14d,不发病,则可认为未患狂犬病。若观察期间发病,将它杀死,取脑组织做病理切片检查包涵体,或用荧光标记抗狂犬病毒血清染色,检查抗原,如为阴性,则用10%脑悬液注射小鼠脑内,发病后取脑组织同上检测包涵体和抗原,可提高阳性率,但需时较长,约28d。如于发病前用同位素标记的合成寡核苷酸探针检测狂犬病病毒RNA,1～2d就能出结果。

可采取唾液沉渣涂片,用荧光抗体染色检查细胞内病毒抗原。或发病后2～3d做睑、颊皮肤活检,用荧光抗体染色,于毛囊周围神经纤维中可找见病毒抗原。亦可将狂犬病病毒固定毒株感染细胞制成抗原片,加入不同稀释患者血清阻止荧光抗体染色以测定抗体,一般24h可出结果。

(四)特异预防

用人狂犬病免疫球蛋白(20IU/kg)或抗狂犬病马血清(40IU/kg),在伤口周围浸润注射,其余作肌内注射。同时于暴露后0、3、7、14d肌内注射狂犬病疫苗的四剂疗法可产生较好预防效果。注射部位成人为三角肌,2岁以下儿童为大腿前外侧肌内。对于接触狂犬病病毒高风险人群,如兽医、动物管理员和野外工作者等,可分别于0、7、21d接种疫苗进行暴露前预防接种。

案例分析

患者,男,6岁。在院内玩耍时,被家中小狗咬伤小腿,就诊。

讨论:应如何处置和治疗?

二、流行性乙型脑炎病毒

流行性乙型脑炎病毒简称乙脑病毒,是流行性乙型脑炎的病原体,呈球状,外层具包膜,包膜表面有血凝素。

(一)生物学性状

1.形态与结构

乙脑病毒为球形,直径40nm,内有衣壳蛋白(C)与核酸构成的核心,具有包膜,表面有糖蛋白(E)刺突,即病毒血凝素,包膜内尚有内膜蛋白(M),参与病毒的装配。病毒基因组为单股正链RNA。

2.抗原性

乙脑病毒抗原性稳定。E糖蛋白上有中和抗原表位和血凝抗原表位,可诱发机体产生中和抗体和血凝抑制抗体,在感染与免疫中起重要作用。

3.抵抗力

乙脑病毒对热抵抗力弱,56℃ 30min灭活,故应在－70℃条件下保存毒株。若将感染病毒的脑组织加入50%甘油缓冲盐水贮存在4℃,其病毒活力可维持数月。乙醚、1∶1000去氧胆酸钠以及常用消毒剂均可灭活病毒。病毒在酸性条件下不稳定,适宜pH为8.5～9.0。

(二)致病性与免疫性

1.致病性

幼猪是乙脑病毒的主要传染源和中间宿主,蚊子是乙脑病毒的传播媒介,构成猪-蚊-猪的传播环节。我国乙脑病毒的传播媒介主要为三带喙库蚊。

2.免疫性

人受乙脑病毒感染后,大多数为隐性感染及部分顿挫感染,仅少数发生脑炎(0.01%),这与病毒的毒力、侵入机体内数量及感染者的免疫力有关。流行区成人大多数都有一定免疫力,多为隐性感染,10岁以下儿童及非流行区成人缺乏免疫力,感染后容易发病。但近些年来乙脑发病年龄有增高趋势,值得重视。

(三)实验室检查

乙脑早期快速诊断通常采集急性期患者血清或脑脊液特异性 IgM,也可做 RT-PCR 检测标本中的病毒核酸片段。常规血清学试验需取双份血清,同时做对比试验,当恢复期血清抗体滴度比急性期≥4 倍时,有辅助诊断意义,可用于临床回顾性诊断。

(四)防治原则

防蚊、灭蚊和易感人群的预防接种是预防本病的关键。目前尚无有效的药物可以治疗流行性乙型脑炎。

案例分析

患者,男,5 岁。2011 年 7 月,因头痛、高热、嗜睡 2d,昏迷 1d 就诊。体格检查:体温 41℃,脉搏 125 次/min,呼吸 40 次/min,血压 14/8kPa。颈项强直,对光反射迟钝,巴宾斯基征阳性,心、肺、腹未见异常。实验室检查:乙脑病毒特异性抗体 IgM(+)。

讨论:该患者为何种病原感染?为何种感染途径?简述其致病机制。

三、登革病毒

登革病毒(dengue virus)为登革热和登革出血热/登革休克综合征病原体,由伊蚊传播。登革病毒感染广泛存在于热带和亚热带地区。主要在我国的广东、福建、海南、广西和浙江等南方地区流行。2014 年,广东省暴发了近 20 年来最大的登革热疫情,患者数超过 4.5 万人。

(一)生物学性状

登革病毒形态结构与乙脑病毒相似,病毒颗粒呈球形,直径 45～55nm,基因型为单股正链 RNA。核衣壳为 20 面体对称结构,有包膜,包膜上有包膜蛋白,又称 E 蛋白。E 蛋白与病毒的细胞嗜性、吸附、传入、融合及诱导保护性抗体有关。登革病毒有 4 个血清型,各型之间有交叉抗原。病毒对乙醚、三氯甲烷、胆汁和去氧胆酸钠等敏感,50℃ 30min 可灭活病毒,另外,甲醛、高锰酸钾、甲紫、紫外线等均可灭活病毒。

(二)致病性与免疫性

在自然界,人和灵长类动物是登革病毒的主要宿主。在城市和乡村地区,患者和隐性感染者是主要传染源,感染者在发病前 24h 到发病后 5d 内出现病毒血症,血液中含有大量病毒,其间通过蚊子叮咬形成人-蚊-人传播。

人对登革病毒普遍易感,病毒进入机体后,首先感染皮肤树突状细胞(朗格汉斯细胞),然后扩散到血液,在血管内皮细胞和单核-巨噬细胞中增殖,再经血流播散。经过 4～8d 潜伏期引起登革热,出现发热、头痛、全身肌肉和关节酸痛及皮疹为主要临床特征,病程 7～10d,为自限性疾病。部分患者可发生登革出血热/登革休克综合征,其早期的临床表现与登革热类似,但在病程的 3～5d,病情突然加重并迅速发展,出现严重出血,表现为皮肤大片紫癜及瘀斑、消化道出血等,并进一步发展为出血性休克,死亡率高。发病机制可能与抗体依赖的增强作用、免疫病理反应和病毒毒力变异有关。

感染后可获得对同型病毒的免疫力,对异型病毒仅有短期免疫,如再次感染其他 3 型病毒,可再次发病。

(三)防治原则

防蚊灭蚊是预防登革病毒感染的主要手段。目前尚未有效的疫苗用于特异性预防,也无特效药物用于治疗登革病毒感染。

> **案例分析**
>
> 　　患者,男,42 岁,于柬埔寨金边市打工,从事建筑行业。2015 年 9 月 1 日因淋雨发热,头痛,左眼眶疼痛,双膝关节酸痛,到医院就诊。9 月 3 日,患者全身出现针尖大小的红斑疹、出血点,持续 3 天。
>
> 　　讨论:该患者可能患有何种疾病?其病原体主要传播媒介是什么?

第三节　皮肤黏膜感染的真菌

一、表面感染真菌

此类真菌主要寄生于人体皮肤和毛干的最表层,在高温、多汗等诱因的作用下,可引起皮肤表面出现黄褐色的花斑癣,如汗渍斑点,俗称汗斑,好发于胸、背、腹和上臂,只碍美观不碍健康。这类真菌在我国主要有秕糠马拉色菌。患者皮肤用 Wood 灯紫外线(波长 365nm)照射或刮取鳞屑照射,能发出金黄色荧光,有助于诊断。

二、皮肤癣真菌

皮肤癣真菌是指一些主要引起皮肤浅部感染的真菌。因具有嗜角质蛋白的特性,使其侵犯部位只限于角化的表皮、毛发和指(趾)甲。通过真菌的增殖及其代谢产物对机体的刺激引起多种癣病,其中手足癣是人类最多见的真菌病。

癣菌的感染属外源性感染,通过接触癣症患者、带菌或患癣的动物如宠物狗、猫等而受到感染。一种癣菌可引起机体不同部位的感染,而同一部位的病变也可由不同癣菌所引起。癣菌的种类、侵犯部位及传染来源见表 9-1。

表 9-1　癣菌的种类、侵犯部位及传染来源

癣菌名称	种类	侵犯部位			传染来源与癣菌种类	
		皮肤	指甲	毛发	人传给人	动物传给人
毛癣菌属	21	+	+	+	堇色毛癣菌等	须毛癣菌等
表皮癣菌	1	+	+	-	絮状表皮癣菌	无
小孢子癣菌	15	+	-	+	奥杜盎小孢子癣菌	犬小孢子癣菌等

三、着色真菌和孢子丝真菌

着色真菌主要侵犯机体暴露部位的皮肤及皮下组织,因受损皮肤变黑,故称着色真菌病,在我国主要有卡氏枝孢霉和裴氏丰萨卡菌。在人体主要经外伤侵入皮下,患处出现丘疹、结节和疤痕,病情很长,免疫力低下者可侵犯中枢神经系统。

孢子丝菌属于腐生性真菌,分布广泛,主要病原为申克孢子丝菌。这是一种二相性真菌,在组织内或37℃培养为酵母相,以出芽方式繁殖。患者多为农民和泥瓦木匠等。感染常从暴露部位的受损皮肤开始,通过淋巴管播散形成结节、脓肿和溃疡。病变多见于上肢,面部次之。

微生物学检查,除了对患者的脓、痰等标本做培养和直接镜检外,还可做血清学检查。

四、假丝酵母菌

假丝酵母菌属中对人致病的有7种,俗称念珠菌,其中以白假丝酵母菌致病力最强。其他如热带假丝酵母菌、近平滑假丝酵母菌、克柔假丝酵母菌以及都伯林假丝酵母菌所引起的条件致病也日见增多。

1. 生物学性状

白假丝酵母菌菌体呈圆形或卵圆形($2\mu m \times 4\mu m$),革兰染色阳性,但着色不均匀。以出芽方式繁殖,在组织内易形成芽生孢子及假菌丝,培养时白假丝酵母菌常在假菌丝间或其末端形成厚膜孢子(图9-4),这是本菌重要的形态特征。

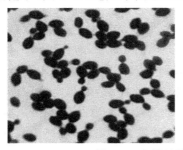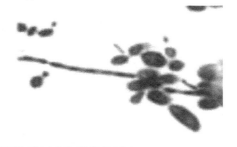

图 9-4　白假丝酵母菌孢子(左)和假菌丝(右)

白假丝酵母菌在沙保培养基、普通琼脂和血平板上均能生长,在室温或37℃中培养2～3d,可形成灰白色或奶油色,表面光滑,带有酵母气味的类酵母型菌落。

2. 致病性与免疫性

假丝酵母菌通常存在于人的口腔、上呼吸道、肠道及阴道黏膜。当机体抵抗力下降或发生菌群失调症时,可引起各种假丝酵母菌感染,为内源性条件致病菌。

(1)皮肤黏膜感染:常侵犯皮肤潮湿与皱褶处,如腋窝、乳房下、腹股沟、肛门周围及指(趾)间等处。引起湿疹样皮肤念珠菌病、肛门周围瘙痒症及湿疹、指(趾)间糜烂等,易与湿疹混淆。侵犯黏膜可引起鹅口疮、口角糜烂、外阴与阴道炎等,其中以鹅口疮最多。

(2)内脏感染:可引起肺炎、支气管炎、肠炎、膀胱炎及肾盂肾炎等,偶可引起败血症。

(3)中枢神经系统感染:可有脑膜炎、脑膜脑炎、脑脓肿等。

对白假丝酵母菌的免疫主要靠机体的天然免疫力。微生物学检查,以直接镜检、分离培养、鉴定为主,其所形成的假菌丝、厚膜孢子以及血清中芽管形成是其重要鉴定依据。

第四节　皮肤黏膜感染的寄生虫

一、日本血吸虫

9.5　微课

日本血吸虫又称日本裂体吸虫或血吸虫,成虫寄生在人体肠系膜静脉内,引起血吸虫病。

1.形态

(1)成虫:雌雄异体,虫体细长呈圆柱形,口、腹吸盘位于虫体前端。雄虫粗短,长 10～22mm,乳白色,从腹吸盘后,虫体两侧向腹面卷曲形成抱雌沟。雌虫前细后粗,长 12～26mm,灰褐色,口、腹吸盘均小,生殖孔开口于腹吸盘后方。雌雄虫肠管在腹吸盘前分为 2 支,向后延伸至虫体中部稍后处合并为盲管。

(2)虫卵:呈椭圆形,淡黄色,大小平均为约 $89\mu m \times 67\mu m$,卵壳薄而均匀,无卵盖,卵壳一侧有一小棘,表面常附有宿主组织残留物。卵内含一梨形毛蚴,毛蚴与卵壳间常有大小不一的油滴状毛蚴头腺分泌物。

(3)尾蚴:尾部分尾干和尾叉;体部有头器,口、腹吸盘各 1 个及 5 对穿刺腺。

2.生活史

成虫寄生于人或多种哺乳动物的门脉—肠系膜静脉系统。雌雄合抱,常于肠黏膜下层的静脉末梢交配产卵。虫卵主要随血流进入肝脏,部分沉积于结肠壁静脉。初产卵约经 11d 发育为成熟卵,卵内毛蚴的分泌物能透过卵壳,破坏周围组织发生炎性反应,导致组织坏死。在血流压力、肠蠕动和腹内压增加的作用下,虫卵可落入肠腔,随粪便排出体外。虫卵随粪便落水后,在适宜的条件下,孵出毛蚴。毛蚴若遇到中间宿主钉螺,侵入螺体经母胞蚴、子胞蚴、尾蚴等无性繁殖,形成大量尾蚴。尾蚴逸出螺体在水中游动,当与宿主皮肤接触时,即以吸盘吸附到皮肤表面,侵入宿主皮肤后脱掉尾部成为童虫。童虫侵入宿主的小血管或淋巴管,随血流到达门静脉系统的分支,最后移行至肠系膜静脉定居,发育为成虫,以血液为食。从尾蚴侵入人体到成虫产卵需 24d。成虫寿命平均为 3～5 年。

3.致病性

血吸虫的各个发育阶段均可致病,但以虫卵致病最为严重。

尾蚴侵入宿主皮肤后可引起尾蚴性皮炎。童虫在体内移行可造成所经过器官、组织的损害,以肺部表现明显,患者出现咳嗽、咯血、发热等症状。成虫一般无明显致病作用,仅少数引起静脉内膜炎或静脉周围炎。

虫卵引起的肉芽肿和纤维化病变是血吸虫病的主要病变。沉积于肝、肠等组织中的虫卵发育成熟后,卵内毛蚴释放可溶性虫卵抗原,透过卵壳渗到宿主组织中,刺激宿主发生Ⅳ型超敏反应,形成虫卵肉芽肿,并可导致嗜酸性脓肿。随着卵内毛蚴的死亡、组织修复及成纤维细胞的增生,使坏死物质逐步吸收,导致纤维化。感染严重时,可出现肝脾大、侧支循环形成,腹壁、食管及胃底静脉曲张,上消化道出血及腹水等症状。

4.流行与防治

日本血吸虫在我国主要分布于长江流域及以南的 12 个省、市、自治区。传染源为感染虫体并排出虫卵的人、畜、野生动物。含有血吸虫卵的粪便污染水源,水体中存在钉螺,人群接触疫水,构成了血吸虫病的流行途径。

应加强宣传教育,查治患者和病畜,控制传染源,消灭钉螺;加强粪便管理,保护水源,避免人体皮肤与疫水接触。

案例分析

患者,男性,22 岁,战士,某年 7 月份,在参加某地抗洪抢险后下肢经常出现红色小丘疹,有痒感。因任务紧急未及时诊治。2 个月后出现腹痛、腹泻、有黏液脓血便,伴发热、食欲不振,就诊。体格检查:一般情况尚可,心肺无异常,肝肋下一横指,有轻压痛。

实验室检查:白细胞总数超过 $10 \times 10^6/L$,嗜酸性粒细胞占 8%。

讨论:如何确诊? 如何防治?

二、疟原虫

疟原虫是疟疾的病原体。寄生人体的疟原虫有四种,即间日疟原虫、恶性疟原虫、三日疟原虫和卵形疟原虫。我国以间日疟原虫多见,恶性疟原虫次之。

1. 形态

根据红细胞内疟原虫虫体的形态和被寄生红细胞的变化,红细胞内期可分为滋养体、裂殖体和配子体。经瑞氏或姬氏染液染色后,核呈红色,胞质呈蓝色,疟色素呈褐色。以间日疟原虫为例,将各期形态特征描述如下。

(1)滋养体:是疟原虫在红细胞内最早出现的阶段。早期滋养体即小滋养体,胞质纤细呈环状,中间为空泡,核位于一侧,形似指环,故又称环状体。环状体继续发育,核增大,胞质增多,有时伸出伪足,形状不规则,胞质内出现疟色素。被寄生的红细胞体积胀大,并开始出现红色薛氏小点,此时称为晚期滋养体,又称大滋养体。

(2)裂殖体:大滋养体发育成熟,核开始分裂成 2~10 个,此期称为未成熟裂殖体。核继续分裂成 12~24 个,最后胞质随之分裂,且每个核被部分胞质包裹,成为裂殖子,此期称为成熟裂殖体。

(3)配子体:部分裂殖子侵入红细胞中发育长大,核增大而不再分裂,发育成配子体。雌配子体较大,核致密且偏于虫体一侧;雄配子体较小,核疏松而位于虫体中央。

2. 生活史

四种疟原虫的生活史基本相同,现以间日疟原虫为例介绍如下。

(1)在人体内的发育:①红细胞外期。当唾液腺中带有成熟子孢子的雌性按蚊刺吸人血时,子孢子随其唾液进入人体血液循环,继而侵入肝细胞,其中速发型子孢子在肝细胞内 7~8d 即可完成红细胞外期的裂体增殖产生大量的裂殖子,并胀破肝细胞,部分裂殖子被吞噬细胞吞噬,部分侵入红细胞内发育。而迟发型子孢子在肝细胞内要经过一段时间的休眠期后才完成红细胞外期的裂体增殖,引起疟疾的复发。②红细胞内期。红细胞外期的裂殖子侵入红细胞后,先形成环状体,再发育为裂殖体。裂殖体成熟后胀裂红细胞,释放出的裂殖子部分被吞噬细胞吞噬,其余部分再侵入正常红细胞,重复裂体增殖。完成一次红细胞内期裂体增殖周期,间日疟原虫需 48h,恶性疟原虫需 36~48h,三日疟原虫需 72h,卵形疟原虫需

48h。疟原虫在红细胞内裂体增殖几代后不再进行裂体增殖,而发育成雌、雄配子体。

(2)在蚊体内的发育:红细胞内期各发育阶段的疟原虫随血流进入蚊胃后,仅雌、雄配子体可逐渐发育为雌、雄配子。雌、雄配子受精形成合子,合子发育为动合子后,穿过胃壁,在胃弹性纤维膜下形成卵囊。卵囊长大,囊内的核和胞质反复分裂进行孢子增殖,形成成千上万的子孢子。子孢子从卵囊逸出,侵入蚊体到其唾液腺,当蚊叮咬人时,子孢子即随唾液进入人体(图9-5)。

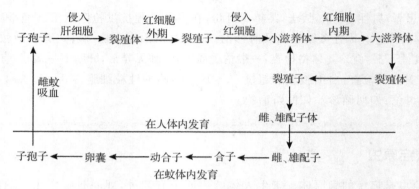

图9-5　疟原虫生活史

3.致病性

红细胞内期是疟原虫的致病阶段。从疟原虫侵入人体到出现临床症状的时间,称为潜伏期,包括红细胞外期原虫发育时间和红细胞内期原虫经几代裂体增殖达到一定数量所需时间。各种疟原虫的潜伏期长短不一,间日疟的短潜伏期为11~25d,长潜伏期为6~12个月,甚至更长。

(1)疟疾发作:一次典型的疟疾发作表现为寒战、高热和出汗退热3个连续阶段。疟疾发作主要是红细胞内期裂体增殖所致。发作周期与疟原虫红细胞内期裂体增殖周期一致,即间日疟和卵形疟隔日发作一次,三日疟隔两天发作一次,恶性疟隔36~48h发作一次。

(2)疟疾的再燃和复发:疟疾初发停止后,体内残存的少量红细胞内期疟原虫在一定条件下重新大量繁殖而引起的疟疾发作,称为疟疾的再燃。疟疾的复发是指疟疾初发患者在红细胞内期疟原虫已被全部消灭,在无重新感染的情况下,肝细胞内休眠的迟发型子孢子复苏,发育产生的裂殖子进入红细胞大量繁殖而引起疟疾发作。恶性疟原虫和三日疟原虫因没有迟发型子孢子,故不出现复发现象。

疟疾发作数次后,红细胞被疟原虫直接破坏,脾功能亢进,免疫病理损伤等原因可导致贫血。凶险型疟疾常见于恶性疟,偶见于间日疟,可出现高热、抽搐、腹痛、腹泻、昏迷等症状。

4.流行与防治

疟疾呈世界性分布,我国除西北、西南高寒干燥地区外均有分布。按蚊是疟疾的传播媒介。儿童发病率高于成人。疟疾传播强度还受自然因素和社会因素的影响。

加强和落实防蚊、灭蚊,控制传染源,切断传播途径是消灭疟疾的重要措施。加强对流动人口的疟疾管理,坚持疟疾监测,对无免疫力人群有选择性地预防服药等也是重要的防治措施。治疗的药物为氯喹、奎宁和青蒿酯及其衍生物等,现有的最佳治疗方法,特别是对恶性疟疾,是以青蒿素为基础的联合疗法。

案例分析

患者，女性，42岁，四川人，间歇性发热4d就诊入院。患者4d前出现晨起时体温正常，下午发热（38.8℃）、寒战，随后出汗退热等。2d前再次发作，症状相同。两次发作之间体温正常。查体：脾可触及、质软。血涂片检查：油镜下显示，红细胞内有原虫寄生。

讨论：可能为何种寄生虫感染，确诊的依据是什么？如何防治？

三、丝虫

丝虫是由吸血节肢动物传播的、在终宿主组织内寄生的线虫。在我国仅有班氏吴策线虫（班氏丝虫）和马来布鲁线虫（马来丝虫），都寄生于人体的淋巴系统中，引起丝虫病。

1. 形态

两种丝虫的成虫形态相似，虫体乳白色，细长如丝线，雌雄异体，雌虫大于雄虫，体表光滑。雌虫子宫内的虫卵发育为幼虫，卵壳随幼虫伸展成为鞘膜包被于幼虫体表，此期幼虫称为微丝蚴。微丝蚴细长，头端钝圆，尾端尖细，外被鞘膜。体内有许多圆形或椭圆形的体核，头端无核区称头间隙，尾端有无尾核因种而异。班氏微丝蚴体态柔和，弯曲较大，头间隙较短，体核清晰可数，无尾核。马来微丝蚴体态硬直，大弯中有小弯，头间隙较长，体核紧密不易分清，有2个尾核。

2. 生活史

两种丝虫的生活史基本相似，都需经过幼虫在中间宿主蚊体内的发育和成虫在终宿主人体内的发育两个过程。

（1）在蚊体内的发育：当蚊叮吸患者血液时，微丝蚴随血液进行蚊胃，发育成腊肠蚴。其后虫体继续发育成感染期幼虫，又称丝状蚴。丝状蚴离开胸肌进入蚊血腔，其中大部分到达蚊的下唇，当蚊再次叮人吸血时，微丝蚴自蚊体逸出，经吸血伤口侵入人体。

（2）在人体内的发育：丝状蚴进入人体后，可迅速侵入附近的淋巴管，再移行至大淋巴管或淋巴结内发育为成虫，产出微丝蚴，随淋巴液进入血液循环（图9-6）。微丝蚴白天滞留在肺毛细血管中，夜晚则出现于外周血液，这种现象称微丝蚴的夜现周期性。两种微丝蚴在外周血液中出现的高峰时间略有不同，班氏微丝蚴为晚上10时至次晨2时，马来微丝蚴为晚上8时至次晨4时。微丝蚴在人体内的寿命一般为2～3个月，成虫的寿命一般为4～10年。

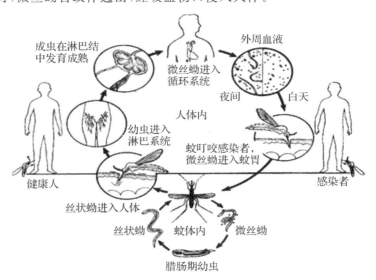

图9-6　丝虫生活史

3.致病性

幼虫和成虫的分泌物、代谢产物及雌虫子宫排出物等均可刺激机体产生超敏反应和炎症反应。急性期的临床表现为淋巴管炎、淋巴结炎、丹毒样皮炎、精索炎、附睾炎等。在出现局部症状的同时,患者常伴有畏寒、发热、头痛等症状,即丝虫热。病变反复发作,导致病灶处形成增生性肉芽肿,引起淋巴管腔变窄或淋巴管完全阻塞,淋巴液回流受阻。阻塞部位远端的淋巴管内压力增高,导致淋巴管曲张甚至破裂,淋巴液流入周围组织。常见的临床表现有象皮肿、睾丸鞘膜积液、乳糜尿等。

4.流行与防治

丝虫呈世界性分布,我国在1994年已达到基本消灭丝虫病标准,但人群中仍残存微丝蚴血症者。由于传染源仍然存在,加上传病蚊种类较多和人群对丝虫病普遍易感,因此预防应普查普治患者和带虫者,减少丝虫病的传染源,防蚊灭蚊,加强对已基本消灭丝虫病地区的流行病学监测。

四、其他皮肤创伤感染的病原生物

其他皮肤创伤感染病原生物的主要特点见表9-2。

表 9-2　其他皮肤创伤感染病原生物主要特点

病原生物	主要生物学特性	主要致病特点
钩端螺旋体（简称钩体）	菌体纤细,具有细密而规则的螺旋,菌体一端或两端弯曲呈钩状。常用镀银染色法使螺旋体染成棕褐色。可人工培养,生长缓慢。抵抗力较弱,但在水中存活时间较长	致病因素有溶血毒素、细胞毒性因子和内毒素样物质。鼠和猪为钩体的主要储存宿主和传染源。传播方式是接触疫水或疫土。发热、头痛、腓肠肌疼痛是其早期症状,晚期有流感伤寒型、黄疸出血型、肺出血型、脑膜脑炎型、肾功能衰竭型及胃肠炎型等
伯氏疏螺旋体	伯氏疏螺旋体有3～10个稀疏而不规则的螺旋,呈波浪式。革兰染色阴性,常用镀银染色法	是莱姆病的病原体。莱姆病是自然疫源性传染病,传播媒介主要是某些硬蜱,主要储存宿主是野鼠类和驯养哺乳动物。莱姆病多发生在户外工作者或旅行者,表现为慢性游走性红斑,并可累及心脏、神经和关节等。常可复发,晚期伴随着器官的严重功能损伤。我国已有十多个省区证实存在莱姆病
立克次体（普氏立克次体、斑疹伤寒立克次体、恙虫病立克次体）	球杆状,大小介于细菌和病毒之间,只能在活的宿主细胞内。抵抗力较弱。与变形杆菌有共同抗原,故可用外斐试验诊断立克次体病	致病物质包括内毒素和磷脂酶A。普氏立克次体引起流行性斑疹伤寒,患者是传染源,虱叮咬患者是传播途径。斑疹伤寒立克次体引起地方性斑疹伤寒,鼠是主要储存宿主,传播媒介是鼠蚤或鼠虱。恙虫病立克次体引起恙虫病,感染的动物是主要传染源,恙螨是其传播媒介,也是储存宿主
汉坦病毒	中等圆形,RNA,有包膜	显性感染为主,通过损伤毛细血管内皮细胞引起高热、出血和肾损伤(肾综合征出血热),产生牢固的体液免疫
钩虫	钩虫主要有十二指肠钩虫和美洲钩虫。成虫呈圆柱状、细长略弯曲,肉红色,长约1cm,雄虫尾端有膜状交合伞	幼虫引起钩蚴性皮炎(着土痒)、钩蚴性肺炎,嗜酸性粒细胞增多;成虫引起慢性缺铁性贫血、消化道症状、异嗜症和婴幼儿钩虫病

【复习思考题】

一、单选题

1.医务人员带菌率高,易引起医源性交叉感染的病原菌主要是　　　　　　　　（　　）
　　A.肺炎球菌　　B.葡萄球菌　　　C.痢疾杆菌　　　D.结核杆菌　　　E.大肠杆菌

2.下列哪种病原菌感染机体后能引起超敏反应性疾病　　　　　　　　　　　（　　）
　　A.肺炎球菌　　　　　　　　B.乙型溶血性链球菌　　　　　　C.绿脓杆菌
　　D.变形杆菌　　　　　　　　E.肺炎杆菌

3.细菌毒素中毒性作用最强的是　　　　　　　　　　　　　　　　　　　　（　　）
　　A.肉毒毒素　　B.白喉毒素　　　C.肠毒素　　　D.溶血毒素　　　E.内毒素

4.能产血浆凝固酶的病原菌是　　　　　　　　　　　　　　　　　　　　　（　　）
　　A.四联球菌　　　　　　　　B.八叠球菌　　　　　　　　　　C.链球菌
　　D.金黄色葡萄球菌　　　　　E.脑膜炎球菌

5.致病性链球菌主要是　　　　　　　　　　　　　　　　　　　　　　　　（　　）
　　A.A 群　　　　B.B 群　　　　C.C 群　　　　D.D 群　　　　E.E 群

6.在含有牛奶乳糖的培养基中能产生"汹涌发酵"现象的细菌是　　　　　　　（　　）
　　A.乳酸杆菌　　　　　　　　B.双歧杆菌　　　　　　　　　　C.破伤风梭菌
　　D.产气荚膜梭菌　　　　　　E.肉毒梭菌

7.引起气性坏疽的病原体是　　　　　　　　　　　　　　　　　　　　　　（　　）
　　A.绿脓杆菌　　　　　　　　B.炭疽杆菌　　　　　　　　　　C.产气荚膜梭菌
　　D.变形杆菌　　　　　　　　E.产气杆菌

8.在人体的肠道正常菌群中,占绝对优势的是　　　　　　　　　　　　　　（　　）
　　A.大肠杆菌　　　　　　　　B.无芽胞厌氧菌　　　　　　　　C.产气杆菌
　　D.白色念珠菌　　　　　　　E.肺炎杆菌

9.厌氧芽胞梭菌能耐受恶劣环境条件的原因是　　　　　　　　　　　　　　（　　）
　　A.释放毒素量少于动物体内　　　　　B.产生多种侵袭性酶
　　C.以芽胞形式存在　　　　　　　　　D.以具有感染性的繁殖体形式存在
　　E.致病性强

10.破伤风梭菌生物学特征是　　　　　　　　　　　　　　　　　　　　　（　　）
　　A.抗酸染色阳性　　　　　　　　　　B.革兰阳性菌,芽胞位于菌体中央
　　C.芽胞椭圆形,位于菌体次顶端　　　D.对青霉素易产生耐药性
　　E.革兰阳性菌,顶端芽胞

11.一位患者,伤口深而脏,未接种过破伤风类毒素,应首先考虑注射　　　　（　　）
　　A.丙种球蛋白　　　　　　　　　　　B.类毒素和抗毒素
　　C.白百破三联疫苗　　　　　　　　　D.破伤风类毒素
　　E.破伤风抗毒素和抗生素

12.注射破伤风抗毒素的目的是　　　　　　　　　　　　　　　　　　　　（　　）
　　A.对易感人群进行预防接种　　　　　B.阻止细菌产生毒素
　　C.杀灭伤口中的破伤风梭菌　　　　　D.对可疑破伤风患者治疗及紧急预防
　　E.中和与神经细胞结合的毒素

13. 下列关于破伤风抗毒素(TAT)的特性,哪项是错误的　　　　　　(　)

A. 中和破伤风痉挛毒素　　　　　　　B. 免疫马而制备的免疫球蛋白

C. 注射前必须先做皮试　　　　　　　D. 只对游离的痉挛毒素有阻断作用

E. 破伤风病后可产生大量破伤风抗毒素

14. 破伤风梭菌的致病机制是　　　　　　　　　　　　　　　　　(　)

A. 破伤风梭菌通过血流侵入中枢神经系统大量增殖致病

B. 破伤风梭菌产生内毒素引起休克

C. 破伤风溶血毒素侵入中枢神经系统致病

D. 破伤风痉挛毒素侵入中枢神经系统致病

E. 破伤风梭菌引起败血症

15. 下列关于气性坏疽的叙述,不正确的是　　　　　　　　　　　(　)

A. 常由多菌混合感染,以产气荚膜梭菌最常见

B. 其致病菌接种于牛乳培养基中产生"汹涌发酵"现象

C. 病原菌侵入血流并繁殖,产生大量毒素致病

D. 手术切除感染和坏死组织是主要治疗措施

E. 临床上以组织坏死、严重水肿、气肿及全身中毒症状为特点

16. 产气荚膜梭菌可引起　　　　　　　　　　　　　　　　　　(　)

A. 假膜性肠炎　　　　　　　　　　　　B. 烫伤样皮肤综合征

C. 食物中毒　　　　　　　　　　　　　D. 中毒性休克综合征(TSS)

E. 亚急性细菌性心内膜炎

17. 某建筑工人,30岁,施工时不慎从二楼跌落,造成股骨、胫骨多处开放性骨折,仅经过复位包扎固定处理。第3天,突然高热(40℃),神志淡漠,面色苍白,局部肢体高度水肿,坏死组织呈灰黑色,血性渗出物有气泡、奇臭,伤口边缘有捻发音,立即送入院。应首先采取以下哪种方法给予处理　　　　　　　　　　　　(　)

A. 清创,扩创,注射TAT　　　　　　　B. 清创,扩创,注射产气荚膜梭菌多价抗毒素

C. 清创,扩创,注射抗生素　　　　　　D. 简单处理伤口以便减少患者的疼痛

E. 立即截肢,注射大剂量产气荚膜梭菌多价抗毒素和抗生素

18. 下列有关绿脓杆菌致病特点的叙述,哪一项是错误的　　　　　(　)

A. 条件致病菌　　　　　　　　　　　　B. 具有内、外毒素和侵袭性酶

C. 多为原发感染　　　　　　　　　　　D. 引起败血症

E. 感染多见于皮肤黏膜受损部位

19. 下列有关绿脓杆菌的叙述,哪一项是错误的　　　　　　　　　(　)

A. 产生脂溶性色素　　　　　　　　　　B. 对多种常用抗生素耐药

C. 是革兰阴性杆菌　　　　　　　　　　D. 是人体正常菌群

E. 是医院感染的常见病原菌

20. 可引起败血症的病原菌是　　　　　　　　　　　　　　　　(　)

A. 白喉杆菌　B. 破伤风梭菌　　C. 绿脓杆菌　　　D. 布鲁菌　　　　E. 百日咳杆菌

21. 细菌与所致疾病组合正确的是　　　　　　　　　　　　　　(　)

A. 绿脓杆菌——烧伤感染　　　　　　　B. 新生隐球菌——鹅口疮

　　C.脑膜炎球菌——乙脑　　　　　　　　D.炭疽杆菌——气性坏疽

　　E.流感杆菌——流感

22.对于严重烧伤患者,延缓铜绿假单胞菌感染和降低死亡率最好的措施是　　　（　　）

　　A.立即肌注抗铜绿假单胞菌头孢菌素

　　B.补充电解质,保持合适的酸碱平衡

　　C.严格隔离

　　D.接种表皮葡萄球菌

　　E.彻底清创,去除所有坏死组织

23.流行性乙型脑炎病毒的主要传染源是　　　　　　　　　　　　　　　　　（　　）

　　A.幼猪　　　　B.库蚊　　　　　C.虱　　　　　　D.蜱　　　　　E.螨

24.流行性乙型脑炎病毒的传播途径是　　　　　　　　　　　　　　　　　　（　　）

　　A.跳蚤叮咬　　B.蜱叮咬　　　　C.蚊叮咬　　　　D.螨叮咬　　　E.虱叮咬

25.关于狂犬病病毒,不正确的描述是　　　　　　　　　　　　　　　　　　（　　）

　　A.可通过虫媒传播　　　　　　　　　B.在神经细胞胞浆内形成内基小体

　　C.不会引起化脓性脑炎　　　　　　　D.沿感觉神经末梢扩散到脑干

　　E.对外界抵抗力不强,易被强酸、强碱、乙醇等灭活

26.下列关于狂犬病病毒的叙述,正确的是　　　　　　　　　　　　　　　　（　　）

　　A.病兽发病前10d唾液开始排病毒　　B.抵抗力强

　　C.可以用灭活疫苗预防　　　　　　　D.固定毒株接种动物发病所需潜伏期长

　　E.可在感染细胞核内形成嗜碱性包涵体

27.感染人体后可引起恐水症的病毒是　　　　　　　　　　　　　　　　　　（　　）

　　A.流行性乙型脑炎病毒　　　　B.狂犬病病毒　　　　　C.黄热病毒

　　D.登革病毒　　　　　　　　　E.肾综合征出血热病毒

28.人被犬咬伤后,应将动物捕获隔离观察,如经一段时间不发病一般认为该动物未患

　　狂犬病,观察时间是　　　　　　　　　　　　　　　　　　　　　　　　（　　）

　　A.1～2d　　　B.2～3d　　　　C.3～4d　　　　D.5～7d　　　E.7～10d

29.被狂犬咬伤后立即接种狂犬病疫苗,防止发病是基于　　　　　　　　　　（　　）

　　A.体内可很快产生抗体　　　　　　　B.体内可很快产生细胞免疫

　　C.狂犬病潜伏期短　　　　　　　　　D.狂犬病潜伏期长

　　E.狂犬病病毒毒力弱

30.我国所用的狂犬病疫苗类型是　　　　　　　　　　　　　　　　　　　　（　　）

　　A.多糖疫苗　　　　　　　　　B.多肽疫苗　　　　　　　C.基因工程疫苗

　　D.灭活疫苗　　　　　　　　　E.减毒活疫苗

31.狂犬病病毒主要在动物中传播,但不包括哪种动物　　　　　　　　　　　（　　）

　　A.狗　　　　　B.猫　　　　　　C.家禽　　　　　D.狼　　　　　E.狐狸

32.下列哪项症状不是狂犬病的临床表现　　　　　　　　　　　　　　　　　（　　）

　　A.循环衰竭　　　　　　　　　B.出现恐水症

　　C.全身肌肉强直性抽搐　　　　D.昏迷、呼吸衰竭

　　E.吞咽或饮水困难

33. 疟原虫的感染方式为 （　　）
　　A. 配子体经输血感染
　　B. 子孢子直接钻入皮肤
　　C. 雌按蚊叮咬人时卵囊进入人体
　　D. 雌按蚊叮咬人时子孢子主动钻入皮肤
　　E. 雌按蚊叮咬人时子孢子随唾液一起注入人体

34. 间日疟患者服用杀灭红细胞外期原虫的药物主要用于防止疟疾的 （　　）
　　A. 发作　　　　B. 再燃　　　　　C. 复发　　　　　D. 再燃或复发　　E. 传播

35. 疟疾复发的机制主要是 （　　）
　　A. 肝细胞内休眠子被激活　　　　　　B. 疟原虫发生抗原变异
　　C. 机体免疫力下降　　　　　　　　　D. 再次感染疟原虫
　　E. 残存红细胞内期疟原虫重新繁殖

36. 疟原虫的哪个阶段进入蚊体内才能继续发育 （　　）
　　A. 子孢子　　B. 环状体　　　　C. 大滋养体　　　D. 裂殖体　　　　E. 雌、雄配子体

37. 疟原虫寄生在人体的 （　　）
　　A. 脾细胞和红细胞　　　　　　　　　B. 肝细胞和脾细胞
　　C. 红细胞和白细胞　　　　　　　　　D. 红细胞和肝细胞
　　E. 单核-巨噬细胞

38. 某患者被狂犬咬伤,下列哪项处理不当 （　　）
　　A. 立即用20％肥皂水清洗伤口　　　　B. 用70％酒精和碘酒涂擦伤口
　　C. 包扎伤口　　　　　　　　　　　　D. 局部注射高效价狂犬病毒抗血清
　　E. 立即接种狂犬病疫苗

39. 患者,女,19岁,因非淋巴瘤入院。行造血干细胞移植,移植后32d复查见病灶扩大,移植后37d活检脑组织压片及病理切片见真菌孢子和有隔菌丝。诊断为:深部真菌感染。问:常见的引起深部感染的真菌有哪些? （　　）
　　A. 皮肤丝状菌　　　　　　B. 白假丝酵母菌　　　　　　C. 新生隐球菌
　　D. 曲霉菌　　　　　　　　E. B＋C＋D

40. 下列哪项不属于多细胞真菌 （　　）
　　A. 皮肤丝状菌　　　　　　B. 黄曲霉菌　　　　　　C. 新生隐球菌
　　D. 烟曲霉菌　　　　　　　E. 毛霉菌

二、名词解释

疟疾的再燃　疟疾的复发

三、问答题

1. 对于疑似破伤风的创伤应该怎么处理?
2. 简述浅部感染真菌和深部感染真菌的常见种类及致病特点。
3. 链球菌所致疾病主要有哪些?

第十章 性传播病原体

学习要点

常见性传播病原体的名称;淋病奈瑟菌流行状况、所致疾病及防治方法;人乳头瘤病毒的致病性和防治原则;先天性梅毒和获得性梅毒的感染途径、血清学检查方法及防治原则;疱疹病毒等其他性传播病原体所致疾病。

【相关链接】 **性病**

性病,全名为性传播疾病(STD)。性病是以性接触为主要传播方式的一组疾病。性病可由病毒、细菌和寄生虫引起。国际上将 20 多种通过性行为或类似性行为引起的感染性疾病列入性病范畴。较常见的梅毒、淋病、生殖器疱疹、尖锐湿疣、软下疳、非淋菌性尿道炎、性病淋巴肉芽肿和艾滋病等 8 种性病被列为我国重点防治的性病。由病毒引起的性病有生殖器疣、乙型肝炎和生殖器疱疹等。由细菌引起的性病有淋病和梅毒等。疥疮、滴虫病和阴虱是由寄生虫引起的性病。

一、淋病奈瑟菌

淋病奈瑟菌(*N. gonorrhoeae*)俗称淋球菌,是人类淋病的病原菌,主要引起人类泌尿生殖系统黏膜的急性或慢性化脓性炎症。淋病是我国目前第一大性病。

(一)生物学性状

淋病奈瑟菌的形态与脑膜炎奈瑟菌相似。革兰阴性球菌,成双排列。在急性患者脓汁中,大多数淋病奈瑟菌位于中性粒细胞内,有荚膜与菌毛。营养要求较高,专性需氧,初次分离培养需供给 $5\%\sim10\%$ CO_2,常用巧克力色平板分离培养。本菌能产生自溶酶,细菌不易保存。本菌只分解葡萄糖,产酸不产气,不分解麦芽糖,以此可与脑膜炎奈瑟菌相区别。氧化酶试验阳性。淋病奈瑟菌有三种表面抗原,即菌毛蛋白抗原、脂多糖抗原和外膜蛋白抗原。与脑膜炎奈瑟菌相似,淋病奈瑟菌对冷、热、干燥、常用消毒剂等极度敏感。

(二)致病性与免疫性

1.致病物质

表面结构,如菌毛、荚膜、外膜蛋白等是其主要致病物质。淋病奈瑟菌尚能产生 SIgA 蛋白酶,能分解破坏存在于黏膜表面的特异性 SIgA 抗体,使菌体仍能黏附至黏膜表面。

2.所致疾病

人类是淋病奈瑟菌的唯一宿主。主要通过性接触传播,成人感染初期,一般引起男性前尿道炎、女性尿道炎与子宫颈炎。如不及时治疗,可扩散到整个生殖系统,引起慢性感染,是导致不育的原因之一。婴儿可经母体产道感染,引起淋菌性眼结膜炎。

3. 免疫性

人类对淋病奈瑟菌无天然免疫力，均易感。

（三）微生物学检查

1. 直接涂片镜检

取泌尿生殖道脓性分泌物涂片，革兰染色镜检，如发现中性粒细胞内有革兰阴性双球菌，对有典型尿道炎症状的男性急性患者，诊断价值较大。

2. 分离培养与鉴定

培养鉴定是淋病的确诊方法，也是慢性淋病的主要检测方法。男性取尿道拭子，女性取子宫颈内拭子，接种到含抗生素的选择性培养基上，培养后取可疑菌落涂片镜检，做氧化酶试验、糖发酵试验等生化反应进行鉴定。

3. 快速检测法

主要用 ELISA 与核酸探针杂交试验进行快速检测。

（四）防治原则

性病是一个社会问题，开展防治性病的普及教育与杜绝不正当的两性关系是防治的重要环节。除了对淋病患者做及时彻底的治疗外，还应对其性接触者进行检测治疗。目前还无有效的疫苗供特异性预防。婴儿出生时，应立即用 1% 硝酸银给新生儿滴眼，以防止新生儿发生淋菌性眼结膜炎。

案例分析

患者，男性，37 岁，主述尿痛，尿道口灼热感，间或有针刺样疼痛。检查时发现尿道口可挤压出脓性分泌物。

讨论：提出可能的诊断，并简述依据。为明确诊断还应做哪些检查？

二、人乳头瘤病毒

20 世纪 70 年代，德国科学家首先从人类宫颈癌及尖锐湿疣癌变组织中分离到多株人乳头瘤病毒（human papillomavirus，HPV），其中包括高危型 HPV16 和 HPV18。

（一）生物学性状

HPV 为圆形、无包膜、直径为 40～55nm 的双链环状 DNA 病毒。病毒衣壳由两种衣壳蛋白组成，即主要的衣壳蛋白 L1 和次要的衣壳蛋白 L2。过量表达的 L1 蛋白可在细胞内装配成空的不含 DNA 的病毒样颗粒。该颗粒是一种具有强大免疫原性的结构，可以制备成型特异性的预防疫苗，从而有效阻止 HPV 的新发感染。

（二）致病性与免疫性

1. 致病性

HPV 传播途径包括性接触、皮肤黏膜直接接触病损部位或间接接触污染物品、母婴传播等。HPV 具有严格的宿主及组织特异性，只能感染人的皮肤和黏膜细胞，人类是 HPV 的唯一宿主。目前已知的 HPV 有 180 种以上，多数病毒不致病，没有明显的临床症状，呈现自愈性。少数病毒可引发皮肤疣,甚至癌,如 HPV6 和 HPV11 型可引起生殖道尖锐湿疣、口腔及喉的乳头瘤等良性肿瘤,称低危型 HPV;而 HPV16、18、45、58 等型别与宫颈癌、肛门癌等恶性肿瘤发生相关,称高危型 HPV。分子流行病学调查结果显示:99%的宫颈癌组织可检测出 HPV DNA,其中 HPV16 DNA 检出率达 40%～60%。性生活年龄过小、多个性伴侣、有性病史、初孕年龄过早及吸烟等均为 HPV 感染的危险因素。

2. 免疫性

HPV 侵入宿主细胞后其 DNA 分子可与宿主细胞染色体整合,引起增生性病变,仅停留于局部皮肤和黏膜中,不形成病毒血症,但易形成持续性感染。特异性细胞免疫在控制 HPV 感染中起重要作用,在器官移植和 HIV 感染等免疫功能抑制的患者,HPV 感染往往严重;而复发性尖锐湿疣患者常伴有免疫功能低下。

(三)微生物学检查

微生物学检查是用免疫学方法检测病变组织中的 HPV 抗原,用核酸杂交法或 PCR 方法可对 HPV 感染进行早期诊断及型别鉴定。

(四)防治原则

HPV 感染主要是一种性传播疾病。首先要加强性安全教育,提高人群安全防范意识;其次是推广实施 HPV 疫苗预防性接种。HPV 疫苗是人类第一个肿瘤预防性疫苗,目前市场上有二价、四价和九价疫苗,其中二价疫苗可以有效预防 HPV16 和 HPV18 引发的 70%的宫颈癌,四价疫苗除可预防 HPV16 和 HPV18 引发的宫颈癌外,还可预防 HPV6 和 HPV11 引发的 90%的尖锐湿疣。预防性 HPV 疫苗的接种一般采取 0-1-6 的接种方式。

HPV 疫苗的成功得益于澳大利亚昆士兰大学的病毒学家伊恩·弗雷泽(Ian Frazer)和华人科学家周健的卓越研究成果。

【相关链接】 **HPV 流行病学**

宫颈癌机制的阐释及检验技术的发展使得 HPV 检测在宫颈癌筛查中的地位愈发重要。目前,HPV 检测已成为宫颈癌筛查的首选方案。临床运用的 HPV 检测方法多种多样,HPV 分型是否必要在临床检测中存在争议,但越来越多的文献表明,HPV 感染存在显著的地域性差异。总的来说,在我国妇女 HPV 感染人群中,HPV58、52、33 等型别普遍具有较高阳性率,一般高于 HPV18,甚至高于 HPV16 型。另外,HPV58、52、33 等型也是对宫颈癌具有高度危险性的型别。因此,除 HPV18 及 16 型外,对这些型别也需重点关注。根据 2014 年 WHO 调查结果,我国宫颈癌样本中各亚型患病率排前五位的 HPV 分别是 16、18、58、52 和 33 型,引发了我国 90%以上的宫颈癌。

三、梅毒螺旋体

梅毒螺旋体(treponema pallidun)是梅毒的病原体,因其透明、不易着色而又称苍白密螺旋体。梅毒是一种广泛流行的性病,近几年在我国发病率又有所回升。

(一)生物学特性

梅毒螺旋体细长,有 8～14 个致密而规则的螺旋,两端尖直,运动活泼。革兰染色呈阴性,但一般染料不易着色。Fontana 镀银染色法可将螺旋体染成棕褐色,新鲜标本可直接用暗视野显微镜观察其形态和动力(图 10-1)。梅毒螺旋体不易人工培养,在家兔上皮细胞内能有限生长,繁殖慢,因培养条件要求高,难于推广。梅素螺旋体对温度、干燥均特别敏感,离体干燥 1～2h 死亡,50℃ 5min 死亡,在血液中 4℃ 3d 即死亡,因

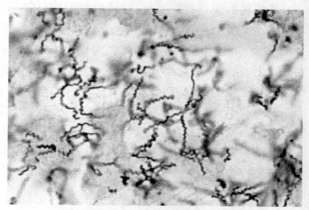

图 10-1　梅毒螺旋体

此血库存放 3d 以上的血液无传染梅毒的危险。梅毒螺旋体对一般的化学消毒剂敏感,1%～2%苯酚中数分钟死亡;对青霉素、四环素、砷剂等敏感。

(二)致病性与免疫性

梅素螺旋体具有很强的侵袭力,其表面的透明质酸酶有利于螺旋体扩散到血管周围组织;其产生的外膜蛋白有利于黏附宿主细胞。梅毒中出现的组织破坏和病灶,主要是机体对该螺旋体感染的免疫损伤所致。

在自然情况下,梅毒患者是唯一传染源。梅毒可分先天性梅毒和获得性梅毒。前者是患梅毒的孕妇经胎盘传染给胎儿的;后者是出生后由性接触感染,少数通过输血等间接途径感染。

先天性梅毒又称胎传梅毒。螺旋体在胎儿内脏(肝、脾、肺及肾上腺)及组织中大量繁殖,造成流产、死胎或梅毒儿,可出现皮肤梅毒瘤、骨膜炎、锯齿形牙、神经性耳聋等症状。

获得性梅毒表现复杂,依其传染过程可分为三期,有反复、潜伏和再发的特点。

1.一期梅毒

在局部出现无痛性硬性下疳。下疳多发生于外生殖器,常可自然愈合,约经 2～3 个月无症状的隐伏期后进入第二期。

2.二期梅毒

此期的主要表现为全身皮肤黏膜出现梅毒疹,全身淋巴结肿大,有传染性。经过 5 年或更久的反复发作而进入第三期。

3.三期梅毒

此期主要表现为皮肤黏膜出现溃疡性坏死病灶或内脏器官的肉芽肿样病变(梅毒瘤),严重者在经过 10～15 年后引起心血管及中枢神经系统损害,导致动脉瘤、脊髓痨及全身麻痹等。此期的传染性小,病程长,而破坏性大,可危及生命。

梅毒的免疫为传染性免疫,以细胞免疫为主,体液免疫有一定的辅助防御作用,机体可产生有保护作用的特异性抗体和无保护作用的非特异性反应素抗体。

(三)微生物学检查

1.形态学检查

采取一期及二期梅毒硬性下疳、梅毒疹的渗出物等,用暗视野或镀银染色镜检,如查见

有运动活泼的密螺旋体即可初步诊断。

2. 血清学检查

血清学检查包括 2 类方法。

(1)非密螺旋体抗原试验：是用正常牛心肌的心类脂作抗原，检测患者血清中的非特异性反应素抗体。常用的有性病研究实验室试验(VDRL)、快速血浆反应素试验(RPR)和不加热血清反应素试验(USR)等。此类试验主要作为筛选试验。

(2)密螺旋体抗原试验：此类试验的抗原为梅毒螺旋体抗原，检测患者血清中的特异性抗体。该试验特异性高，可作为梅毒的确诊试验。目前常用的有荧光密螺旋体抗体吸收试验(FTA-ABS)、梅毒螺旋体微量血凝试验(MHA-TP)和梅毒螺旋体制动试验(TPI)等。

(四)防治原则

梅毒是一种性病，预防的主要措施是加强卫生宣传教育和严格社会管理。对患者应早诊、早治，现多采用青霉素治疗 3 个月～1 年，以血清中抗体阴转为治愈指标，治疗结束后尚需定期检查。

四、沙眼衣原体

衣原体(chlamydia)广泛寄生于人和动物体内，与人类致病有关的衣原体主要有沙眼衣原体、肺炎嗜衣原体和鹦鹉热嗜衣原体。沙眼衣原体(*C. trachomatis*)是我国学者汤飞凡于1955 年用鸡胚培养首次在世界上分离成功的。

(一)生物学性状

沙眼衣原体在细胞内繁殖时有独特的发育周期，可见到原体(EB)和始体(RB，又称网状体)两种形态。原体较小，呈球形，直径约 $0.2\sim0.4\mu m$，为发育成熟的衣原体，有高度感染性。始体较大($0.5\sim1.0\mu m$)，呈球形，无胞壁，以二分裂方式繁殖，产生众多的子代原体而形成包涵体。

沙眼衣原体对热、常用化学消毒剂抵抗力均较弱，耐低温。对红霉素等大环内酯类和多西环素等四环素类抗生素敏感。

(二)致病性

沙眼衣原体通过创面侵入机体后，原体吸附于易感的黏膜上皮细胞并在其中增殖，依靠其产生的内毒素样毒性物质及主要外膜蛋白(MOMP)引起局部炎症。沙眼衣原体感染可引起人类沙眼，也是非淋菌性尿道炎最重要的病原体。

根据所致疾病和某些生物学形状的差别，沙眼衣原体可分为三个亚种，即沙眼生物亚种、性病淋巴肉芽肿亚种(LGV)和鼠亚种，沙眼生物亚种有 14 个血清型，性病淋巴肉芽肿亚种有 4 个血清型。人是沙眼生物亚种和性病淋巴肉芽肿亚种唯一的自然宿主。沙眼衣原体主要引起以下疾病：

1. 沙眼

由沙眼生物亚种 A、B、Ba 和 C 血清型感染所致。主要通过眼-眼或眼-手-眼传播。沙眼的早期症状是流泪、有黏液脓性分泌物、结膜充血及滤泡增生；后期出现结膜瘢痕、眼睑内翻、倒睫及角膜血管翳，最后导致失明。沙眼是目前世界上致盲的第一位病因。

2. 包涵体结膜炎

由沙眼生物亚种 B、Ba、D、Da、E、F 等 12 个血清型感染所致。临床上分新生儿包涵体结膜炎和成人包涵体结膜炎两类。前者系通过产道时感染。成人感染可因性接触、经手至眼，亦可因污染的游泳池水而感染，称滤泡性结膜炎，俗称游泳池结膜炎。

3.泌尿生殖道感染

感染的血清型与包涵体结膜炎相同。经性接触传播，是非淋球菌性尿道炎最重要的病原体。男性多表现为尿道炎，且可变为慢性并周期性加重。在女性可引起尿道炎、宫颈炎、盆腔炎和输卵管炎等。衣原体常与淋球菌混合感染，淋球菌对衣原体繁殖有激活和促进作用。

4.性病淋巴肉芽肿

由沙眼衣原体性病淋巴肉芽肿亚种引起，性接触传播，主要侵犯淋巴组织。在男性，侵犯腹股沟淋巴结，引起化脓性淋巴结炎和慢性淋巴肉芽肿。在女性，侵犯会阴、肛门和直肠，引起会阴-肛门-直肠组织狭窄。此类衣原体也可引起结膜炎并伴有耳前、颌下及颈部淋巴结肿大。

泌尿生殖道脓性标本常用血清学方法（如金标记法）检测衣原体抗体，敏感性较高，有辅助诊断意义。还可用 PCR 法检测其 DNA 做特异性诊断。

（三）预防与治疗

主要是注意个人卫生，避免直接或间接接触传染源。泌尿生殖道感染的预防措施主要有广泛开展性病知识宣传、加强自我保护意识、提倡健康性行为。临床上主要采用磺胺类、大环内酯类等抗生素进行治疗，新生儿可在出生时使用 0.5% 红霉素眼膏或 1% 硝酸银滴眼，以防新生儿眼结膜炎。

五、解脲脲原体

解脲脲原体在培养基中形成的菌落极小，仅 10～40μm，曾称 T 株（Tiny strain），是性传播疾病——非淋球菌性尿道炎（NGU）的重要病原，常与衣原体和（或）淋球菌发生混合感染，也是淋病治愈后有些人仍有症状遗留的原因。解脲脲原体可通过胎盘感染胎儿，引起早产、死胎和新生儿呼吸道感染。解脲脲原体可引起男性不育症。

临床常用泌尿生殖道标本做解脲脲原体的培养检查，也可用免疫学方法检测其抗原。根据药敏试验选用多西环素、环丙沙星、阿奇霉素等药物治疗。

引起泌尿生殖道感染的支原体还有人型支原体和生殖支原体等。

六、阴道毛滴虫

阴道毛滴虫简称阴道滴虫，主要寄生于女性的阴道及尿道，引起滴虫性阴道炎及尿道炎。

1.形态

阴道毛滴虫的生活史仅有滋养体一个时期。滋养体呈梨形或卵圆形，无色透明，大小为（10～30）μm×（5～15）μm。在染色后的标本中可见虫体前 1/3 处有一椭圆形的细胞核，有 4 根前鞭毛和 1 根与波动膜外缘相连的后鞭毛，1 根轴柱贯穿虫体且从末端伸出（图 10-2）。

2.生活史

滋养体主要寄生在女性的阴道，也可寄生于尿道、尿道旁腺等处，男性感染部位多见于前列腺及尿道。虫体生活史比较简单，既是感染阶段又是繁殖阶段的滋养体，以二分裂方式繁殖。在外界生命力较强，通过直接或间接接触的方式在人

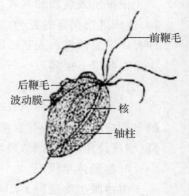

图 10-2　阴道毛滴虫

群中传播。

3.致病性

阴道毛滴虫的致病力与虫株毒力及宿主的生理状况有关。正常妇女阴道中由于乳酸杆菌的存在,酵解阴道上皮细胞的糖原产生乳酸,使阴道酸碱度维持在3.8～4.4,抑制了其他细菌的生长,此为阴道的自净作用。当滴虫寄生阴道后,使正常阴道的酸性环境转变成中性或碱性,有利于致病菌繁殖,引起滴虫性阴道炎。其主要症状为白带增多和外阴瘙痒,且以泡沫状白带最为典型;滴虫性尿道炎有尿频、尿急、尿痛等症状。男性感染者一般无症状,常使配偶重复感染,有时可出现前列腺炎和尿道炎。

4.流行与防治

阴道毛滴虫呈世界性分布,在我国流行也很广泛。传播途径有直接传播和间接传播两种方式。前者主要通过性生活传播,后者主要通过公共浴池、浴缸、坐便器及游泳衣裤等传播。

在预防方面,应开展普查普治,及时治疗带虫者和患者,以减少或消灭传染源。改善卫生条件,注意个人卫生和规范个人行为;严格消毒医疗器械,防止交叉感染。

案例分析

患者,女,32岁,已婚,近几周出现外阴瘙痒,腰部酸痛,白带增多、有臭味、泡沫状,伴有尿频、尿急等症状而就诊。妇科检查:外阴部红肿。阴道分泌物用生理盐水涂片镜检可见大量梨形或圆形虫体,前端可见鞭毛运动,轴柱从后端伸出,运动时向一侧偏转。

讨论:该患者感染了何种寄生虫?如何防治?

六、其他性传播的病毒

可以通过性传播的病毒包括单纯疱疹病毒-1、单纯疱疹病毒-2、HIV-1、HIV-2、乙型肝炎病毒、人类嗜 T 淋巴细胞病毒-1 等。

【复习思考题】

一、单选题

1.淋病奈瑟菌不仅可引起淋病,还可引起 （ ）

    A.性病淋巴肉芽肿　　　　　　B.包涵体结膜炎　　　　　　C.脓漏眼

    D.沙眼　　　　　　　　　　　E.青光眼

2.直接涂片镜检淋病奈瑟菌时最常用的标本是 （ ）

    A.泌尿生殖道的脓性分泌物　　　　　B.皮肤的出血瘀斑渗出物

    C.脑脊液　　　　　　　　　　　　　D.呕吐物或剩余食物

    E.伤口坏死组织或渗出物

3.观察螺旋体常用哪种染色法 （ ）

    A.革兰染色　　B.镀银染色　　C.抗酸染色　　D.鞭毛染色　　E.荚膜染色

4.梅毒患者血清中除含有特异性抗体外,另一抗体是 （ ）

    A.反应素　　　B.内毒素　　　C.干扰素　　　D.穿孔素　　　E.抗毒素

5. 以下关于梅毒螺旋体感染性的描述,错误的是 （　　）

  A. 梅毒是人畜共患病   B. 人类对梅毒易感

  C. 后天梅毒可经输血感染   D. 后天梅毒的传播途径主要是性传播

  E. 先天梅毒由孕妇经胎盘及产后哺乳传给胎儿

6. 用于治疗梅毒的抗生素主要是 （　　）

  A. 磺胺类   B. 青霉素   C. 氯霉素   D. 金霉素   E. 链霉素

7. 患者,男,有不洁性交史,2个月前出现生殖器皮肤的无痛性溃疡,1个月后自然愈合,近日出现全身皮肤红疹,伴有淋巴结肿大。该患者可能患有何病 （　　）

  A. 猩红热   B. 麻疹   C. 性病淋巴肉芽肿

  D. 风疹   E. 梅毒

8. 能独立生活的最小原核细胞型微生物是 （　　）

  A. 衣原体   B. 立克次体   C. 支原体   D. 病毒   E. 细菌

9. 具有感染性的衣原体物质是 （　　）

  A. 原体   B. 始体   C. 中间体   D. 包涵体   E. 核糖体

10. 衣原体与病毒的相同点是两者均 （　　）

  A. 有细胞结构   B. 含两种核酸   C. 对抗生素敏感

  D. 专性细胞内寄生   E. 二分裂法增殖

11. 阴道毛滴虫可寄生的部位限于 （　　）

  A. 女性阴道后穹隆   B. 女性阴道和尿道

  C. 女性生殖道、泌尿道、消化道   D. 男性、女性泌尿生殖道

  E. 女性生殖道和男性泌尿道

12. 阴道毛滴虫的感染方式是 （　　）

  A. 经口感染   B. 经皮肤感染   C. 经媒介节肢动物感染

  D. 经胎盘垂直感染   E. 接触感染

13. 梅毒螺旋体的致病物质是 （　　）

  A. 侵袭力   B. 内毒素   C. 外毒素   D. 菌毛   E. 鞭毛

14. 下列哪一种微生物不引起非淋菌性尿道炎 （　　）

  A. 溶脲脲原体   B. 生殖支原体   C. 肺炎支原体

  D. 沙眼衣原体   E. 人型支原体

二、多选题

15. 能引起性病的病原体有 （　　）

  A. 梅毒螺旋体   B. 沙眼衣原体   C. 人乳头瘤病毒

  D. 溶脲脲原体   E. 链球菌

16. 沙眼衣原体可引起下列哪些疾病 （　　）

  A. 沙眼   B. 包涵体结膜炎   C. 泌尿生殖道感染

  D. 性病淋巴肉芽肿   E. 衣原体肺炎

17. 下列哪些疾病与性传播途径相关 （　　）

  A. 沙眼   B. 性病淋巴肉芽肿   C. 包涵体结膜炎

  D. 泌尿生殖道感染   E. 肺炎

18. 防治阴道毛滴虫的有效措施包括 （ ）

    A. 治疗患者及带虫者   B. 消灭媒介昆虫   C. 注意个人卫生

    D. 消灭保虫宿主   E. 对患者的配偶应做检查治疗

19. 造成滴虫性阴道炎的原因是 （ ）

    A. 虫体寄生阴道   B. 阴道自净能力下降

    C. 阴道内 pH 值下降   D. 继发细菌感染

    E. 月经前后阴道 pH 值改变

20. 阴道毛滴虫分布广、感染者多的主要原因有 （ ）

    A. 包囊在外界抵抗力强   B. 滋养体在外界抵抗力强

    C. 生活史简单   D. 保虫宿主的存在

    E. 与不洁性生活方式有关

三、问答题

1. 可引起性传播疾病的常见病原有哪些？各引起什么疾病？

2. 简述阴道的自净作用。

第十一章 多途径感染病原生物

学习要点

HIV 病毒的抵抗力、传播途径、致病机制、预防措施及鸡尾酒疗法；HBV 的抵抗力、抗原性、传播途径及预防方法；乙肝三系的检测指标及其意义；汉坦病毒的致病性与防治；疱疹病毒感染的共同特点。

一、结核分枝杆菌

结核分枝杆菌（见第七章）除了可通过呼吸道传播外，也可以经消化道和破损的皮肤黏膜侵入机体，引起多种组织器官的结核病。

二、人类免疫缺陷病毒

人类免疫缺陷病毒（human immunodeficiency virus，HIV）是获得性免疫缺陷综合征（acquired immune deficiency syndrome，AIDS）的病原。

HIV 是一类逆转录病毒，T 细胞表面的 CD4 分子是其天然受体，因此主要侵犯辅助性 T 细胞，表现为获得性免疫缺陷。

HIV 主要通过性接触、输注污染血制品、共用注射器或母-婴途径传播。感染几周后有些可出现类似传染性单核细胞增多病或流感的症状，持续 3～14d，并伴有抗 HIV 抗体出现，之后进入潜伏期。艾滋病的潜伏期可长达 2～10 年甚至更长。患病初期为流感样症状，有发热、咽喉痛、肌肉痛和皮疹，血中可查出 HIV。艾滋病相关综合征主要表现为持续性体重减轻、间歇发热、慢性腹泻、全身淋巴结肿大和进行性脑病；多有呼吸道、消化道和神经系统感染或恶性肿瘤，最常见的是卡氏肺孢子菌肺炎（50%以上）和卡波希（Kaposi）肉瘤（30%以上）。

（一）生物学性状

1.形态与结构

HIV 为直径 100～120nm 的球形颗粒，外有包膜（图 11-1）。核心为两条正链 RNA、反转录酶和核衣壳蛋白 P7。核心外包绕着双层衣壳，由 P24 蛋白组成。最外层的包膜由类脂组成，其上嵌有两种糖蛋白刺突：gp120、gp41。其中，gp120 可与 T 细胞表面 CD4 分子结合，使病毒吸附在细胞表面。gp41 是跨膜蛋白，具有使细胞融合的功能。

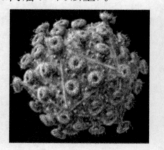

图 11-1　HIV 结构

2.抗原结构

核心抗原：主要有衣壳蛋白抗原 P24，可刺激机体产生特异性抗体，对机体有保护作用。包膜抗原中的 gp120 是包膜表面结构，可以吸附 T 细胞表面的 CD4 分子，引起感染；包膜抗原中的 gp41 是跨膜蛋白，可将 gp120 固定在包膜上，并介导 HIV 与 CD4 细胞的融合。

3.抵抗力

抵抗力较弱，对热、一般化学消毒剂均敏感。消毒可采用 0.5%次氯酸钠、10%漂白粉、2%

氯胺、2％戊二醛、0.3％过氧乙酸处理病毒污染物 10min，或加热 56℃ 30min、煮沸、高压蒸汽灭菌。HIV 对紫外线不敏感，有较强抵抗力。

（二）致病性与免疫性

1.传染源

HIV 感染者和患者的血液、精液、阴道分泌物、唾液、乳汁均可带病毒。

2.传播途径

（1）经血液传播：输血和血制品、静脉药瘾者共用注射器，是最主要的传播途径。器官或骨髓移植、人工授精等也可传播 HIV。

（2）性传播：男性同性恋、性乱者可通过性接触感染 HIV。

（3）母婴传播：可通过胎盘、产道、产后哺乳等途径感染儿童。

日常生活接触一般不会传播 HIV。

3.致病机制

HIV 侵犯 CD4$^+$ 的细胞，主要是 Th 细胞，其次有单核巨噬细胞、皮肤的朗格汉斯细胞、神经系统的胶质细胞。HIV 通过 gp120 与 T 细胞表面的 CD4 抗原结合而进入细胞，进而在 Th 细胞内大量增殖复制，出芽释放，使受感染细胞大量破坏和死亡，造成 Th 细胞数量下降，功能受损，最终导致免疫功能的全面崩溃，因严重的机会感染和肿瘤而死亡。

4.HIV 感染的临床表现

世界卫生组织（WHO）将艾滋病分为Ⅳ期。AIDS 的潜伏期长，自 HIV 感染到发病可长达 10 年之久。临床上将感染病程主要分为四个阶段：急性感染期、无症状潜伏期、AIDS 相关综合征期和免疫缺陷期。

（1）急性感染期：通常发生在初次感染 HIV 后 2～4 周。大多数患者临床症状轻微，以发热最为常见，伴有咽痛、盗汗、恶心、呕吐、腹泻、皮疹、关节痛、淋巴结肿大及神经系统症状，一般 2～3 周后，症状自行消退，进入无症状潜伏期。HIV 抗体一般在感染 4～8 周之后能在血液中检出。

（2）无症状潜伏期：此期持续时间长，有的可达 10 年左右。患者一般无临床症状或症状轻微，有无痛性淋巴结肿大。血中的 HIV 数量降至较低水平，但 HIV 在淋巴结中持续存在，并活跃复制。患者血中 HIV 抗体检测显示阳性。

（3）AIDS 相关综合征期：随着 HIV 的大量增值，造成机体免疫系统进行性损伤，各种症状开始出现，如低热、盗汗、全身倦怠、慢性腹泻及全身持续性淋巴结肿大等，症状逐渐加重。

（4）免疫缺陷期：即典型 AIDS 期，为感染 HIV 后的最终阶段。此期患者的血中 HIV 载量高，患者 CD4$^+$ T 淋巴细胞计数明显下降，大多＜200 细胞/μl，免疫功能严重缺陷，合并各种机会感染和恶性肿瘤。未经治疗的患者通常在临床症状出现后 2 年内死亡。

5.免疫性

HIV 感染可使机体产生多种抗体，中和抗体主要是 gp120-IgG。该抗体可清除血液中的病毒。体内抗体量随免疫功能受损程度加重而逐步降低。gp120 变异频繁，可逃脱免疫系统的攻击。因 HIV 的靶细胞是免疫细胞本身，故产生的细胞免疫不足以清除细胞内的病毒。

（三）实验室检查和防治

1.实验室检查

现在已有家庭自测用快速诊断 HIV 的试剂，其原理是采用胶体金免疫层析技术，可检测血清或血浆标本中的 HIV-1/2 特异性抗体。应用 ELISA 法检测体内特异性抗体可用于人群的批量筛检。

凡经初筛试验阳性者必须做确证试验,最常用的验证是免疫印迹试验(Western blot, WB)。确证试验阳性者方可诊断为艾滋病病毒感染。

所有 HIV 检测应该在受检者知情同意下进行,并必须提供 HIV 检测前后咨询,提供预防 HIV 传播的信息,为检测结果阳性者提供必要的支持和帮助。

其他试验包括 $CD4^+/CD8^+$ T 淋巴细胞检测、HIV RNA 定量测定(病毒载量测定)等。

2. 防治措施

(1)严格检测血和血制品,阻断艾滋病经血传播的途径。最新出台的《中国遏制与防治艾滋病行动计划》将对艾滋病的预防起到积极作用。对献血者应逐步做到全部采血检测。对捐献器官或精液者,应事先做检测,证明无艾滋病病毒感染后才能捐献。

(2)制止性乱和吸毒。静脉注射毒品曾经是最主要的感染途径,但是最近的全国艾滋病监测资料表明,艾滋病病毒感染者在性乱人群中增长加快,因此,制止性乱和吸毒是预防艾滋病的重要措施。

(3)预防艾滋病最有效的途径是宣传教育,加强宣传和教育,提高全民对 AIDS 的认识,加强自我保护意识。

(4)临床上多采用综合治疗,即抗 HIV 治疗、预防和治疗机会性感染、增加机体免疫功能、支持疗法及心理咨询。其中以抗病毒治疗最为关键。抗病毒治疗可能取得的效果是:最大程度地抑制病毒复制,重建机体免疫功能,提高感染者生活质量,从而降低与 HIV 相关疾病的发生率和死亡率。

合并疗法(俗称鸡尾酒疗法)是一个使用三种以上药物治疗 AIDS 的名词,也被称为三合一疗法,或四合一疗法。合并疗法中的药物各有不同的效能,也在 HIV 生命周期中不同的阶段发挥不同的功效。有一定疗效的药物主要有三类:①核苷类反转录酶抑制剂,如叠氮胸苷(AZT)、双脱氧胸苷(ddC)和拉米夫定(3TC)等;②非核苷类反转录酶抑制剂;③蛋白酶抑制剂。通常采用 2 种核苷类药+1 种非核苷类药或蛋白酶抑制剂,可从 HIV 复制周期中的关键环节阻断其复制增殖,迅速减少患者血液中的 HIV 含量,推迟 AIDS 的进程,延长患者寿命;但所有这些药物都不能彻底消灭细胞内潜伏的病毒。

三、乙型肝炎病毒

(一)生物学性状

1. 形态与结构

(1)大球形颗粒:亦称 Dane 颗粒,直径约 42nm。完整的乙型肝炎病毒(hepatitis B virus,HBV),含双层衣壳和双股环状 DNA 链以及 DNA 多聚酶。Dane 颗粒表面含有 HBsAg。HBV DNA 的两链长短不一,长链(L)完整,为负链,长度恒定,约 3200 个核苷酸;短链(S)为正链。乙型肝炎病毒结构见图 11-2。

(2)小球形颗粒:直径约 22nm,是 HBV 感染后血液中最多见的一种。它由 HBsAg,即病毒的外衣壳(类似包膜)组成。

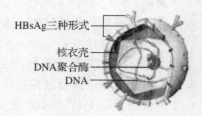

11.1　微课

图 11-2　乙型肝炎病毒结构

（3）管形颗粒：直径约 22nm，长度为 100～700nm。实际上它是一串聚合起来的 HBV 小颗粒，也具有 HBsAg 的抗原性。

2. 抗原结构

HBV 有三对抗原、抗体系统，简称乙肝三系。

（1）HBsAg（表面抗原）：广义的表面抗原包括 HBsAg、pre-S1（前 S1 抗原）和 pre-S2（前 S2 抗原）。其存在于 HBV 的外衣壳、受感染的肝细胞膜表面和感染者血液；是机体受 HBV 感染的重要指标，血清 HBsAg 阳性表示机体已受 HBV 感染。表面抗原是 HBV 吸附肝细胞的部位，可刺激机体产生保护性的中和抗体（抗 HBs），抵抗再感染。因此，HBsAg 也是制备疫苗的主要成分。

（2）HBeAg（e 抗原）：存在于受感染的肝细胞膜表面和感染者血液。HBeAg 的消长与 HBV 以及 DNA 多聚酶的消长呈正相关，所以 e 抗原阳性表示体内存在 HBV 的复制，血清有强传染性。受 HBV 感染后，机体可产生有一定保护作用的 HBeAb。e 抗体阳性表示疾病好转。

（3）HBcAg（核心抗原）：存在于 HBV 的内衣壳和受感染肝细胞。血清中用常规方法检测不到 HBcAg。肝细胞膜上的 HBcAg 是 Tc 细胞识别并杀伤受感染肝细胞的靶抗原。HBcAg 抗原性强，刺激机体产生的 HBc-IgM 抗体是机体受感染后较早产生的抗体，是急性乙型肝炎的重要诊断指标。核心抗体一般无中和作用，阳性表示机体受 HBV 感染，体内有 HBV 复制。

3. 抵抗力

HBV 对外界的抵抗力较强，室温下可存活半年。耐热，耐一般化学消毒剂。煮沸 100℃ 10min、高压蒸汽灭菌 121℃ 20min 或干烤 160℃ 2h 可灭活 HBV；对 0.5％过氧乙酸、3％漂白粉（浸泡 30min）敏感。

4. 致病性

（1）传染源：患者及无症状的 HBV 携带者，HBV 可存在于血清和体液（唾液、乳汁、羊水、精液和阴道分泌物）中，HBV 的潜伏期平均 60～90d。潜伏期、急性期、慢性活动期都有传染性。

（2）传播途径：①经血传播。经血传播是最主要的传播途径。②垂直传播。感染 HBV 的孕妇可通过胎盘、分娩或产后哺乳、密切接触等途径感染胎儿或新生儿。③接触传播。乙肝患者唾液、精液、阴道分泌物中均可分离到病毒，因此家庭成员中的密切接触经常造成 HBV 感染的家庭聚集现象。

（3）致病机制：肝细胞的损伤除可由 HBV 在肝细胞内的复制直接造成外，也可由免疫应答所致。由于感染 HBV 数量不同、机体免疫状况不同、感染年龄不同等因素，可导致临床出现抗原携带状态、急性肝炎、慢性肝炎、肝硬化和肝癌等不同情况。肝细胞受损的原因主要有：①肝细胞膜表面抗原改变，引起免疫细胞等的攻击（Ⅱ型和Ⅳ型超敏反应），其中 Tc 细胞对靶细胞的杀伤是肝细胞受损的主要原因。②抗体和病毒抗原结合形成循环免疫复合物，引起免疫复合物病（Ⅲ型超敏反应）。如免疫复合物沉积在肝内血管，可导致急性肝坏死，表现为重症肝炎。③HBV 的基因与肝细胞染色体整合，引起肝细胞癌变。有证据显示人的肝癌细胞中可检测出 HBV 的基因；表面抗原阳性携带者发生肝癌的概率比非携带者高 200 余倍。④HBV 感染导致机体免疫应答低下，导致机体不能有效清除病毒，形成慢性感染、抗原携带状态。

5. 实验室诊断

主要是采用血清学试验检测 HBV 的抗原抗体，即两对半。临床常用的方法有酶联免疫吸附试验、时间分辨免疫荧光分析等。结果分析中 HBsAg、HBeAg、HBcAb 阳性是具有感染性的指标；HBsAb、HBeAb 阳性表示机体已有一定免疫力，或疾病开始恢复。

应用核酸杂交或 PCR 技术检测患者血清中的 HBV DNA。检出 HBV DNA 是病毒存在和复制最可靠的指标，已广泛用于临床诊断和药效评估。

HBV 的三对抗原、抗体的检测意义见表 11-1。

表 11-1　HBV 的三对抗原、抗体的检测意义

HBsAg	HBeAg	HBeAb	HBcAb		HBsAb	临床意义
			IgM	IgG		
+	+	−	−	−	−	急性乙肝早期（有传染性、大三阳）
+	+	−	−	+	−	急、慢性乙肝（有传染性、大三阳）
+	−	+	−	+	−	急性乙肝趋向恢复（小三阳）
+	+	−	−	−	−	急、慢乙肝或无症状携带者
−	−	+	−	+	+	乙肝恢复期（传染性低、小小三阳）
+	−	−	−	−	−	HBV 携带者
−	−	−	−	+	−	既往感染 HBV
−	−	−	−	−	+	感染过 HBV，已恢复或接种过疫苗
−	−	−	−	−	−	未感染过 HBV，无免疫力

6. 预防

乙肝的预防重点应采取切断传播途径及保护易感人群等综合性措施，如加强血液、血制品的管理，严格筛选献血员，加强医疗器械的消毒灭菌管理，对高危人群、HBV 阳性母亲的婴儿应采取特异性预防措施。

（1）人工自动免疫：接种乙型肝炎疫苗是最有效的预防方法。目前我国使用的乙型肝炎疫苗主要是二代基因工程疫苗，接种的对象主要包括新生儿、接触血液的医护人员、HBsAg 阳性者的配偶和子女，已感染者不必接种。新生儿接种疫苗 3 次（0、1、6 个月），可获得 85%～95% 的 HBsAb 阳性率。

（2）人工被动免疫：用于紧急预防，如 HBV 接触者、e 抗原和表面抗原阳性母亲所生的新生儿，可注射含高效价 HBsAb 人血清免疫球蛋白（HBIg）。

目前，乙型肝炎治疗药物主要有 α-干扰素及广谱抗病毒药物。

附：其他肝炎病毒

其他肝炎病毒主要特征见表 11-2。

表 11-2　其他肝炎病毒主要特征（HAV 和 HEV 见第八章）

病毒种类	大小(nm)	核酸类型	传播途径	致病特点	预防
HCV	30～60	RNA	同 HBV	主要经血源传播，隐性感染更多见，患者中 50% 可发展为慢性肝炎，易变异	无疫苗
HDV	35～37	RNA	同 HBV	有共同感染，重叠感染。易转为慢性肝炎和肝硬化	同 HBV
HGV	?	RNA	同 HBV	急性肝炎为主，也可在暴发型肝炎中流行，少部分可能发展成为慢性肝炎	无疫苗
TTV	30～50	DNA	血液传播	人群中 TTV 病毒的感染率较高。与原因不明的肝硬化及暴发性肝衰的发病有关	无疫苗

四、汉坦病毒

汉坦病毒(hantavirus)是1978年由韩国学者从黑线姬鼠的肺组织中分离出来的病原体，有20多个型别。汉坦病毒主要引起肾综合征出血热(hemorrhagic fever with renal syndrome,HFRS)、汉坦病毒肺综合征(hantavirus pulmonary syndrome,HPS)。我国是世界上HFRS疫情最严重的国家，报告病例约占90%。

(一)生物学性状

汉坦病毒呈球形、卵圆形和多形性，平均直径约120nm，基因组为单股负链RNA，有包膜，包膜糖蛋白Gn和Gc均可诱导机体产生特异性中和抗体。

汉坦病毒的抵抗力不强，对热、酸的抵抗力弱，56～60℃30min可灭活病毒；一般消毒剂如苯扎溴铵等能灭活病毒；对乙醚、氯仿、丙酮、苯等脂溶剂及紫外线均敏感。

(二)致病性与免疫性

鼠类是汉坦病毒的传染源和主要储存宿主，在我国主要是黑线姬鼠和褐家鼠。HFRS的发生和流行具有明显的地区性和季节性，这与鼠类的分布和活动密切相关。

动物源性传播是主要传播途径，即携带病毒的动物通过唾液、尿、粪等排出病毒污染环境，人或动物通过呼吸道、消化道摄入或黏膜皮肤创口直接接触等方式被感染，孕妇可经胎盘将病毒传给胎儿。

人类对汉坦病毒普遍易感，多呈隐性感染，仅少数人发病。HFRS典型的临床表现为发热、出血和肾损害。在发病初期患者眼结膜、咽部、软腭等处充血，软腭、腋下、前胸等处有出血点，常伴有"三痛"和"三红"，"三痛"即头、腰、眼眶痛，"三红"即面、颈、上胸部潮红。几天后病情加重，可表现为多脏器出血及肾衰减。典型病程分为发热期、低血压期、少尿期、多尿期和恢复期。HFRS的病死率依据型别不同而差距较大，姬鼠型高，家鼠型低，病死率为3%～15%。

HPS以发热、进行性加重咳嗽和急性呼吸衰减为主要临床特征，一般没有严重的出血现象，很少肾损害，而是迅速出现咳嗽、气促、呼吸窘迫直至呼吸衰竭，病死率高达50%～70%，主要在美洲和欧洲流行。

汉坦病毒的致病机制可能与病毒的直接损伤和免疫病理损伤有关。HFRS病后可获得对同型病毒稳定而持久的免疫力，二次发病者极为罕见，但隐性感染产生的免疫力多不能持久。

引起两种类型的急性传染病，一种是以发热、出血、急性肾功能损害和免疫功能紊乱为主要特征的肾综合征出血热；另一种是以肺浸润及肺间质水肿，迅速发展为呼吸窘迫、衰竭为特征的汉坦病毒肺综合征。

(三)微生物学检查与防治

汉坦病毒的微生物学检查主要包括病毒分离、血清学检查和病毒核酸检测。

一般预防主要采取灭鼠、防鼠、灭虫、消毒和个人防护措施。国内已经研制成功三类HFRS灭活疫苗，这三类疫苗接种人体后均可刺激机体产生特异性抗体。HPS主要流行于美国、加拿大、巴西等美洲国家，尚没有经美国疾病预防控制中心(FDA)批准的HPS

疫苗。

对于 HFRS 的早期患者,一般采用卧床休息及综合对症治疗措施,利巴韦林治疗有一定疗效。国内研制的"注射用抗肾综合征出血热病毒单克隆抗体"已经完成三期临床试验,疗效优于常规治疗药物。

五、疱疹病毒及其他病原菌

疱疹病毒是一群中等大小、有包膜的 DNA 病毒。已发现有 100 多种,与人类感染有关的主要有单纯疱疹病毒 1 型(HSV-1)、单纯疱疹病毒 2 型(HSV-2)、水痘-带状疱疹病毒(见第七章)、EB 病毒(EBV)、巨细胞病毒(CMV)。

疱疹病毒感染的共同特点是:

(1)疱疹病毒的感染可表现为增殖性感染和潜伏性感染:①增殖性感染病毒复制引起细胞破坏,表现为细胞融合、细胞内形成嗜酸性包涵体,临床表现为急性感染;②潜伏性感染病毒不增殖,其基因可以长期潜伏在机体细胞内,当机体抵抗力降低或受刺激因素激活后转为增殖性感染。

(2)疱疹病毒基因易与宿主基因整合,引起宿主细胞转化和发生肿瘤,如 CMV、HSV-2 与宫颈癌有关,EBV 与鼻咽癌有关。

(3)疱疹病毒可通过垂直传播引起胎儿畸形、流产或死产。先天感染出生后可有发育迟缓,智力低下。CMV 和风疹病毒是引起胎儿畸形的最常见病毒。常见的疱疹病毒致病特点见表 11-3。

表 11-3　常见的疱疹病毒致病特点

病毒种类	传染源和传播途径	原发感染	潜伏部位	再发感染	先天及新生儿感染	防治
HSV-1	患者、带毒者。密切接触、性接触、呼吸道、垂直传播	婴儿隐性感染、龈口炎、疱疹性角膜结膜炎、湿疹、脑炎	三叉神经节、颈上神经节	唇疱疹	流产、早产、死胎、先天畸形、疱疹性脑炎、新生儿全身疱疹、肝炎	碘苷、阿糖胞苷、ACV
HSV-2		成人生殖器疱疹	骶神经节	生殖器疱疹		
EBV	患者、带毒者。唾液、输血	幼儿隐性感染、青春期传染性单核细胞增多症	B 细胞	Burkitt 淋巴瘤、鼻咽癌		基因工程疫苗试用
CMV	患者、带毒者。直接接触、性接触、输血、垂直传播	婴幼儿隐性感染	唾液腺、乳腺、肾、白细胞	输血后单核细胞增多症、输血后肝炎、器官移植后的机会感染	流产、死产、新生儿黄疸、畸形、智力低下、耳聋等	疫苗已在临床测试

另外,多途径传播的病原生物还有布鲁菌、鼠疫耶森菌和炭疽芽胞杆菌等(表 11-4)。

表 11-4 布鲁菌、鼠疫耶森菌和炭疽芽胞杆菌的致病特点

病原菌名称	主要生物学特性	主要致病特点
布鲁菌	G^- 短小杆菌,光滑型菌株有荚膜。专性需氧,营养要求高,在自然界中抵抗力较强,对热和消毒剂抵抗力弱	致病因素主要是内毒素。最易感染牛、羊、猪等动物,引起母畜流产。人类感染主要是通过接触病畜及其分泌物或接触被污染的畜产品使病菌经皮肤、消化道、呼吸道、眼结膜等途径侵入机体。波浪热是其主要病变特征
鼠疫耶森菌	G^- 短杆菌。营养要求不高,但生长缓慢。液体培养基中呈钟乳石状生长,此特征有鉴别意义	致病因素主要与外膜抗原及内毒素等有关。其储存宿主是啮齿类动物,鼠蚤为传播媒介。人体通过三种途径而受感染:通过鼠蚤叮咬,引起腺鼠疫;通过吸入染菌的尘埃而引起肺鼠疫;侵入血流,引起败血型鼠疫。患者死亡后皮肤常呈紫色,有"黑死病"之称
炭疽芽胞杆菌	菌体粗大,两端平截或凹陷,是致病菌中最大的 G^+ 杆菌。在普通培养基上生长良好,形成灰白色粗糙型菌落	致病因素主要是荚膜和炭疽毒素。临床类型有三种:经皮肤破损处侵入引起皮肤炭疽,最常见;吸入病菌芽胞引起肺炭疽;由食入未煮熟的病兽肉类、奶或被污染食物引起肠炭疽。以上三型均可并发败血症,偶见引起炭疽性脑膜炎,死亡率极高

【复习思考题】

(一)单选题

1.人感染 HIV 后,在 5～10 年内可以不发病,这从病毒方面主要取决于 ( )

　　A.病毒在细胞内呈潜伏状态　　　B.病毒毒力较弱　　　　　　C.病毒变异

　　D.病毒被消灭　　　　　　　　　E.人体免疫功能尚未被完全破坏

2.下列关于防治艾滋病的措施中,不正确的是 ( )

　　A.宣传艾滋病的危害性　　　　　　　　B.切断传播途径

　　C.对可疑者进行检查,确诊后治疗　　　D.高危人群服用广谱抗生素

　　E.对高危人群进行监测

3.成年男性患者,被确诊为 HIV 感染者,在对其已妊娠 3 个月的妻子进行说明过程中,

　　哪项是不正确的 ( )

　　A.此病可经性交传播　　　　　　　　　B.此病可经母婴垂直传播

　　C.此病具有较长潜伏期　　　　　　　　D.应配合患者积极治疗

　　E.避免与患者共用餐具

4.属于辅助病毒的是 ( )

　　A.乙肝病毒　　　　　　B.丁肝病毒　　　　　　　　C.人类免疫缺陷病毒

　　D.朊粒　　　　　　　　E.汉坦病毒

5.HBV 感染的主要标志是 ( )

　　A. HBsAg　　B. HBsAb　　　C. HBeAg　　　D. HBcAg　　　E. HBeAb

6.下列方法中,不能灭活 HBV 的是 ( )

A. 煮沸 100℃,30min　　　　　　　　　　B. 高压蒸汽 121℃,20min

C.5％次氯酸钠溶液,60～120min　　　　　D.70％乙醇浸泡,30～60min

E.0.5％过氧乙酸溶液浸泡,30～60min

7.可高度传染乙型肝炎的血液中含有　　　　　　　　　　　　　　　（　　）

A. HBsAg、HBcAg、HBeAg　　　　　　　　B. HBsAg、HBeAb、HBcAb

C. HBsAg、HBsAb、HbeAg　　　　　　　　D. HBeAb、HBsAb、HBcAb

E. HBsAg、HBcAb、HBeAg

8.关于病毒性肝炎,下列叙述哪项正确　　　　　　　　　　　　　　（　　）

A. 甲型肝炎急性期血中难以检测到特异性 IgM 抗体

B. 乙型肝炎急性期血中可检出 HBsAb

C. 血清中检出相应的病毒核酸可确诊

D. 患者血清 HBcAb 阳性时,无传染性

E. 献血员 HBsAg(一)即无输血传播病毒性肝炎的危险

9.可致慢性肝炎或肝硬化的病毒为　　　　　　　　　　　　　　　（　　）

A. HAV、HBV 和 HCV　　　　　　　　　　B. HBV、HCV 和 HDV

C. HCV、HDV 和 HEV　　　　　　　　　　D. HDV、HEV 和 HAV

E. HEV、HAV 和 HBV

10.目前控制 HCV 传播的主要措施是　　　　　　　　　　　　　　（　　）

A. 接种疫苗　　　　　　　　　　　　　　B. 注射高效价免疫血清

C. 对献血者进行抗 HCV 筛查　　　　　　D. 注射丙种球蛋白

E. 注射干扰素

11.可传播 HBV、HCV 和 HDV 的最主要物质是　　　　　　　　　（　　）

A. 粪便　　　B. 血液　　　C.鼻咽拭子　　　D. 脑脊液　　　E. 尿液

12.下列关于丁型肝炎病毒的叙述,错误的是　　　　　　　　　　　（　　）

A. 核酸为 RNA　　　　　B. 包膜主要为 HBsAg　　　　C. 是缺陷病毒

D. 症状较轻　　　　　　E. 常与 HBV 共同感染

13.目前对 HAV 的预防措施主要是　　　　　　　　　　　　　　　（　　）

A. 丙种球蛋白注射　　　B. 灭活疫苗接种　　　　C.减毒活疫苗接种

D. 加强血制品的检测　　E. 保护水源,切断传播途径

14.可通过性传播的病毒有　　　　　　　　　　　　　　　　　　　（　　）

A. HBV　　　B. CMV　　　C. HIV　　　D. HSV　　　E. 以上都是

15.HSV-1 主要潜伏部位是　　　　　　　　　　　　　　　　　　　（　　）

A. 口唇、皮肤　　　　　　B. 唾液腺　　　　　　C.脊髓后根神经节

D. 骶神经节　　　　　　E. 三叉神经节

16.在儿童初次感染时表现为水痘,老年复发则引起带状疱疹的病毒是　（　　）

A. HSV　　　B. CMV　　　C. VZV　　　D. EB 病毒　　　E. HHV-6

17.患者有输血史,近日体检发现血液 HCV-RNA(＋)和抗-HCV IgM(＋),最积极有效

的处置方法是　　　　　　　　　　　　　　　　　　　　　　　　

A. 卧床休息　　　　　　B. 注射抗生素　　　　　　C. 接种疫苗

　　　　D. 注射干扰素　　　　　　　E. 注射丙种球蛋白

18. 成年男性,体检发现血液中 HIV 抗体阳性。其最具传染性的物质是　　　　　（　　）

　　A. 粪便　　　　B. 尿液　　　　C. 唾液　　　　D. 血液　　　　E. 汗液

19. HIV 的结构蛋白中,主要是哪种刺激机体产生中和抗体　　　　　　　　　（　　）

　　A. gp120　　　B. p19　　　　C. p7　　　　D. p14　　　　E. p24

20. HIV 疫苗研究遇到的最大问题是　　　　　　　　　　　　　　　　　（　　）

　　A. 病毒无法培养　　　　　　B. 无感染的动物模型　　　　　C. 病毒型别多

　　D. 包膜蛋白高度变异　　　　E. 衣壳蛋白易变异

二、问答题

1. 简述 Dane 颗粒的概念。

2. 简述 HIV 的传播途径以及防治原则。

3. 简述乙型肝炎病毒抗原抗体检测的意义。

附:朊粒

　　朊粒(prion)是一种由正常宿主细胞自身基因编码的错构蛋白质,不含核酸,但具有自我增殖能力和传染性。目前认为,朊粒是任何动物 Prion 病的病原体。Prion 病又称传染性海绵状脑病(TSE),是一类中枢神经系统退行性脑病,潜伏期长,病死率100%。

(一)生物学性状

　　编码朊蛋白(prion protein,prp)的基因广泛存在于人类、哺乳类动物、鸟类和鱼类等生物的染色体中。人类的 prp 基因位于第 20 号染色体上,小鼠的 prp 基因位于第 2 号染色体上。

　　在正常情况下,prp 基因编码一个含253个氨基酸的前体蛋白,称为细胞朊蛋白(cellular isoform of prp,prp^c)。而在人和动物传染性海绵状脑病的脑组织中大量存在一种 prp^c 的异构体,称为羊瘙痒病朊蛋白(scrapie isoform of prp,prp^{Sc})。prp^{Sc} 是 prp^c 的致病形式,两者的一级结构完全相同,但空间结构存在明显差异。prp^c 在形成 prp^{Sc} 的过程中,α-螺旋减少,β-折叠增加。

　　prp^{Sc} 对理化因素有较强的抵抗力,一般的消毒剂和消毒方法不能使之灭活,能抵抗蛋白酶 K 的消化作用。目前灭活 prp^{Sc} 的方法主要有高压蒸汽(134℃)处理至少 2h 或 5.25% 次氯酸钠溶液、4mol/L 氢氧化钠溶液、8mol/L 尿素溶液、0.01mol/L 过氧酸钾溶液等浸泡处理。

(二)致病性与免疫性

　　Prion 病是朊粒引起的一种人和动物致死性中枢神经系统慢性退行性疾病,目前已知 10 多种。这类疾病潜伏期长,可达数年至数十年之久。病理特点是中枢神经细胞空泡化、弥漫性神经细胞缺失、胶质细胞增生、脑组织海绵状改变等。临床上出现痴呆、共济失调、震颤和精神异常等中枢神经系统症状。目前认为,致病因子可以通过破损的皮肤黏膜或消化道进入机体。

　　人类 Prion 病可分为遗传性、传染性和散发性三种类型。遗传性 Prion 病是由于突变的 prp 基因产生的 prp^c 可变构成 prp^{Sc} 而致病。传染性 Prion 病是由于外源致病性 prp^{Sc} 进入体内,逐渐将正常的 prp^c 转化成有致病性的 prp^{Sc}。散发 Prion 病无明显的环境诱因,患者间也无明显的传播现象,可能与 prp 基因过度表达有关。

  朊粒相对分子质量小,免疫原性低,免疫系统不能识别氨基酸序列相同而构象不同的两种蛋白质。因此,朊粒不能诱导人或动物产生特异性免疫应答,也不能诱导干扰素的产生。

  Prion 病主要有羊瘙痒病(scrapie of sheep and goat)、牛海绵状脑病(bovine spongiform encephalopathy,BSE)、库鲁病(Kuru disease)、克-雅病(Creutzfeld-Jakob disease,CJD)、克-雅病变种(variant CJD,v-CJD)、Gerstmann-Straussler-Scheinker syndrome(GSS)综合征、致死性家族性失眠症(fatal familial insomnia,FFI),其中库鲁病、CJD、v-CJD、GSS 综合征和 FFI 等属于人 Prion 病。

(三)诊断与防治

  Prion 病的诊断主要根据临床表现、中枢神经系统特征性组织病理学改变和病原学诊断等。病原学诊断包括采用免疫学方法检测标本中感染性 prp^{Sc} 或基因分析等,其中,在标本中检测到感染性 prp^{Sc} 即可确诊。

  目前尚无疫苗可供预防,也缺乏有效的治疗方法。采取的措施是对患者的血液、体液以及手术器械等污染物进行彻底消毒、对含致病因子的动物尸体、组织块或注射器等进行彻底销毁。禁用动物的骨肉粉作为饲料喂养牛、羊等反刍类动物,防止致病因子进入食物链。对从有 BSE 流行的国家进口活牛或牛制品,须进行严格的特殊检疫,防止输入感染。

参考文献

[1]曹雪涛.免疫学前沿进展[M].4 版.北京:人民卫生出版社,2017.

[2]曹雪涛.医学免疫学[M].7 版.北京:人民卫生出版社,2018.

[3]何维.医学免疫学[M].2 版.北京:人民卫生出版社,2010.

[4]景涛,吴移谋.病原生物学[M].4 版.北京:人民卫生出版社,2019.

[5]康熙雄.临床免疫学[M].北京:人民卫生出版社,2010.

[6]柯海萍.免疫基础与病原生物[M].北京:科学出版社,2017.

[7]李春艳.免疫学基础[M].8 版.北京:科学出版社,2018.

[8]李凡,徐志凯.医学微生物学[M].9 版.北京:人民卫生出版社,2018.

[9]李明远,李婉宜.微生物学与免疫学[M].6 版.北京:高等教育出版社,2018.

[10]刘晶星.医学微生物学[M].8 版.北京:人民卫生出版社,2013.

[11]陆予云,李争鸣.寄生虫学检验[M].4 版.北京:人民卫生出版社,2015.

[12]罗恩杰.病原生物学[M].4 版.北京:科学出版社,2011.

[13]司传平,丁剑冰.医学免疫学[M].北京:高等教育出版社,2014.

[14]孙万邦.医学免疫学与病原生物学[M].北京:高等教育出版社,2010.

[15]卫生部合理用药专家委员会.临床微生物与感染[M].北京:中国医药科技出版社,2010.

[16]詹希美.人体寄生虫学[M].3 版.北京:人民卫生出版社,2015.

[17]张玲霞,周先志.现代传染病学[M].2 版.北京:人民军医出版社,2010.

[18]朱彤波.医学免疫学[M].2 版.成都:四川大学出版社,2017.

[19]诸欣平,苏川.人体寄生虫学[M].9 版.北京:人民卫生出版社,2018.

附　录

一、免疫实验

【实验目的】

1.熟悉凝集试验的操作方法和结果评价。

2.了解沉淀试验的基本原理、操作方法及结果评价。

3.了解酶联免疫吸附试验的基本过程及临床意义。

4.熟悉斑点免疫层析试验的原理,了解其操作过程和临床意义。

【试剂与器材】

1.伤寒杆菌 18～24h 培养物、1∶10 稀释伤寒杆菌诊断血清、生理盐水、载玻片、接种环、酒精灯等。

2.羊抗人 IgG 诊断血清、人免疫球蛋白工作标准(IgG 含量 10mg/ml)、琼脂糖或琼脂粉、叠氮钠、打孔器等。

3.快速 ELISA 法检测 HBsAg 试剂盒、待测人血清、水浴箱。

4.孕妇尿、"一步金法"早早孕妊娠诊断纸条等。

【实验内容与步骤】

一、凝集反应(操作)

颗粒性抗原与相应抗体在适宜条件下发生反应,出现肉眼可见的凝集现象,称为凝集反应。方法有直接法和间接法两种。直接凝集反应有玻片法和试管法;依据载体不同,间接凝集反应有血凝反应和胶乳凝集反应等。

(一)直接凝集反应——玻片凝集试验

1.于洁净载玻片的一端加生理盐水 1 滴,另一端加伤寒杆菌诊断血清 1 滴。

2.将接种环在酒精灯火焰上烧灼灭菌,冷却后取少许伤寒杆菌培养物分别涂于生理盐水和诊断血清中,充分研匀,并灭菌接种环。

3.室温下静置数分钟观察结果。

【结果评价】

生理盐水对照不发生凝集,为均匀浑浊的乳状液。在诊断血清中细菌与相应血清中的抗体反应会出现肉眼可见的白色凝集块,为阳性结果,如与对照相同则为阴性。

【注意事项】

1.伤寒杆菌为肠道致病菌,在实验中务必严格无菌操作。

2.在载玻片两端涂布细菌时,注意一定要先在生理盐水中涂,然后在诊断血清中涂,以免将血清误带入生理盐水中。

3.试验后的细菌仍有传染性,应将载玻片放入消毒缸内。

(二)间接凝集试验

将可溶性抗原制备成颗粒性抗原,与其相应的抗体相结合而发生凝集现象,称为间接凝集试验。根据载体不同可分为间接血凝试验和胶乳凝集试验等。如将抗原吸附于载体上来检测抗体,称为"正向间接凝集试验";若将抗体吸附于载体上来检测抗原则称为"反向间接凝集试验"。

本次试验以胶乳凝集法检测类风湿因子为例。

1.待测血清、阳性血清、阴性血清分别用生理盐水做 1∶20 稀释,备用。

2.在黑色反应板上取 3 个格,用毛细滴管分别加稀释待测血清、阳性血清、阴性血清各 1 滴(约 $50\mu l$),然后每格加入 IgG 致敏胶乳试剂 1 滴。

【结果评价】

在反应板上用牙签充分混匀后,连续摇动 2～3min,观察结果。胶乳颗粒凝集且液体澄清者为阳性反应;胶乳颗粒不凝集仍保持均匀胶乳状者为阴性反应。

二、沉淀试验——琼脂扩散试验(示教)

(一)单向琼脂扩散试验

将一定量抗体混匀于琼脂凝胶并铺于载玻片上,凝胶挖孔后将抗原加入孔中,抗原在向四周扩散的过程中与凝胶中的抗体发生反应,在抗原与抗体比例合适处出现白色沉淀环。沉淀环直径的大小与孔中的抗原浓度呈正比,可从已知的标准曲线上查出待检标本中抗原的含量。

1.琼脂准备:吸取已融化琼脂 59ml 于三角烧瓶中,置 56℃ 水浴保温,将预温的羊抗人 IgG 诊断血清 1ml 与琼脂充分混合,继续保温于 56℃ 备用。

2.制板:取混有抗血清的琼脂液 4.5ml 浇注于载玻片上,注意浇板要均匀、平整、无空泡,布满整张载玻片。

3.打孔:待琼脂凝固后,用打孔器打孔,孔径 3mm,孔距 10～12mm。用针头挑去琼脂芯。

4.加样:将待检血清用生理盐水做 1∶40 稀释,用微量加样器取稀释血清 $10\mu l$ 加入相应试验孔中。若同时测定多个标本,应做好标记。

另外,取免疫球蛋白工作标准 1 支加 0.5ml 蒸馏水溶解,用生理盐水稀释成 1∶10、1∶16、1∶20、1∶32、1∶40,分别加入另一套孔中,每孔中加 $10\mu l$,用于制备标准曲线。(注:工作标准稀释度可根据试剂盒要求定)。

5.扩散:将加样完毕的琼脂放于湿盒中,置室温或 37℃ 24h 后观察结果。

6.绘制标准曲线:以各种工作标准稀释度的沉淀环直径作为横坐标,相应孔中 IgG 含量为纵坐标,在半对数纸上绘制标准曲线。

【结果评价】

精确测量各试验孔沉淀环的直径,若沉淀环不太圆,则取最大直径和最小直径的平均值。从标准曲线上查得相对应的 IgG 含量,乘以稀释倍数,即为待检血清中 IgG 的实际含量。

【注意事项】

1.浇制琼脂板的注意事项同前。

2.每批实验均应同步绘制标准曲线。

3.琼脂融化后置水浴保温时,温度不可超过56℃,否则会使抗体变性;温度也不可过低,否则琼脂凝固而不能浇板。

(二)双向琼脂扩散试验

相应的抗原与抗体在琼脂凝胶板上的相应孔内分别向周围自由扩散。在抗原和抗体孔之间,扩散的抗原与抗体相遇而发生特异性反应,并于两者浓度比例合适处形成肉眼可见的白色沉淀线。沉淀线的形状、位置与抗原和抗体的浓度、扩散速度相关。

1.制板:用粗孔吸管吸取融化的浓度为15g/L的琼脂凝胶4.5ml,浇注于普通洁净载玻片上,要均匀、平整、无气泡,布满整张载玻片。

2.打孔:待琼脂板凝固后,用直径为3mm的打孔器打孔,孔间距为4~5mm。临床常用的孔型为梅花型,中间为抗体孔,四周等距排列6个抗原孔。

3.加样:用微量加样器向中央孔加入抗体(羊抗人IgG诊断血清,约10μl),向四周孔加入待测抗原,其中第1、4孔加入阳性对照血清,第2、3、5孔分别加入不同的待检血清,第6孔加生理盐水作对照。

4.扩散:将加好样的琼脂板水平放入湿盒中,置室温(20℃以上)或37℃温箱,18h后观察结果。

【结果评价】

如凝胶中央孔与四周孔两孔之间呈现白色沉淀线,说明抗原与抗体相对应。若抗原与抗体只含单一的对应成分,则形成一条沉淀线;若含有多种对应成分,可形成多条沉淀线。

三、免疫酶标记技术——酶联免疫吸附试验(操作)

酶联免疫吸附试验(ELISA)是一种固相酶免疫测定技术。先将抗体或抗原包被到某种固相载体表面,与待测样品中的抗原或抗体发生反应,再加入酶标抗体与免疫复合物结合,最后加入酶反应底物,根据底物被酶催化产生的颜色或其吸光度(A)的大小进行定性或定量分析。该试验有双抗体夹心法、间接法、双位点一步法、竞争法和捕获法等多种方法。

本试验以双抗体夹心法测定HBsAg为例,要求熟悉免疫标记技术的基本原理和方法,了解酶联免疫吸附试验的基本过程及临床应用。

1.包被:把抗HBs吸附在塑料凹孔表面,使之固相化。目前厂商多提供预包被反应板,此步骤可省略。

2.加血清:将待测血清和阳性、阴性对照血清分别加入各凹孔内,每孔50μl。是否孵育和洗板按试剂盒要求。

3.加酶标抗HBs:按试剂盒要求加入抗HBs-HRP 50μl于各孔内。

4.孵育:置37℃恒温箱内30min。

5.洗板:甩去孔内液体,拍干并加满清洗液,放置15~20s后甩去,拍干。重复洗5次。

6.显色:每孔加TMB底物显色剂A和B各50μl,封板,置37℃恒温箱,避光显色15min。

7.终止:每孔加终止液 50μl,混匀,终止反应,并在 20min 内完成比色。

【结果评价】

1.肉眼判定:明显显色者为阳性,反之为阴性。

2.酶标仪测定:采用比色法测定结果,选波长 450nm,空白孔校零,用酶标仪对每孔进行比色,并记录 OD 值。样品孔 OD 值≥阴性对照孔 OD 平均值×2.1 时,该孔样品 HBsAg 为阳性;反之,为阴性。

四、免疫金标记技术——斑点免疫层析试验(操作)

斑点免疫层析试验(DICA)又称"一步金法"。以测定尿人绒毛膜促性腺激素(HCG)为例,采用双抗体夹心法。将一株抗 HCG 单抗和抗小鼠 IgG 抗体分别固化于硝酸纤维素膜(NC 膜)上,形成测试斑点线和质控参照斑点线。抗 HCG 免疫金结合物干片紧贴 NC 膜下端,试纸条两端附有吸水材料,当试纸条下端吸取标本后,液体向上端渗移,流经干片时,标本中 HCG 与免疫金结合物形成复合物,复合物沿 NC 膜的毛细微孔向前渗移至测试线时,形成双抗体夹心复合物,出现红色反应线条,剩余免疫金结合物继续渗移至质控参照线,与抗小鼠单抗结合呈现红色质控线条。多余液体继续向前渗移至试纸条上端和吸水物。

将试纸条下端标志部浸入尿液中 10s 左右,取出后平放,置室温下 3min,目测观察结果。

【结果评价】

若出现 2 条紫红色线为 HCG 阳性(妊娠),若只出现质控参照线显示紫红色为阴性(未妊娠)。

此法检测 HCG 的灵敏度为 50mIU/ml。

【注意事项】

应避免试纸条一端浸入尿液过深或过浅,浸入时间过长或过短也影响试验结果。

【临床意义】

1.孕妇妊娠 1 周后,尿中可出现较多 HCG,均可呈阳性反应,达到妊娠早期诊断的目的。

2.绒毛膜上皮癌、水泡状胎块和睾丸畸胎瘤患者的尿中 HCG 可明显增高,故也可呈阳性反应,但结合临床能予以鉴别。

五、常用生物制品观察(示教)

示教用于疾病预防、治疗和诊断的生物制品。

1.活疫苗:卡介苗、脊髓灰质炎疫苗、麻疹疫苗、风疹疫苗等。

2.死疫苗:百日咳菌苗、乙脑疫苗、狂犬病疫苗、钩端螺旋体疫苗等。

3.联合疫苗:百白破三联疫苗等。

4.亚单位疫苗:血源性乙肝疫苗、流感杆菌多糖疫苗、脑膜炎奈瑟菌多糖疫苗等。

5.基因工程疫苗:HBsAg 基因工程疫苗等。

6.类毒素:白喉类毒素、破伤风类毒素等。

7.抗毒素:白喉抗毒素、破伤风抗毒素等。

8.抗病毒血清:抗狂犬病病毒免疫血清等。

9.丙种球蛋白制剂:人血清丙种球蛋白、胎盘球蛋白等。

10.免疫增强剂:转移因子、干扰素、IL-2、胸腺素等。

11.诊断血清:伤寒 O、H 诊断血清,志贺菌诊断血清等。

12.诊断抗原:伤寒 O 菌液,伤寒、副伤寒 H 菌液等。

【实验报告】

1.记录并分析玻片凝集试验的结果。

2.记录琼脂扩散试验的结果。

3.记录用 ELISA 法测定 HBsAg 的操作步骤及结果,并对待测标本结果进行分析。

4.记录待测尿液标本斑点免疫层析试验结果并进行分析。

5.记录示教的生物制品名称及其用途。

二、油镜的使用

　　光学显微镜的物镜有低倍镜(4×、10×)、高倍镜(40×)和油镜(100×)三种。由于细菌个体微小，必须借助显微镜的油镜，将其放大 1000 倍左右，才能看清。

　　1.原理

　　当光线通过标本经空气进入镜头时，由于介质密度不同而发生折射，使光线不能全部进入物镜中。在使用低、高倍物镜时，镜头孔径较大，影响不明显，而油镜头孔径小，光线进入少，物像不清晰。当在载玻片上加入折光率与载玻片($n=1.52$)相近的香柏油($n=1.515$)或液体石蜡时，就可避免光线的分散，获得清晰的物像。

　　2.使用方法

　　(1)油镜头的识别：物镜上标有 100×；镜头下方标有白色圆圈；镜头上刻有"HI"或"oil"。

　　(2)使用：①将已制备好的标本平放于载物台上，用标本夹固定，通过移动推进器将欲检查的涂片部分移至物镜正下方。先通过低倍镜找到涂片的位置，并移至视野正中，然后提高镜筒，旋转物镜回旋器，将油镜镜头对准涂片，同时升高聚光器，放大光圈。②在涂片部分滴加 1 滴香柏油，眼睛从侧面观察油镜，并转动粗调节器使油镜慢慢下降，直至油镜镜头刚好浸至香柏油中，但又不与载玻片相接触。③双眼注视目镜，一边观察视野，一边慢慢转动粗调节器，使镜头缓慢下降(或载物台慢慢上升)，调节至视野中看到模糊物像时，再换用细调节器调至物像清晰。若调节过程中直至油镜镜头脱离香柏油仍未看到物像，则可重复上述操作。在观察标本片时，双眼应同时睁开。

　　(3)保护：油镜用毕，立即用擦镜纸擦去油。若油已干，可在擦镜纸上滴少许二甲苯擦拭，并随即用干的擦镜纸擦去二甲苯，以免损坏镜头。(若用液体石蜡代香柏油，则不需要用二甲苯。)

　　最后，将物镜转成"八"字形，即物镜不与载物台垂直，并下降聚光器，以免物镜与聚光器碰撞。移动显微镜时，应一手紧握镜臂，一手稳托镜座，轻放入镜箱或镜柜。

三、抑菌环直径及其对应的
最低抑菌浓度解释标准

抗菌药物与细菌	纸片含药量	抑菌环直径/mm				对应 MIC/$(\mu g \cdot ml^{-1})$	
		耐药	中介度	中度敏感	敏感	耐药	敏感
丁胺卡那霉素	30μg	≤14	15～16	—	≥17	≥32	≤16
氨苄青霉素							
测肠杆菌	10μg	≤11	12～13	—	≥14	≥32	≤8
测葡萄球菌	10μg	≤28	—	—	≥29	β-内酰胺酶	<0.25
测其他细菌	20/10μg	≤13	14～17	—	≥18	≥32/16	≤8/4
奥格门丁	20/10μg						
测嗜血菌属		≤19	—	—	≥20	—	≤4/2
测其他细菌		≤13	14～17	—	≥18	≥32/16	≤8/4
苯咪唑青霉素							
测假单胞菌	75μg	≤14	15～17	—	≥18	≥256	≤64
羧苄青霉素							
测肠杆菌	100μg	≤17	18～22	—	≥23	≥32	≤16
测假单胞菌	100μg	≤13	14～16	—	≥17	≥512	≤128
头孢羧唑	30μg	≤14	15～17	—	≥18	≥32	≤8
头孢唑啉	30μg	≤14	15～17	—	≥18	≥32	≤8
头霉素	30μg	≤14	15～17	—	≥18	≥32	≤8
先锋霉素	75μg	≤15	—	16～22	≥21	≥64	≤16
头孢噻肟	30μg	≤14	—	15～22	≥23	>64	<8
头孢噻吩	30μg	≤14	15～17	—	≥18	≥32	≤8
先锋霉素 I	30μg	≤14	15～17	—	≥18	≥32	≤8
氯霉素	30μg	≤12	13～17	—	≥18	≥25	≤12.5
噜噁星	100μg	≤14	15～18	—	≥19	≥64	≤16
氯林可霉素	2μg	≤14	15～16	—	≥17	≥2	≤1
强力霉素	30μg	≤12	13～15	—	≥16	≥16	≤4
红霉素	15μg	≤13	13～15	—	≥18	≥8	≤2
庆大霉素	10μg	≤12	13～14	—	≥15	≥8	≤4
卡那霉素	30μg	≤13	14～17	—	≥18	≥25	≤6
甲氧苯青霉素							
测葡萄球菌	5μg	≤9	10～13	—	≥14	—	<3
硫苯咪唑青霉素	75μg	≤12	13～15	—	≥16	≥256	≤64
二甲胺四环素	30μg	≤14	15～18	—	≥19	≥16	≤4
头孢羟羧氧酰胺	30μg	≤14	—	15～22	≥23	≥64	≤8
乙氧萘青霉素							
测葡萄球菌	1μg	≤10	11～12	—	≥13	—	≤1
萘啶酸	30μg	≤13	14～18	—	≥19	≥32	≤12

续表

抗菌药物与细菌	纸片含药量	抑菌环直径/mm				对应 MIC/(μg·ml^{-1})	
		耐药	中介度	中度敏感	敏感	耐药	敏感
乙酰西梭霉素	30μg	≤12	13～14	—	≥15	≥32	≤8
呋喃妥因	300μg	≤14	15～16	—	≥17	≥100	≤25
苯唑青霉素							
测葡萄球菌	1μg	≤10	11～12	—	≥13	—	≤1
测肺炎链球菌的青霉素 敏感性	1μg	≤19	—	—	≥20	—	0.06
青霉素							
测葡萄球菌	10U	≤28	—	—	≥29	β-内酰胺酶	≤0.1
测淋病奈瑟菌	10U	≤19	—	—	≥20	β-内酰胺酶	≤0.1
测肠球菌	10U	≤16	—	—	≥17	16	—
测其他革兰阳性球菌	10U	≤19	—	20～27	≥28	4	<2
氧哌嗪青霉素	100μg	≤14	15～17	—	≥18	≥256	≤64
链霉素	10μg	≤11	12～14	—	≥15	—	—
磺胺	250/300μg	≤12	13～16	—	≥17	≥350	≤100
四环素	30μg	≤14	15～18	—	≥19	≥16	≤4
羧噻吩青霉素	75μg	≤11	12～14	—	≥15	≥128	≤64
甲氧苄胺嘧啶	5μg	≤10	11～15	—	≥16	≥16	≤4
复方磺胺	1.25/23.75μg	≤10	11～15	—	≥16	≥8/152	≤2/38
妥布霉素	10μg	≤12	13～14	—	≥15	≥8	≤4
万古霉素	30μg	≤9	10～11	—	≥12	—	≤5

四、病原生物检查

【实验目的】

1.熟悉常见病原菌的形态及染色特性。

2.了解肠道杆菌的培养特性,熟悉病原性球菌的培养特性及鉴定方法。

3.熟悉常用梅毒螺旋体血清学检测方法及意义。

【试剂与器材】

1.常见病原性球菌、肠道杆菌、非发酵菌等的菌种及其示教标本。

2.普通琼脂培养基、血琼脂培养基、巧克力色培养基、SS培养基、伊红美兰培养基等及其培养物、兔血浆等。

3.USR、RPR 或 TRUST 试剂盒。

4.钩端螺旋体、皮肤丝状菌、白假丝酵母菌、隐球菌等玻片标本;寄生虫大体标本等。

【实验内容与步骤】

一、常见致病菌形态及培养物观察(示教)

(一)常见致病菌形态镜下观察

1.病原性球菌形态观察:葡萄球菌、链球菌、肺炎链球菌、脑膜炎奈瑟菌、淋病奈瑟菌的形态和染色特性观察。

2.肠道杆菌形态观察:大肠埃希菌、伤寒沙门菌、志贺菌、变形杆菌的形态和染色特性观察。

3.霍乱弧菌、白喉棒状杆菌、结核分枝杆菌的形态和染色特性观察。

(二)培养物观察

1.葡萄球菌:在普通琼脂平板上形成中等大小、圆形凸起、表面光滑、边缘整齐、不透明菌落(光滑型菌落),并可产生不同的脂溶性色素。如金黄色葡萄球菌产生金黄色色素,表皮葡萄球菌产生白色色素。

在血琼脂平板上,除了形成光滑型菌落及明显的色素外,金黄色葡萄球菌还可产生明显的溶血环,而表皮葡萄球菌等则无溶血环。

2.链球菌:在血琼脂平板上形成细小、灰白色的菌落,菌落周围出现不同的溶血情况。如甲型链球菌菌落周围出现草绿色溶血环(α溶血),乙型溶血性链球菌菌落周围出现大而透明的溶血环(β溶血)。

3.大肠埃希菌:在肠道选择性 SS 培养基、伊红美兰培养基上,因为能分解乳糖,所以形成中等大小、红色、光滑型菌落(SS 培养基上)或紫黑色具有金属光泽、大而隆起、不透明的菌落(伊红美兰培养基上)。

4.沙门菌:在 SS 和伊红美兰培养基上,因不能分解其中的乳糖,所以形成中等大小、无色半透明的光滑型菌落。产生 H_2S 的细菌在 SS 培养基上形成中心带黑色的菌落。

　　5.志贺菌:也不能分解乳糖,在 SS 等肠道选择性培养基上也是形成中等大小、无色半透明的菌落。

二、血浆凝固酶试验(操作)

　　1.原理:金黄色葡萄球菌能产生血浆凝固酶(结合型或游离型),可使血浆中纤维蛋白原变为不溶性纤维蛋白,附着于细菌表面,在载玻片上形成凝块,也可使试管中的血浆发生凝固。

　　2.方法(玻片法):取未稀释的兔血浆和生理盐水各一滴分别滴在载玻片两端,挑取金黄色葡萄球菌菌落少许分别与它们混合,立即观察结果并分析。2min 内如兔血浆中出现颗粒状凝集而生理盐水中呈均匀浑浊即为阳性;兔血浆和生理盐水中都呈均匀浑浊则为阴性。此法测定的是结合型凝固酶。

三、梅毒血清学试验(操作)

　　梅毒螺旋体血清检查包括非螺旋体抗原试验和螺旋体抗原试验。前者作为筛选试验应用广泛,具体方法有不加热血清反应试验(USR)、快速血浆反应试验和梅毒甲苯胺红不加热血清试验(TRUST)等。现以 TRUST 定性试验为例。

　　1.分别吸取 $50\mu l$ 梅毒阳性对照和阴性对照均匀铺加在纸卡的两个圆圈中。

　　2.取待检血清或血浆 $50\mu l$(不需灭活)置于纸卡的另一圆圈中。

　　3.用专用滴管及针头竖直分别滴加 TRUST 试剂 1 滴于上述血清及阴、阳性对照中。

　　4.按每分钟 100 转摇动 8min,肉眼观察结果。

　　结果判断:

　　1.阳性反应:可见中等或较大的红色凝聚物。

　　2.弱阳性反应:可见较小的红色凝集物。

　　3.阴性反应:可见均匀的抗原颗粒而无凝聚物。

四、其他病原生物的形态观察(示教)

　　1.病原性螺旋体形态观察:经镀银染色后钩端螺旋体呈棕褐色,一端或两端弯成钩状。梅毒螺旋体也呈棕褐色,特征是小而纤细,菌体直硬,两端尖直。

　　2.真菌形态结构的观察:

　　(1)皮肤丝状菌形态结构观察:如石膏样小孢子菌在高倍镜下可见呈纺锤形的大分生孢子。菌丝呈球拍状、梳状或结节状。

　　(2)白假丝酵母菌形态观察:白假丝酵母菌为单细胞真菌,菌体呈圆形、卵圆形。细胞出芽伸长而形成假菌丝,在假菌丝顶端可见大而圆的厚膜孢子,此为白假丝酵母菌重要的形态特征。

　　(3)新生隐球菌形态观察:新生隐球菌为圆形的酵母型菌,外围有荚膜,一般染色法不被着色,用墨汁做负染色后可见在黑色的背景中有圆形或卵圆形的透亮菌体,内有芽生细胞。

　　3.肉眼观察下列标本:

　　(1)蛔虫、蛲虫和鞭虫三种寄生虫的雌、雄成虫大体标本。

(2)丝虫成虫大体标本。

(3)十二指肠钩口线虫、美洲板口线虫雌、雄成虫大体标本。

(4)钩虫叮咬肠黏膜上大体标本。

(5)华枝睾吸虫、卫氏并殖吸虫、布氏姜片吸虫、日本血吸虫成虫大体标本。

(6)华枝睾吸虫寄生在肝胆管内大体标本。

(7)卫氏并殖吸虫寄生在肺脏大体标本。

(8)日本血吸虫寄生在肠系膜静脉内大体标本。

(9)吸虫的中间宿主和植物媒介:豆螺、沼螺、扁卷螺、川卷螺、钉螺、石蟹、蝲蛄、麦穗鱼、淡水虾、荸荠、菱角、茭白等大体标本。

(10)猪带绦虫、牛带绦虫成虫、囊尾蚴大体标本。

(11)"米猪肉"大体标本。

(12)棘球蚴肝大体标本。

【注意事项】

1.观察示教片时要注意观察细菌的形状、大小、排列、染色特性等。

2.梅毒血清学试验在23～29℃条件下进行;使用 TRUST 试剂前应充分摇匀。本试验系非特异性反应,需结合临床进行综合分析,必要时需做梅毒螺旋体抗体特异性试验。

【实验报告】

1.观察示教片并作图,记录常见病原生物的形态与染色。

2.记录并分析血浆凝固酶试验结果。

3.记录梅毒血清学试验结果,并说明原因。

4.记录人体寄生虫的成虫标本、中间宿主标本名称并指出相应的感染阶段。

五、选择题参考答案

第一章　免疫系统

一、单选题

1. C　2. B　3. D　4. A　5. E　6. D　7. D　8. D　9. E　10. C

第二章　免疫物质

一、单选题

1. D　2. E　3. D　4. D　5. B　6. A　7. E　8. D　9. A　10. D　11. E　12. C　13. A
14. E　15. A　16. B　17. E　18. C　19. A　20. D　21. C　22. E　23. A　24. C　25. B
26. B　27. C　28. A　29. D　30. E　31. A　32. C　33. B　34. A　35. C　36. A

二、多选题

1. ABC　2. ABDE　3. AB　4. ACDE　5. ABCDE　6. ABCDE　7. ABCD　8. ACDE

第三章　免疫应答

一、单选题

1. A　2. B　3. A　4. D　5. D　6. D　7. A　8. C　9. D　10. A

二、多选题

11. ABCDE　12. BCE　13. ABD　14. ABCDE　15. ABCDE

第四章　超敏反应

一、单选题

1. A　2. B　3. C　4. D　5. B　6. C　7. D　8. E　9. A　10. D　11. B　12. C　13. A
14. D　15. E　16. B　17. C　18. D　19. A　20. B　21. C　22. B　23. E　24. C　25. E
26. B　27. B　28. C　29. A　30. C　31. C　32. B　33. C　34. B　35. A　36. A　37. D
38. A　39. C　40. A

第五章　免疫学应用

一、单选题

1. B　2. E　3. A　4. C　5. C　6. C　7. C　8. A　9. D　10. C　11. A　12. A　13. A
14. A　15. C　16. B

二、多选题

17. AC　18. AC　19. ACD　20. ABC

第六章　病原生物概述

一、单选题

1. C　2. E　3. D　4. C　5. B　6. E　7. A　8. D　9. B　10. B　11. D　12. C　13. A
14. D　15. C　16. B　17. B　18. D　19. C　20. A　21. D　22. C　23. E　24. B　25. A

26. B　27. E　28. A　29. D　30. B　31. C　32. C　33. B　34. E　35. D　36. E　37. E
38. C　39. E　40. E　41. E　42. A　43. D　44. E　45. B　46. D　47. A　48. A　49. D
50. B　51. C　52. B　53. C　54. E　55. C　56. A　57. B　58. B　59. A　60. B

第七章　呼吸道感染的病原生物

一、单选题

1. D　2. B　3. C　4. B　5. C　6. A　7. C　8. C　9. E　10. C　11. D　12. D　13. D
14. B　15. E　16. C　17. A　18. E　19. D　20. A　21. D　22. E　23. D　24. C　25. B
26. B　27. D　28. D　29. A　30. A

第八章　消化道感染的病原生物

一、单选题

1. C　2. A　3. A　4. B　5. A　6. B　7. E　8. C　9. D　10. C　11. D　12. D　13. B
14. D　15. B　16. E　17. B　18. C　19. C　20. D　21. C　22. B　23. A　24. B　25. D
26. A　27. C　28. B　29. E　30. E　31. D　32. B　33. B　34. D　35. C　36. A　37. D
38. C　39. A　40. A

第九章　皮肤创伤感染的病原生物

一、单选题

1. B　2. B　3. A　4. D　5. A　6. D　7. C　8. B　9. C　10. E　11. E　12. D　13. E
14. D　15. C　16. C　17. E　18. C　19. A　20. C　21. A　22. C　23. A　24. C　25. A
26. C　27. B　28. E　29. D　30. D　31. C　32. C　33. E　34. C　35. A　36. E　37. D
38. C　39. E　40. C

第十章　性传播病原体

一、单选题

1. C　2. A　3. B　4. A　5. A　6. B　7. E　8. C　9. A　10. D　11. D　12. E　13. A
14. C

二、多选题

15. ABCD　16. ABCD　17. BCD　18. ACE　19. ABDE　20. BCE

第十一章　多途径感染病原生物

一、单选题

1. A　2. D　3. E　4. A　5. A　6. D　7. E　8. C　9. B　10. C　11. B　12. D　13. C
14. E　15. E　16. C　17. D　18. D　19. A　20. D